사랑하는 사람이 정신질환을 앓고 있을 때

All rights reserved including the right of reproduction in whole or in part in any form.
This edition published by arrangement with TarcherPerlgee,
an imprint of Penguin Publishing Group, a division of Penguin Random House LLC

This Korean translation published by arrangement
with Rebecca Woolis in care of Penguin Random House LCC through Milkwood Agency.

이 책의 한국어판 저작권은 밀크우드 에이전시를 통해 TarcherPerlgee, Penguin Random House와 독점 계약한 꿈꿀자유 서울의학서적이 소유합니다. 저작권법에 의하여 한국 내에서 보호를 받는 저작물이므로 무단 전재 및 복제를 금합니다.

사랑하는 사람이 정신질환을 앓고 있을 때

리베카 울리스 지음 / 강병철 옮김

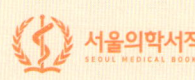

1쇄를 읽고 좋은 의견을 들려주신 김승환 전라북도 교육감님,
유영희 선생님, 조현욱 선생님께 감사드립니다.

임찬수(1996-2019)

이제는 별이 된 젊은 영혼에게

옮긴이의 말

1

 아이가 어딘지 이상하다고 느낀 것은 중학교 1학년 때였다. 숙제를 제때 마치지 못하고 모든 것을 불안해했다. 오래전 이야기를 끄집어내며 사람들을 비난하고, 심지어 직접 친구에게 전화를 걸어 그쪽에서 기억도 못하는 일을 사과하라고 다그치기도 했다. 나는 한국에서 병원을 경영하고, 아내는 싱가포르에서 세 딸을 국제학교에 보내고 있었다. 아이의 상태가 너무 빨리 변하는 데다, 나는 큰 교통사고를 당해 심신이 피폐했기에 기러기 생활을 접기로 했다. 한국에 돌아온 아이를 만난 순간 뭔가 크게 잘못됐음을 직감했다. 매사에 불만을 터뜨렸는데 어떻게 그렇게 생각하고 느낄 수 있는지, 무엇을 조심해야 비위를 건드리지 않을지, 어떻게 해야 마음을 풀어줄 수 있는지 알 길이 없었다. 항상 즐겁고 웃음이 넘치던 집이 갑자기 24시간 살얼음판을 걷는 것 같았다.
 전문가의 도움을 받아야 했다. 되도록 주변에 알리지 않고 조용히 처리하고 싶었다. 모교 대학병원을 일부러 피했다. 의대 동기가 다른 대학에 소아정신과 교수로 재직했기에 찾아가 검사를 받았다. 친구는 정신질환일 수도 있지만, 사춘기에 접어든 아이들은 정서가 매우 불안할 수 있고 시간이 지나면서 차차 좋아질 가능성도 있으니 우선 약을 먹으면서 지켜보자고 했다. 약을 처방해주면서 함부로 끊지 말라고 신신당부를 하는 태도가 심상치 않았다. 아니나 다를까, 항정신병 약물이었다. 약을 먹으면서 상담치료를 받는 것이 좋다고 하여 가까운 곳에 소아청소년 상담을 전문으로 하는 선생님을 수소문하여 데리고 다녔다. 학업을 이어가야 했기에 한국의 중학교에 편입시켰다. 학교 생활은 지옥이었다. 약 때문에 제때 일어나지 못하는 아이를 아침마다 깨워 학교까지 데려다 주는 것부터 큰일이었다. 아이는 즉시 왕따를 당하기 시작했다. 동급생 중에는 어려서 내 환자였던 아이들도 많았는데 아무런 소용이 없었다. 왕따가 얼마나 조직적이고 잔인한지 믿을 수 없을 정도였다. 학교 선생님들을 찾아가 상담을 해봐도 아무 소용이 없었다. 오히려 은근슬쩍 아이를 비난하고, 가족의 문제가 없는지 물어보는 데는 미칠 지경이었다.

  아이의 상태는 악화일로였다. 어려서부터 있던 틱 장애가 점점 심해지면서 음성 틱과 운동 틱이 동시에 나타나고, 그것이 또 놀림감이 되었다. 강박, 공포, 불안, 극도의 우울증이 찾아왔다. 책상 밑에 있는 가상의 존재와 이야기를 주고받으며 불안을 투사하고, 때로는 위로받기도 하면서 정교한 환상의 세계를 구축하고 있었다는 사실을 안 것도 그때였다. 칼로 책상이나 물체에 글자를 새기는 버릇이 생겼다. 자해로 번지지 않은 것이 얼마나 다행인지 모른다. 어느 날 아이가 책상에 새겨 놓은 글을 본 나는 그 자리에서 그대로 무너졌다. "나는 패배자다. 아무 짝에도 쓸모 없는 존재다." 그 순간 우리 가족의 운명이 결정되었다. 그때까지도 노쇠한 부모님을 두고 한국을 떠나야 할지 여러 모로 고민했지만 더 이상은 견딜 수 없었다.

그때 가장 간절히 원했던 것은 양질의 정보였다. 도대체 내 자식이 어떤 상태인지, 앞으로는 어떻게 될 것인지, 아이의 미래가 제한될 수밖에 없다면 그 속에서나마 최대한 삶을 꽃피우기 위해 부모가 무엇을 해야 하는지, 아니 그보다 당장 하루하루의 생활에 지치지 않고 아이에게 상처를 주지 않으려면 어떻게 해야 하는지 알아야 했다. 정신과 교과서를 다시 읽어봤지만 아무 도움이 되지 않았다. 정신과 의사나 심리학자에게 물어봐도 속시원한 답을 들을 수 없었다. 읽을 만한 책을 찾아보았지만, 우리나라에는 딱히 참고할 만한 자료가 없었고, 당시는 원서를 검색한다는 것도 쉽지 않았다. 어찌어찌 어렵게 손에 넣은 것이 바로 이 책이었다.

이 책이 우리 가족에게 얼마나 큰 위안과 힘이 되었는지는 말로 다 할 수 없다. 다 읽고 나자 번역 출간해야 한다는 생각이 들었다. 의사들은 흔히 정신장애를 평등한 병이라고 부른다. 대부분 질병이 사회경제적 상태가 낮은 계층에 훨씬 많은 반면, 조현병 같은 주요정신질환은 인종과 민족과 사회경제적 상태에 관계 없이 거의 비슷한 유병률을 보인다. 세계적으로 조현병의 유병률이 1%이고, 주요정신질환으로 분류되는 양극성 장애를 합치면 2.2% 정도 된다고 한다. 우리나라 인구가 5천만이라면 환자가 1백만 명이 넘는다는 뜻이다. 그들은 모두 어디 있을까? 의사인 내가 양질의 정보에 이렇게 목마른데, 다른 부모들은 어떻게 지내고 있을까? 수많은 불면의 밤을 어떻게 지새우고 있을까? 죄책감과 수치심은 어떻게 극복하고 있을까? 무엇보다 자신이 세상을 떠났을 때 남은 자녀의 삶에 대해 어떤 계획을 가지고 있을까?

여러 출판사에 책을 소개했지만 선뜻 나서는 곳이 없었다. 별수없이 평소에 친분이 있던 모 출판사 대표님을 들들 볶았다. 환자가 100만 명이니 1퍼센트만 책을 사도 1만부는 바로 나갈 것이라고 허풍을 쳤다. 견디다 못한 그가 마지못해 출간에 동의했다. 번역에 착수한 것은 캐나다로 이민한 뒤였다. 이민 초기에 집 근처 공립 도서관에서 이 책을 옮기며 얼마나 많이 울었는지 모른다. 사서 한 사람이 모습을 보았던지 아예 클리넥스 한 통을 가져다주었다. 그의 친절에 감동하여 또 한참 눈물을 쏟았다. 마침내 책이 출간되었지만 기대와 달리 대실패였다. 5년간 초판도 다 팔리지 않았다. 억지로 팔을 비틀다시피 했던 출판사 대표님을 볼 면목이 없었다. 출판사를 시작하기로 마음먹었다. 손해를 보더라도 내가 봐야 맘이 편할 것 같았다. "누군가에게 빛이 될 책을 만들자"는 모토로 꼬막 껍질만 한 출판사를 열었다.

2

출판업은 사양산업이다. 더욱이 대표란 사람이 캐나다에 거주하면서 한국에 출판사를 유지하기란 쉬운 일이 아니었다. 초기 자본에 다른 출판사에서 의뢰한 책을 번역해주고 받은 번역료까지 밀어 넣고도 모자라 개인 돈을 들여 근근이 꾸려갔다. 2018년 알마 출판사에서 자폐증의 역사에 대한 책《뉴로트라이브》의 번역을 의뢰받았다. 자폐는 조현병이나 양극성 장애 같은 정신질환과 조금 성격이 다르지만, 대부분 자신의 처지를 올바로 대변하기 어렵다는 공통점이 있었다. 짧지 않은 책을 옮기면서 너무나 몰입한 나머지 수없이 무릎을 치고, 눈시울을 적셨다. 출간된 후에는 자폐 이야기를 조금이라도 많은 사람에게 알리고자 한국에 들어가 여기저기 돌아다니며 강연을 했다. 사람들이 어떻게 그렇게 자폐인의 처지를 정확히 알고 공감을 잘 하느냐고 묻곤 했다. 그것이 어디 남의 일이었겠는가!

자식이 장애를 겪으면 부모는 죄책감과 후회로 수많은 밤을 지새운다. 그때 이렇게 했더라면, 그렇게 하지 않았더라면, 자신의 일생을 샅샅이 뒤지며 자기검열을 한다. 아이는 저렇게 고통받는데 내가 기쁘거나 즐거워한다는 데 죄책감을 느껴 사람도 만나지 못하고, 뭔가를 즐기거나 잘 웃지도 못한다. 나 또한 그런 세월을 고스란히 겪었다. 지금도 정말 궁금한 것이 있다. 수많은 정신과 의사와 심리학자는 왜 부모가 잘못해서 자식에게 정신질환이 생긴 것이 아니란 말을 한마디도 해주지 않는가? 더 너그러운 마음으로 받아줘야 한다, 자식의 말에 더 귀를 기울여야 한다는 말이 때로는 비난이나 의심의 비수가 되어 심장에 박힐 수 있음을 정말 모른단 말인가? 자폐 부모들을 만날 때마다 조금의 거리낌도 없이 몇 번을 강조해 말해주었다. "당신들의 잘못이 아닙니다!" 그들에게는 물론, 내게 하는 말이기도 했다. 그때마다 그들도 울고, 나도 울었다.

열 번 넘게 대중강연을 하면서 의외로 내게 잘 맞는 일임을 깨달았다. 하기야 꼭 필요한 의학 지식을 꼭 필요한 사람에게 전달하는 방법이 어디 책뿐이겠는가? 이듬해 김영사의 의뢰로 《면역항암제가 온다》

를 번역하고 역시 한국에 들어가 강연을 하러 다녔다. 말기암으로 절박한 상태인 사람들에게 도움이 되리라 판단했다. 몇몇 대학에서도 초청을 해주었다. 특히 깊은 학식과 인품으로 평소 존경해온 J선배의 초청이 반가웠다.

  저녁식사 자리에서 선배가 저녁에 누구를 함께 만나도 괜찮겠느냐고 물었다. 절친한 사이인 치과 선생님 부부인데 내가 번역한 책을 통해 나를 알고 있다고 했다. "독자를 만나는 일은 언제나 반갑지요."라고 대답하는데 그분들이 최근 아들을 잃었다고 했다. 아이는 초등학교 2학년때 담임 교사가 불합리하게 아이들을 나누고 경쟁을 부추기는 바람에 왕따를 당하면서 불안장애가 시작되었다. 불안장애는 사춘기를 거치며 강박장애로 진행되었는데, 그 때문에 학교생활과 대인관계에 많은 어려움을 겪었다. 아무도 자신을 보호해주지 않는 학교라는 환경을 너무 힘들어해서 국제학교로 옮겨 다녔다. 고등학교까지는 선생님들의 도움으로 큰 어려움 없이 졸업을 할 수 있었다. 대학도 한국보다 외국에서 다니는 편이 낫겠다고 생각하여 홀로 영국 유학을 갔는데, 학업은 물론 생활도 제대로 이어갈 수 없었다. 정신적으로 피폐해져 한국에 돌아왔지만 이제 아이는 정신과 의사를 만나는 것은 물론 부모와도 이야기를 하려고 하지 않았다. 선배는 어렸을 때부터 서로 집안끼리 잘 아는 '아저씨'였기에 아이가 믿고 말할 수 있는 유일한 어른이었다. 게다가 의사였으므로 주변의 정신과 의사들과 상의하여 약도 처방할 수 있었다. 그런 식으로 성심성의껏 아이를 돌보고, 고민을 들어주고, 꾸준히 투약도 한 결과 조금씩 나아지던 어느 날, 아마 혼자 집 근처 편의점에 갔다가 동네 불량배들에게 몹시 심한 조롱과 협박을 당한 모양이었다. 그리고 그날 저녁 청년은 아파트에서 몸을 던지고 말았다. 더욱 기가 막힌 것은 시신을 집에 돌아온 아버지가 직접 찾아냈다는 것이었다. 나는 이미 제정신이 아니었다. 머릿속에서 청년의 모습은 내 아이의 모습으로, 그 아버지의 모습은 나의 모습으로 바뀌어 있었다. 손이 덜덜 떨리고, 가슴이 터질 것 같았다. 눈물이 고였다. *아가, 얼마나 무서웠니… 얼마나 아팠니…. 아가, 아무 것도 걱정 말고 훨훨 날아가거라…*

저녁에 선배의 집에서 두 분을 뵈었다. 아이에 대해 이야기를 나누는데 단순한 강박장애라기보다 정신병적 증상이 겹쳐 있었던 것 같았다. 많은 증상이 우리 아이와 너무 비슷했다. 캐나다에서 정신질환자 가족 교육을 들으면서 내 스스로도 나의 아이에게 마음 속으로 낙인을 찍고 있었다는 사실을 깨닫게 되었다. 어디 가든 떳떳하게 아이가 정신질환을 앓고 있다고 말하지 못했고, 한국 사회에 그런 사실이 알려졌을 때 아이의 형제들이 불이익을 받을까 염려했다. 의사로서 정신질환이 어느 누구의 잘못도 아닌 생물학적 우연에 의해 발생하는 병이며, 사회적 낙인이야말로 환자가 인간다운 삶을 누리는 데 가장 큰 장애물이라는 사실을 알면서도 그런 태도를 버리지 못했다. 내 마음속에 얼마나 큰 돌이 박혀 있었는지 깨닫던 날 캐나다 의료진을 붙들고 펑펑 눈물을 쏟았다. 그렇다고 한들 어느 자리에서든 일부러 정신질환에 대한 이야기를 꺼내는 일은 없다. 분위기가 좋아지지 않을 줄 알기 때문이다. 그러나 그날 두 분의 이야기를 듣고 내 이야기를 하지 않을 수 없었다. 수많은 부모들처럼 우리도 회한이 많았다. 처음 왕따를 당하기 시작했을 때 더 적극적으로 나섰더라면, 학교를 옮겼더라면, 아이를 따돌리는 친구들에게 속시원하게 소리라도 한번 질렀더라면… 아무런 도움이 되지 않는다는 것을 알면서도 이야기는 끝이 없었다. 우리는 함께 눈물을 흘렸다. 사실 눈물과 한숨이야말로 정신질환을 앓는 사람과 그 가족이 세상을 버티는 힘이요, 우리가 서로를 알아보는 표식이며, 이 세계의 물과 햇빛과 공기다.

  캐나다에 돌아와서도 두 분의 모습과 이야기가 머릿속에서 떠나지 않았다. 자식을 잃고 살아가야만 하는 부모들의 고통이 얼마나 클지 헤아릴 길이 없었다. 그러다 이 책에 생각이 미쳤다. 오래전에 나온 책이지만 이처럼 정신질환을 앓는 사람과 가족들의 입장을 공감하는 바탕 위에 폭넓은 지식을 효과적으로 전달하는 책을 읽어본 적이 없었다. 출판사를 시작한 뒤에도 계속 복간을 생각했었다. 그러나 회사를 유지하는 것 자체가 너무나 힘들었기 때문에 이미 한번 출간해서 실패한 책을 복간할 엄두를 내지 못했다. 꽃다운 나이에 세상을 떠난 청년을 기리기 위해 이 책을 복간한다면 어떨까? 이 책이 정신질환으로 고통받는 사람들에게 작은 희망이라도 던져줄 수 있다면 젊은 영혼도 저 세상에서 환히 웃을 수 있지 않을까? 이내 생각을 접었다. 아무리 뜻이 좋아도 그렇지, 생전 처음 딱 한 번 본 사람에게 어떻게 출간 비용을 대달라고 부탁한단 말인가? 아무리 순수한 뜻을, 아무리 간곡하게 설명한들 좋게 봐줄 것 같지 않았다. 파렴치한 사기꾼이라는 소리를 듣지만 않아도 다행일 것 같았다. 뭣 하러 욕먹을 일을 자초한단 말인가?

하지만 한번 떠오른 생각은 끈질기게 머릿속을 떠나지 않았다. 그분들의 자리에 내 입장을 대입해봐도 마찬가지였다. 뭔가 아이를 추억하고 기릴 만한 것이 있다면, 그것이 내 아이와 똑같이 고통받는 다른 사람들에게 조금이나마 도움이 될 수 있다면 나는 출간 비용을 낼까? 고민 끝에 J 선배에게 카톡을 보냈다. 공연히 마음 무거운 사람에게 허튼 소리하지 말라고 지청구를 들을 각오를 했다. 뜻밖에도 선배의 반응은 열광적이었다. 너무나 좋은 생각이라고 격려하며 자기가 중간에서 물어봐주겠다고 했다. 그리고 마침내 찬수 군의 부모님께서 카톡을 보내셨다.

"그런 상황에서 비슷한 처지에 놓여있는 부모들 가족들에게 도움을 주시고자 노력하시는 선생님 모습을 보면서, 조금 일찍 만날 수 있었으면 하는 아쉬움과 함께, 지금이라도 선생님이 하시는 일에 조금이라도 보탬이 될 만한 뭔가가 없을까 생각하고 있었거든요.

그런 일이 어떤 형태가 되었든 찬수의 죽음이 헛되지 않을 수 있다면 정말 좋겠다 생각했는데, 그런 제안을 주셔서 너무 기뻤습니다! ….

그 비용을 조건없이 저희가 드리고 싶습니다. 그래야 맞는것 같아요... 선생님 말씀대로 그렇게 될 수만 있다면 찬수의 그 죽음은 정말 헛되지 않을 것 같고, 저희도 그냥 찬수를 가슴에만 묻지 않고 의미 있는 일로 남길 수 있을 것 같습니다."

3

내 아이도 홀로서기를 시도했었다. 집에서 멀리 떨어진 도시에서 혼자 대학을 다니며 부모에게서 독립할 수 있는지 시험해보았다. 이미 많은 것을 포기해야 했고, 그나마 남은 꿈조차 갈수록 줄어드는 것 같은 초조함을 알기에 일말의 불안감을 안고 허락할 수밖에 없었다. 남자친구도 사귀고, 제손으로 음식도 만들어 먹고, 삶을 주도적으로 이끌어가며 앞날을 설계하고, 실천하고, 젊음의 특권을 마음껏 누리기를 얼마나 바랐던가! 하지만 찬수처럼 내 아이도 그런 시도 끝에 오히려 상태가 나빠졌다. 학생 담당 심리학자를 찾아갔더니 틱이 너무 심해서 도저히 글을 읽을 수 없는 수준이라고, 먼저 틱을 조절하고 다시 복학할 것을 권했다. 한국행을 택했다. 캐나다에서는 언어 장벽보다 문화적 장벽 때문에 올바른 정신과 진료를 받을 수 없을 것 같았다. 솔직히 아빠의 인맥으로 한국 최고의 의료진에게 진료를 받을 수 있으리라는 기대도 있었다. 2년 간격으로 두 번을 입원했다. 첫 번째는 아무런 도움이 되지 않았고, 두 번째 입원 후에는 증상을 도저히 현대 의학으로 이해할 수 없으니 심층 정신분석을 받아보자는 권유를 받았다.

융Jung 학파라는 정신과 의사는 모든 약을 끊어버렸다. 이해할 수 없는 처사였다. 주요정신질환에서 약을 함부로 끊으면 안 된다는 것은 상식이다. 언필칭 부모가 좀 더 아이의 말에 귀를 기울이고, 좀 더 많은 자유를 허용하라고 했다. 어떻게 더 귀를 기울이고, 어떻게 더 많은 자유를 주라는 것인지 이해할 수 없었다. 증상이 악화일로를 걸었다. 증상이 계속 나빠진다고 해도 의사는 막무가내였다. 자기가 볼 때는 좋아진다고 했다. 정신과 의사가 오죽 잘 알겠는가 생각한 것이 실수였다. 결국 아이는 주요정신질환의 온갖 증상이 다 나타난 상태로 다시 입원했다. 강제 입원 과정에서 겪었던 온갖 불쾌한 기억이 지금까지 정신적 외상으로 따라다닌다.

아이가 적어도 남들 앞에서는 이상한 행동을 하지 않게 되기까지 2개월이 걸렸다. 한국에서는 더 기대할 것이 없었다. 생각하니 기가 막혔다. 대한민국의 의료 수준은 전 세계적이라고들 한다. 맞다. 우리는 이제 세계 10위 안에 드는 선진국이라고 한다. 역시 맞는 말이다. 그런 나라에서 자타공인하는 최고의 의과대학을 나온 의사가 모든 것을 바쳐 최선의 진료를 받고자 했건만 아이는 최악의 상태가 되고 만 것이다. 더 기가 막힌 것은 상황을 처음부터 끝까지 몇 번을 곱씹어봐도 도대체 어디서 잘못됐고, 어떻게 했으면 그런 일을 겪지 않았을지 알 수 없다는 점이었다. 적어도 정신질환에 관한 한 의료가 작동하지 않는 것이다. 이런 상황에서 돈 없고, 빽 없고, 정보도 없는 사람들은 어떤 일을 겪고 있을까? 사람들은 의사를 욕하지만 내가 보기에 이건 8할이 정부 책임이다.

더 물러설 곳이 없었다. 죽이 되든 밥이 되든 이제 캐나다에서 해결해야 했다. 상하이 출신 중국인인 우리 가족의 가정의가 캐나다의 정신과 진료를 강력하게 추천한 것도 한몫 했다. 다행히 집 근처에 최신 정신보건센터가 들어선 참이었다. 부유한 중국인이 거액의 재산을 기부하여 지었다고 했다. 내가 경험한 캐나다의 정신과 진료 시스템은 놀라웠다. 의사의 설명은 빠르고 간결했지만 환자는 물론 가족 중 어느 누구의 말도 허투루 넘기는 법이 없었다. 모든 질문을 진지하게 들은 후, 근거를 제시하며 답변해줬다. 더욱 놀라운 것은 짧은 진료 시간을 보완하는 장치가 철저히 마련되어 있다는 점이었다. 일단 증례관리자라고 하여 간호사가 한 명 배정된다. 상태가 나빠지거나 비상사태가 생기면 증례관리자에게 24시간 연락을 취할 수 있다. 필요하면 의사와 진료 예약을 잡아주고, 환자가 신체적 질환으로 응급실을 방문하거나 의료기관을 이용할 때는 정신질환 환자와 다른 환자 양쪽을 보호하기 위해 직접 개입하거나 응급실에 연락하여 필요한 조치를 취해준다. 환자의 상태가 나빠져 경찰을 상대해야 할 때도 공신력 있는 치료진의 대표로 환자를 보호한다.

사회복지사의 역할도 매우 중요했다. 아이가 집 근처에 있는 대학에 다시 다니게 되었을 때, 그는 함께 가서 학교 측 장애학생 복지 담당자를 만났다. 상태를 설명하고 학교에서 제공하는 의료보험에서 보다 많은 부분을 커버해주도록 손을 써줬으며, 수업 스케줄이나 과제, 특히 시험을 칠 때 개별적인 서비스를 제공받도록 협상했다. 시험 때 장애인에게는 따로 공간이 마련되고 두 명의 시험 감독관이 배석한다. 시험 시간은 보통 학생들의 1.5배를 허용한다. 감독관은 감시를 하려는 것이 아니라 학생의 편의를 봐주려는 것이다. 예컨대 신체적 어려움이 있다면 그로 인해 시험을 망치지 않도록 도와주고, 중간에 화장실을 간다든지 해도 역시 불편을 겪지 않도록 배려한다. 우리나라에서 장애 학생에게 시험 시간을 1.5배 준다고 하면 아무 말도 없을까 생각해본다.

사회복지사는 일상생활도 돌봐준다. 정신질환의 급성기에는 약으로 인해 살이 많이 찌고, 대부분 불안과 우울증에 시달리기 때문에 환자는 외부 출입을 하지 않는다. 우리 아이도 마찬가지였다. 그러던 어느 날 사회복지사가 전화를 했다. 집 근처에 헬스클럽에 나와 등록을 하면 등록비를 모두 병원에서 대주고, 즉시 현금으로 1백 달러를 주겠다고 했다. 정신질환자들은 직업을 갖고 일하기가 힘들기 때문에 현금이 간절히 필요하다. 물론 부모가 용돈을 넉넉히 주는 집도 있지만, 그렇지 않은 경우가 훨씬 많다. 현금이라는 강력한 유인책을 이용하여 고립된 환자를 밖으로 끌어내고, 트레이너와 인간적 관계를 맺게 하고, 몸을 움직이고, 체중 조절을 하는 등 다양한 효과를 노리는 것이다. 모든 비용은 병원에서, 즉 사회에서 지불한다.

책에서도 지적하듯 정신질환을 앓는 사람이 가장 편한 곳은 같은 처지에 있는 사람끼리 만나는 자리다. 그런 자리는 보통 일주일에 두 번 정도 마련된다. 회복된 사람이 자신의 경험담을 들려주는 강연이 수시로 있고 월요일은 요가, 화요일은 뜨개질, 수요일은 피아노 레슨 하는 식으로 거의 매일 지역사회의 강사들이 무료 강좌를 연다. 병원 주변 대여섯 채의 집은 병원 소유다. 여기서 크리스마스 때면 환자들끼리 모여 카드를 만들고, 영양사를 초빙하여 다 같이 슈퍼마켓에 가서 건강에 좋은 식품을 고르는 방법을 배우고, 요리사를 초빙하여 간단한 쿠킹 클래스를 열고 직접 끼니를 장만하는 법을 가르친다.

책에서 언급하듯 결국 정신질환자 옆에 남는 사람은 가족이다. 가족에 대한 지원과 교육의 중요성은 말로 다 할 수 없다. 놀랍게도 가족에게 전담 심리학자가 배정된다. 우선 부모를 불러 그간 있었던 이야기를 들어주고, 부정적인 감정을 돌봐주고, 스스로의 삶을 이끌어 갈 수 있도록 조언해주었다. 다음은 형제들의 차례였다. 정신질환자에게 가족의 관심과 자원이 집중되는 데 질투를 느끼지는 않는지, 그런 질투로 인해 죄책감을 느끼지는 않는지, 복잡할 수밖에 없는 가족 역동에 의해 마음 속에 드리워진 그늘은 없는지 등을 상담해준다. 캐나다의 상담료는 1시간당 300달러 정도인데 가족 심리 상담은 모두 무료다. 가족 교육 기회는 너무 많아서 무엇을 골라야 할지 모를 정도였다. 우선 심리학자가 주관하는 가족들 간의 대화 자리가 일주일에 한 번씩 마련된다. 누구나 참석해서 하고 싶은 얘기를 하면 된다. 자신이 겪었던 기가 막힌 경험, 앞날에 대한 걱정, 공공 서비스 정보, 환자에 대한 지원 정보, 임상시험 정보 무엇이든 공유할 수도 있다. 누군가 감정이 북받쳐 눈물을 흘리면 따뜻한 위로를 넘치도록 받는다. 정신질환에 대한 정식 강좌도 상시 열린다. 가족과 보호자가 반드시 알아야 할 정보들, 즉 정신질환이 무엇인지, 약물치료는 어떻게 하는지, 왜 약을 끊어서는 안 되는지, 상태가 나빠질 때는 어떻게 해야 하는지, 폭력적으로 변하면 어떻게 해야 하는지, 어떤 지원을 받을 수 있는지, 앞날을 위한 재정적 계획은 어떻게 세워야 하는지, 독립하고자 할 경우 어떤 주거 형태를 선택해야 하는지 등 무궁무진한 내용을 가르친다. 강의를 같이 들은 사람끼리 어디에서도 쉽게 얻을 수 없는 강력한 연대와 지지가 생기기도 한다.

 사람들이 캐나다 사회에 대해 물어보면 보통 이렇게 대답한다. 누구나 경쟁에서 이기기 위해 앞만 바라보고 뛰어가면서 경쟁에서 밀린 사람을 아무도 돌아보지 않는 사회가 아니라, 조금 느리게 가더라도 모든 사람이 함께 발맞춰 앞으로 나아가고 뒤처지는 사람이 있으면 모두 함께 그 사람을 일으켜 세우고 그의 속도에 맞추려는 사회라고. 우리의 의료를 생각하면 마음이 무겁다. 전체적으로 우리는 의료를 마지못해 해결해야 하는 일, 싼값에 해결하면 좋은 일 정도로 생각해온 것은 아닐까? 이제 우리는 어엿한 선진국이다. 사회에서 행복의 척도는 어디에 있을까? 가장 약한 사람, 가장 밑바닥에 있는 사람들이 불행하지 않은 사회가 전반적으로 성숙하고 행복한 사회라고 생각한다 이런 차원에서 볼 때 의료는, 특히 장애인에 대한 의료는 싼값에 해결해야 하는 문제가 아니라 우리 모두가 끊임없이 돌아보고, 가장 공들여 가꿔야 할 안전망이 아닐까?

4

  치료가 어려운 질병으로 고통받는 사람은 사회의 따뜻한 보살핌과 지원을 받아 마땅하다. 그러나 사회에서 어떤 질병을 이해하지 못해 환자들을 따돌리고 접촉을 꺼리는 경우 환자와 가족은 질병의 고통과 사회적 냉대를 동시에 견뎌야 한다. 암이나 말기 심부전을 앓고 있다면 누구나 그 처지를 딱하게 여기고 도와주려고 한다. 아이가 선천성 심장기형이나 백혈병에 걸린 경우도 마찬가지다. 실질적인 지원도 적지 않다. 이런 물심양면의 지원이야말로 환자가 병과 싸우는 데 큰 힘이 된다.
  그러나 조현병을 앓는다면 상황은 전혀 달라진다. 환자와 가족이 함께 사회적 낙인을 겪는다. 환자는 위험하고 사악하고 불쾌한 존재로서,

가족은 정신병 유전자를 지닌 사람들로서 멸시와 냉대를 피하기 어렵다. "병은 자랑해야 낫는다"는 말이 있지만 사정이 이러니 자랑은커녕 숨기기에 급급하다. 어디 가서 속 시원히 말도 못하고 냉가슴을 앓는다. 사회적 이해가 부족한 탓에 지원 역시 빈약하기 짝이 없다. 항상 모자란 보건예산은 제대로 된 치료를 제공하기에 역부족이다. 조현병은 재발과 악화를 반복한다. 아주 상태가 좋아져 정상과 다를 바 없게 보였다가도 아무런 이유 없이 다시 나빠진다. 결과를 예측할 수 없기에 가족은 희망과 절망 사이를 오가며 정신적으로 탈진한다.

그러나 가족으로서 가장 힘든 일은 양질의 정보를 얻기 어렵다는 점일 것이다. 환자 자신은 어떻게 느낄까? 가족은 절망스럽지만 당사자는 행복할까? 자신이 병을 앓고 있다는 사실을 알고나 있을까? 증상이 심해져 이상한 목소리를 듣고, 당황스러운 말이나 행동을 하면 옆에서 어떻게 해줘야 할까? 재발을 막고 조금이라도 정상에 가깝게 사는 방법은 없을까? 속이 탈 정도로 궁금한 점이 한두 가지가 아니다. 그러나 고혈압이나 당뇨병에 관한 책은 넘쳐나도 정신질환에 관한 책은 드물다. 인터넷을 뒤져봐도 편견에 가득 찬 악플 수준의 글 외에 내실 있는 정보를 얻기 어렵다. 서로 터놓고 논의하지 않고 숨기려고만 하니 환우회 같은 모임도 활성화되어 있지 않다. 물론 의사가 있다. 그러나 우리나라 의료의 특성상 환자에 맞는 개별적인 정보를 지속적으로 전달하고 환자와 가족을 교육하기란 매우 어렵다. 제한된 진료 시간 안에 약이나 치료에 대한 편견을 해소하여 계속 치료를 받도록 하기만도 힘에 부친다. 의사 입장에서도 답답하기 그지없다.

이 책은 미국의 유명한 지역사회 정신의학자인 리베카 울리스가 조현병과 주요정동장애 등 주요정신질환을 앓는 환자의 가족을 위해 쓴 안내서이다. 가족들은 정신질환자를 이해하기 위한 첫걸음으로 정신질환의 증상에 대해 설명한 1장부터 놀라움에 휩싸일 것이다. 당황스럽고 막막하며, 때로는 가증스럽기조차 한 환각, 망상 등의 증상을 환자의 입장에서 설명하고 있기 때문이다. 환자들이 이런 증상을 겪을 때 어떤 상태인지, 어떤 느낌인지 정확히 알고 나면 깊은 동정과 연민이 솟아난다. 이런 이해를 바탕으로 정신질환의 자연적인 경과와 치료, 환각과 망상 등 기본적인 증상은 물론 자살, 폭력 등 보다 심각한 증상에 대처하는 법, 보호자 자신의 감정을 다스리고 보람 있는 삶을 꾸려가는 법, 건강한 다른 가족과 조화를 이루는 법, 의사 및 의료기관과 치료를 위한 협동 관계를 맺는 법, 환자의 주거·직업·돈관리를 보살피는 법, 사회적 낙인에 대처하는 법 등을 차례로 읽는다면 답답하고 혼란스럽기만 했던 마음에 갈피가 잡히면서 새로운 힘과 용기를 얻게 될 것이다. 끝에는 정신질환과 물질남용 문제를 다루었는데 앞으로 우리나라에서도 점차 큰 문제가 될 것이 확실하기 때문에 알아둘 필요가 있다.

  한 가지 한 가지가 가족 입장에서는 빼놓을 수 없는 중요한 문제이지만, 그래도 책 한 권을 통독하려면 시간과 노력이 만만찮게 든다. 이 책의 가장 큰 미덕은 한시가 바쁜 상황에서 쉽게 참고할 수 있도록 꼭 기억해야 할 사항을 '빠른 길잡이'라는 소단락으로 정리했다는 점이다. 따로 목차를 붙인 빠른 길잡이는 어쩔 줄 모르는 혼돈의 순간에 큰 도움이 되리라 확신한다. 저자는 미국인이므로 이 책의 모든 상황은 미국이 배경이다. 더욱이 이 책은 오래 전에 출간된 것이라 현재 우리에게 적용되지 않는 부분도 있어 복간 과정에서 그 부분들을 빼야 할지 깊이 고려했다. 그러나 곳곳에서 현재 미국 정신보건 체계의 허술함을 지적하고 있음에도 우리 입장에서는 배울 점이 많고, 앞으로 타산지석으로 삼을 부분도 있으리라 생각해서 되도록 전문을 옮겼다. 약물요법은 변한 것이 많아 부득이 삭제했고, 방대한 참고자료는 모두 영어인 데다 오래된 것들이라 생략했다.

옮기면서 무엇보다 정신질환을 앓는 사람에 대한 저자의 시각에 감동했다. 그는 환자라는 용어를 쓰지 않는다. 항상 사람으로 인식해야 한다는 이유에서다. 그 뜻을 존중하여 되도록 '환자'라는 말을 쓰지 않고 옮기려고 노력했다. 그는 이렇게 말한다. "조현병 또는 주요정동장애를 앓는 내 환자 중 많은 이들이 지금껏 내가 알고 있는 가운데 가장 온화하고 사랑스러운 사람들이다." 환자와 가족들은 당연히 이렇게 존중받아야 한다. 또한 현실적인 기대를 하고, 보호자도 자신의 삶에 충실함으로써 작은 행복을 추구하라고 충고한다. 개인적으로 이런 조언보다 더 도움이 되는 것은 없었다. 모쪼록 이 책이 정신질환을 앓는 사람과 가족은 물론, 정신질환에 관심 있는 모든 이들에게 작은 도움이 되기를 바란다.

2020년 9월
옮긴이 강병철

머리말

이 책은 정신질환을 앓는 환자의 가족과 친구를 위한 안내서다. 환자가 청소년이든 성인이든, 집에 있든 병원이나 보호소에 있든, 심지어 거리를 떠돌지라도 그를 이해하고 일상적인 문제를 다루는 방법을 안다면 모든 가족에게 도움이 된다.

수천 년간 인류는 정신질환이란 현상을 이해하려고 노력했다. 예술가, 철학자, 신학자, 최근 들어서는 정신과 의사와 심리학자들이 소위 미친 사람, 정신이 이상한 사람에 대한 다양한 인상을 만들어 왔다. 정신질환을 앓는 사람은 삶을 전혀 다르게 경험한다. 종종 현실과 자신이 지어낸 환상을 구별하지 못한다. 세계에 대한 지각이 온통 뒤틀려 있으며, 감정은 순식간에 양 극단 사이를 치닫는다.

일상적, 정신적 또는 정체성의 위기를 맞아 일시적으로 증상을 겪는 사람도 있다. 이런 경우 위기가 해소되면 증상도 사라진다. 심리적 외상, 정신이나 감정에 영향을 미치는 약물 때문에 증상이 나타나기도 한다. 그러나 심한 증상이 장기적으로 나타나면서 일상생활에 지장을 초래한다면 두 가지 주요정신질환, 즉 조현병schizophrenia과 주요정동장애major affective disorder를 염두에 두어야 한다. 정신질환

가운데 가장 심각한 병들이다.

  문화나 국가, 관습, 인종, 종교, 경제적 조건, 육아 방법 또는 정치적 지향을 막론하고 정신질환은 세계 어디서나 존재한다. 그러나 정신질환을 앓는 사람에 대한 관념과 치료는 사회에 따라 매우 다양하다. 어떤 문화권에서는 신과 가깝거나 특별한 사람으로 생각하는가 하면 나쁘고, 역겹고, 사악한 존재로 취급하는 문화도 있다. 정신질환을 앓는 사람과 가족, 친지들의 삶의 질을 판가름 짓는 것은 바로 이런 문화적 태도다.

  우리 문화 속에서도 정신질환에 대한 관념은 편차가 매우 크다. 어떤 이는 낭만적인 관점에서 바라본다. 정신질환이야말로 미친 사회에 적응하는 유일하고도 정상적인 반응이라거나, 제정신이 아닌 사회가 사람들을 광기로 몰아간다고 생각하는 사람도 있다. 이런 믿음은 부분적으로 사실이지만, 정신질환을 앓는 사람이 매일같이 겪는 생생한 고통을 해결하거나, 가족과 친구들의 상심을 덜어주지는 못한다. 정신질환을 미화하는 것보다 더 나쁜 것은 정신질환을 앓는 사람을 경멸하는 태도다. 사회의 이해와 연민이 부족하면 환자들의 증상은 더욱 나빠지고, 그들이 겪는 고통 또한 더욱 커진다.

  우리 사회에는 정신질환을 앓는 사람에 대해 명확하고 건강한 접근방법이 확립되어 있지 않다. 질환별로 가능성을 최대한으로 발휘하도록 돕는 방법을 아는데도 장기적으로 일관성 있게 실천하지 않는다. 그간 축적한 지식과 연구, 경험을 모든 사람이 누릴 수 있도록 다양한 프로그램이나 서비스를 개발하는 데 재정적 지원이 부족한 것도 문제다.

정신질환에 대한 근거 없는 믿음과 편견은 많기도 하다. 텔레비전, 잡지, 신문이나 책을 통해 정신질환을 앓는 사람(매체에서는 "정신병자"라고 부른다)은 살인광 또는 분열된 자아를 지닌 천재라는 대중적 믿음이 형성된 탓이다. 고통받는 사람의 실제 모습이 이해 받지 못하고 왜곡되는 것은 슬프고, 화가 나는 일이다. 조현병이나 주요정동장애를 앓는 환자 중 많은 이들은 지금껏 내가 만나본 가운데 가장 온화하고 사랑스러운 사람들이다. 의심의 여지없이 어엿한 사회의 일원으로 다른 사람과 똑같이 생각하고 행동할 능력을 지닌 사람들이기도 하다.

이 책에는 정신질환에 관한 오해를 바로잡고, 정신질환을 앓는 사람의 세계를 올바로 이해하며, 무엇보다 그들과 더불어 지내기를 조금이라도 편하게 해줄 정보를 쉬운 말로 기술했다. 가족이나 친구라면 낯설고 두렵게 생각될 행동이나 증상에 대처하는 요령을 익힐 수 있을 것이다. 이 책의 궁극적인 목적은 정신질환을 앓는 사람은 물론 그들을 사랑하는 가족과 친구들의 고통과 어려움을 최소한으로 줄이는 것이다.

기괴하고, 혼란스러우며, 예측불가능하고, 공포스러운 증상으로 한 사람이 완전히 무력해졌는데, 그 병이 무엇인지 이해할 수도 없다면 가족 전체가 혼란에 빠지고 붕괴하게 된다. 근래 정신질환을 앓는 사람의 가족에 대한 사고방식과 의료 서비스는 큰 변화를 겪었다. 1980년대 이전에는 조현병이나 주요정동장애의 직접적인 원인이 가족에 있다고 생각했다. 따라서 가족치료를 가장 효과적인 치료법으로 여겼다. 오늘날에는 이런 질병이 상당 부분 생리적 원인에 의해 생긴다고 믿는다.

  유명한 교육자이자, 정신질환을 앓는 아들을 키우는 엄마인 아그네스 햇필드는 오래 전 연구에서 환자의 가족이 바라고 필요로 하는 것은 의료인들이 생각하는 것과 판이하게 다르다는 결론을 얻었다. 가족들은 병에 대한 교육과 여러 가지 행동에 대한 구체적인 대처 방법을 필요로 한다. 또한 비슷한 일을 겪는 사람들끼리 지지와 공감을 주고받기를 원한다. 수많은 가족들을 만나면서 나는 이런 요소들이 충분히 제공될 때 가족의 삶이 크게 개선되고, 그들이 무한한 감사를 표하는 모습을 식섭 보았다.

  오랜 세월 사람들을 가르치고 교육적 지지모임을 이끌어왔지만, 자신이 배운 것에 의해 가족들의 삶이 얼마나 많이 변했는지 얘기하는 사람들을 보면 아직도 가슴이 뭉클하다.

  "진단을 받으면 이런 교육을 받을 수 있게 법으로 정해야 해요."

  "수업을 듣고 객관적으로 상황을 이해하게 되자 못 참겠다 싶을 때도 견딜 수 있답니다." "이런 교육을 몇 년 전에 받았더라면 얼마나 좋았을까요……"

  이 책의 많은 부분은 이런 상황에 처한 사람들을 위해 내가 직접 개발한 내용이다.

1장과 2장에서는 조현병 및 주요정동장애라는 질병과 현재의 치료법을 이해하는 데 필요한 기본적 지식을 설명하고, 정신질환을 앓는 사람과 가족이 일상적으로 겪는 일들을 어떻게 다룰 것인지 알아본다. 3장에서는 정신질환을 앓는 사람과 함께 지내면서 효과적으로 의사소통을 하는 데 필요한 기본 기술과 일반적 가이드라인을 살펴본다.

4장에서는 환각, 망상, 와해된 언어 등 정신병 증상psychotic symptom을 다루는 방법을 설명했다. 가족과 친구들이 가장 알고 싶어하는 내용이다. ("전화를 받았더니 누군가 자기가 예수 그리스도라면서 거리 한복판에서 떠들고 있다는 거예요. 물론 우리 아이죠. 정말 화도 나고, 창피하기도 하답니다. 이럴 때는 어떻게 해야 하나요?") 또한 환자의 분노를 다루는 방법과 어떻게 스트레스를 이겨내고 재발을 줄일 수 있는지에 대해서도 알아보았다. 5장은 기이한 행동, 폭력, 물질남용, 자살 등 한층 심각한 증상에 초점을 맞춘다. 6장에서는 가족과 친구들이 필연적으로 겪는 감정을 스스로 이겨내는 요령을 알아본다. 부모의 기이한 행동에 어찌할 바를 모르는 자녀, 가족이 정신질환을 앓는 형에게만 매달려 절망을 느끼는 동생, 자식의 고통을 덜어주지 못해 죄책감을 느끼는 부모, 그 밖의 어떤 경우라도 자신이 혼자가 아니라는 사실을 깨닫게 될 것이다. 엄청난 부담에도 불구하고 가족과 친구들 역시 삶을 최대한으로 누려야 한다는 사실이 가장 중요하다.

　7장은 환자가 필요로 하는 것과 다른 가족들이 필요로 하는 것을 조화시킨다는 어려운 주제를 다룬다. 가족 내 문제를 해결하는 요령, 환자와 함께 즐거운 시간을 보내는 요령도 알아본다. 함께 살 것인가, 따로 살 것인가라는 고통스럽고 어려운 문제 또한 생각해보았다.

　8장에서는 전문가와 시설에 대해 알아보면서 정신보건 시스템을 간략히 개괄해보았다. 전문가와 시설을 가장 잘 이용하면서 좋은 관계를 쌓는 방법도 알아본다.

　9장은 가족의 질병을 친구나 동료에게 어떻게 얘기할 것인지 등 외부적이고 실질적인 내용에 초점을 맞추었다. 정신질환을 앓는 사람의 재정 문제와 어떻게 하면 알맞은 거처와 직장을 찾을 수 있는지도 생각해보았다. 이런 과정 내내 겪게 될 무시, 편견, 사회적 낙인 등의 문제에 이떻게 대치할 것인지도 알아본다.

　10장과 11장에서는 정신질환을 앓는 사람들의 심각한 문제로 대두되고 있는 물질남용에 관해 알아본다. 결론 부분에도 정신질환과 함께 물질남용의 회복에 관해 논의했다. 책에 실린 '빠른 길잡이'를 참고하면 문제나 상황이 발생했을 때 즉시 대처방법을 떠올릴 수 있을 것이다. 우선 책을 처음부터 끝까지 죽 읽은 후, 문제에 부딪힐 때마다 '빠른 길잡이'를 참고하자.

목차

옮긴이의 말 6
머리말 24

1장. 정신질환의 세계
조현병 40
주요정동장애 44
기타 진단명 46
정신질환의 주관적 경험 47
정신질환의 원인 56
정신질환에 대한 여덟 가지 오해와 진실 62

2장. 정신질환의 치료와 경과
1차 치료 - 약물요법 67
약을 복용하고 병원에 다니게 하려면 71
어떻게 하면 약을 꾸준히 복용할 수 있을까? 76
재활프로그램 79
기타 치료 82
치료 효과 판정 83
효과가 없는 치료법 84
의사, 치료자 또는 재활프로그램의 선택 85
정신질환의 예후 89

3장. 정신질환을 앓는 사람과 함께 살아가기 위해 필요한 기술
일상생활의 일반적 가이드라인 98
  존중할 것 98
  조용하고 직접적인 태도를 취할 것 98

완급을 조절할 것   99
   사람과 질병을 따로 생각할 것   101
   긍정적인 자세를 유지할 것   103
   현실적인 목표를 세울 것   105
   사랑의 거리를 유지한다   108
   체계적인 일정 마련하기   112
   규칙과 한계를 정한다   114
   어떤 노력을 할 것인지 선택한다   118
   의사소통 기술을 개발한다   121
   긍정적으로 요청하기   124
   부정적인 감정 표현하기   127
배우자   131

4장. 증상에 대처하고 재발을 최소화하기

   망상과 환각에 대처하기   139
   와해된 언어에 대처하기   146
   화가 났을 때   147
   재발을 최소화하기   151
   스트레스 관리법   155
   가족이나 친구를 위한 안내   158

5장. 심각한 증상 및 문제 – 기이한 행동, 폭력, 물질남용 및 자살

   기이한 행동   163
   폭력   166
   물질남용 또는 물질의존   170
   자살   175

6장. 자신의 감정 다스리기

애도과정 189
스트레스에 대처하기 192
교육의 중요성 198
정신질환자를 위한 전국동맹 200
형제와 자녀를 위해 특별히 고려할 점 202
죄책감 206
분노와 좌절 210
어린이 211

7장. 정신질환을 앓는 사람과 조화롭게 어울리기

함께 살 것인가? 219
즐거운 활동 및 명절 보내기 223
명절 227
가족 문제의 해결 및 의사결정 230
부모 자식 사이의 문제 해결 234
가족의 강인함을 유지하기 237

8장. 정신보건 전문가와 관계 맺기 및 시설 선택하기

정신보건 시스템의 간략한 역사 241
정신보건 팀의 구성 244
정신보건 종사자들과 관계 맺기 252
기밀보장 261
치료 기록 보관 262
함께 노력하기 264

9장. 현실적인 문제 – 주거, 직업, 돈, 사회적 낙인
- 주변에 알리기 269
- 직업 및 주거 276
- 돈 문제 281

10장. 정신질환의 회복 및 이중진단에 대한 이해와 대책
- 정신질환의 회복 289
- 문화적 배려 295
- WRAP 300

11장. 이중진단 – 정신질환과 물질남용
- 물질남용의 정의 307
- 물질남용의 징후 313
- 블랙홀 314
- 왜 약물에 빠지는가 316
- 가족과 보호자의 반응 317
- 재발 방지 318
- 조기 경고 증상 323
- 대처방법 324
- 치료약과 불법적인 약물의 영향 326
- 문제가 있다고 생각하지 않는 사람 돕기 331
- 개입 336
- 바닥을 치다 337
- 이중진단 문제를 인정하는 사람이 물질남용에서 회복되는 단계 339
- 건강한 생활습관 341
- 가족과 보호자는 어떻게 해야 할까? 343
- 가족 회복 352
- 공동중독(상호의존) 354

빠른 길잡이

1. 왜 정신질환을 앓는 사람은 병을 부인하거나 약을 거부할까? • 72
2. 정신질환을 앓는 사람이 치료를 받거나 약을 복용하도록 돕는 방법 • 75
3. 정신질환을 앓는 가족에 대한 현실적인 목표와 기대 • 105
4. 어디까지 도와줘야 할까? • 111
5. 정신질환을 앓는 사람과 함께 규칙 정하기 • 117
6. 적절히 씻고 단장하기 • 120
7. 정신질환을 앓는 사람과 의사소통하기 • 122
8. 긍정적으로 요청하는 요령 • 126
9. 직접적으로 부정적 감정 표현하기 • 128
10. 정신질환을 앓는 사람과 살아가기 • 130
11. 환각에 대처하기 • 143
12. 망상에 대응하기 • 145
13. 정신질환을 앓는 사람이 화가 났을 때 • 150
14. 재발을 최소화하기 • 153
15. 정신질환을 앓는 사람이 스트레스를 관리하도록 돕기 • 156
16. 정신질환을 앓는 사람과 함께 있을 때 행동요령 • 159
17. 기이한 행동에 대처하기 • 165
18. 폭력을 예방하려면 • 167
19. 물질남용에 대처하는 법 • 174
20. 자살을 방지하려면 • 179
21. 스트레스에 대처하기 위한 워크시트 • 194
22. 자기 삶을 유지하는 법 • 196
23. 자신에 대한 현실적 목표와 기대 • 202
24. 정신질환을 앓는 가족과 함께 성장하기 • 204

25. 죄책감에 대처하는 방법 • 208

26. 정신질환을 앓는 사람과 건강한 가족 사이에 조화롭게 시간 배분하기 • 218

27. 함께 살아야 할까? • 220

28. 함께 살거나 방문하는 경우 지켜야 할 규칙 • 222

29. 정신질환을 앓는 사람과 즐거운 시간 보내기 • 226

30. 명절에 대처하기 • 228

31. 가족 문제의 해결 • 232

32. 합의를 이루지 못했을 때는 어떻게 해야 할까? • 233

33. 정신질환을 앓는 사람의 형제자매를 위해 부모가 할 수 있는 것과 할 수 없는 것 • 235

34. 정신질환을 앓는 사람의 삶과 치료에 있어서 책임분배 • 248

35. 치료계획 회의 • 250

36. 정신보건 종사자 및 시설과 관계맺기 • 253

37. 치료 환경과 서비스 • 255

38. 주거치료 프로그램 • 259

39. 자신만의 치료기록 보관하기 • 263

40. 사회적 낙인에 맞서 포용을 이끌어내기 • 270

41. 직업 및 주거 지원서 작성 • 279

42. 생활비와 치료비용을 마련하는 방법 • 283

43. 정신질환이 재발하는 주요 원인 • 323

44. 불법적인 약물들의 효과와 정신질환 치료제에 대한 영향 • 330

45. 이중진단 문제가 있다고 생각하지 않는 사람을 돕기 • 336

46. 물질남용을 최소화하기 위해 가족들이 할 수 있는 일 • 351

47. 공동중독 • 356

1장

정신질환의 세계

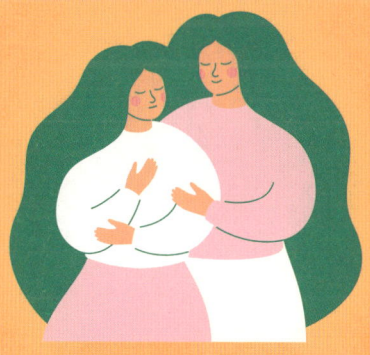

    정신질환을 앓는 사람을 이해하기 위해 가장 먼저 알아야 할 것이 있다. 그들이 자기 힘으로는 도저히 어떻게 할 수 없는 증상이나 경험으로 인해 고통받고 있다는 점이다. 생각과 감정이 비논리적이며 예측할 수 없이 수시로 변하는 것을 스스로도 느낀다. 또한 그들은 최소한 우리가 그들의 행동 때문에 공포를 느끼는 것만큼 스스로의 행동을 두려워한다.

    다른 사람들이 이런 점을 이해하지 못하기 때문에 정신질환을 앓는 사람의 삶은 더욱 어려워진다. 공포나 기피의 대상, 조롱거리가 되는 일도 흔하다. 이런 사회적 분위기에서 소외, 고립, 우울 등의 감정이 생겨나며, 이는 질병의 2차적 증상이 되어 어려움을 가중시킨다.

조현병

조현병은 사고思考의 장애다. 질병의 주된 증상이 생각하는 과정의 문제로 인해 생겨난다는 뜻이다. 조현병을 앓는 사람이 증상에 시달릴 때는 일관성 있고 명료하며, 차분하고 논리적이며, 현실적으로 생각하는 능력이 심각하게 저해된다.

의학적으로 조현병은 하나의 질병이 아니라, 다양한 질병을 포함하는 질병군이라고 생각한다. 암에 여러 가지 유형이 있듯, 조현병에도 다양한 유형이 있다고 보는 것이다. 각각의 유형은 공통적으로 나타나는 증상이 있고, 치료에 대한 반응이 비슷하며, 어느 정도 비슷한 경과와 예후를 예측할 수 있지만, 많은 점에서 서로 다르기도 하다.

원칙적으로, 조현병이란 진단을 내리려면 세 가지 기준을 만족해야 한다. 1) 적어도 6개월 이상 정신병적 증상을 보이고, **동시에** 2) 일상생활 수행능력에 장애가 있고, **동시에** 3) 신체적 질병이나 물질 남용 등 상당히 근거 있는 다른 원인이 없어야 한다. 정신병적 증상이란 뒤에 설명하는 내적경험 가운데 한 가지 이상을 의미한다. 일상생활 수행능력의 장애란 업무, 사회생활, 자기관리에 있어 이전에 가능했던 수준을 유지하지 못한다는 뜻이다(약간 떨어진다는 뜻은 아니다. 조현병으로 진단하려면 장애의 정도가 극히 심해야 한다.).

정신병psychosis과 정신질환mental illness은 전혀 다른 개념이다. 정신병이란 말은 조현병 또는 주요정동장애를 겪는 사람에게 나타나는 증상을 지칭한다. 정신병적 증상은 알츠하이머병, 다발성 경화증, 노인성 치매, 심한 알코올 중독 등 신체질환에서도 나타난다. 어떤 약물은 누구에게나 물질유발성 정신병substance induced psychosis을 일으키며, 극단적 공포 또는 여러 날 동안 자지 못해 정신적 상해를 입으면 단기반응성 정신병brief reactive psychosis이 생길 수 있다. 뇌의 특정 부위에 전기자극을 가하면 정신병적 증상이 나타나기도 한다.

정신병적 증상이란 환각hallucination, 망상delusion 및 와해된 언어dissociated speech 등 세 가지 기본 증상을 가리킨다. 이런 증상은 대부분의 조현병 또는 주요정동장애 환자에게 반복적으로 나타나므로, 잘 이해해둘 필요가 있다.

● 환각

환각이란 외부적 실체에 의해 유발되지 않은 모든 감각 경험을 가리킨다. 시각, 청각, 후각, 미각, 촉각 등 오감 가운데 어느 것이든 환각이 일어날 수 있다. 들리지 않는 소리를 듣고, 존재하지 않는 것을 보며, 아무런 냄새가 나지 않는데도 냄새를 맡거나, 피부에 아무 것도 닿지 않았는데 벌레들이 팔을 오르락내리락 하는 느낌이 드는 것이다. 가장 중요한 사실은 환각을 경험하는 사람은 그 감각을 지금 독자들이 이 책에 쓰인 글씨를 읽는 것만큼이나 생생한 현실로 느낀다는 점이다.

조현병에서 가장 흔히 나타나는 환각은 환청, 즉 목소리를 듣는 것이다. 시간이 지나면서 목소리는 점차 환자를 모욕하거나 조롱하는 경우가 많다. 부적절하거나 위험한 행동을 부추기기도 한다. 때로는 아주 우스운 내용일 수도 있어, 환자는 매우 부적절한 상황에서 미소를 짓거나 웃음을 터뜨리기도 한다.

환각에 시달리는 사람은 대개 매우 혼란스럽고 두려워한다. 타인이 공감할 수 있는 실체가 아니며, 병 때문에 나타나는 증상임을 깨닫고 환각에 따라 행동하지 않으려고 노력하는 사람도 있다. 불행하게도, 많은 사람이 이런 이해에 도달하지 못해 자신이 듣고 보는 것을 현실로 생각한다. 이때는 목소리가 이야기하는 내용과 상반되는 현실을 조화시켜야 하기 때문에 많은 고통을 겪는다. 예를 들어 아버지가 너를 독살하려고 한다는 목소리를 듣는다고 해보자. 그 목소리의 내용과 사랑에 넘치는 아버지의 태도를 통합하기란 매우 어려울 수밖에 없다.

● **망상**

망상이란 잘못된 믿음이다. 망상을 겪는 사람은 우리가 절대로 진실이 아니라고 생각하는 사실을 진심으로 믿는다. 예를 들어 조현병을 앓는 사람은 TV에 나오는 사람들이 자신에게 직접 말을 건다고 믿는 경우가 많다. 편집조현병paranoid schizophrenia을 앓는 사람은 다른 사람들이 자신을 해치려고 한다고 생각한다. 자신이 예수라고 생각하거나, 신이 원하기 때문에 어떤 일을 해야만 한다고 믿는 종교적 망상도 흔하다.

   망상에 대해 알아야 할 가장 중요한 사실은 그것이 망상이라는 점을 아무리 설명하고 입증해도 절대 믿음을 바꾸지 않는다는 점이다. 누군가 다가와 당신은 스스로 생각하는 그 사람이 아니고 전혀 다른 누군가라고 얘기하면서 이를 받아들이기 바라는 상황과 비슷하다.

● 와해된 언어

   언어는 다양한 방식으로 와해된다. 우선 흐름에서 벗어나 한 가지 주제에서 다른 주제로 옮겨갈 수 있다. 질문에 대한 대답 역시 모호하게 연관되거나, 아예 연관이 없거나, 거의 이해할 수 없는 경우가 있다. 와해된 언어는 극히 심한 사고의 장애를 반영하며, 의사소통을 매우 어렵게 만든다. 사람이 화가 나거나, 스트레스를 심하게 받을 때 흔히 나타나는 혼란스러운 언어가 극단적으로 과장된 형태를 생각하면 비슷하다.

   예를 들어, 어떤 여성은 브루클린 다리가 지어진 것은 민주당이 집권해야 한다는 절대적인 증거라고 주장한다. 다리가 지어진 과정과 민주당의 정책에 대해 아주 정확하고 상세히 설명하는 경우도 있다. 이어서, 자신이 슬프고 피곤하기 때문에 얼마나 행복한지 납득시키려고 열심히 말을 이어간다. 문장 하나하나는 문법적으로 정확할지언정, 전체적인 문맥은 전혀 이치에 닿지 않는다. 똑같은 사람이 한 시간 후에 멋진 점심을 차려 놓고, 완전히 정상적으로 말을 한다면 가족들로서는 혼란스러울 수밖에 없다.

● **부적합정동**

조현병에서 다음으로 흔한 증상은 부적합정동inappropriate affect, 즉 감정과 말이 일치하지 않는 것이다. 사랑하는 사람의 죽음에 대해 말하면서 웃음을 터뜨리거나, 좋아하는 스포츠 팀이 승리했다는 소식을 듣고 실망한다. 아무 이유 없이 감정이 변하기도 한다. 웃다가 다음 순간 갑자기 울음을 터뜨리는데, 주위 사람들은 애초에 뭐가 그리 재미있었는지조차 알 수 없다. 감정이 불안정labile한 것이다. 당황스러운 것은 이런 증상이 항상 나타나지는 않는다는 점이다. 몇 시간 또는 며칠 간격으로 오락가락하거나, 아주 심한 정신질환에서도 몇 주, 심지어 몇 달간 전혀 나타나지 않는 경우도 있다.

주요정동장애

주요정동장애는 기분mood의 장애다. 기분이 지나치게 들뜨거나 (조증), 지나치게 가라앉거나(울증), 양쪽 상태가 번갈아 나타난다. 가장 흔한 두 가지는 양극성장애(bipolar disorder, 과거의 조울병)와 주요우울장애major depressive disorder다. 양극성장애는 때로 들뜬 기분이었다가, 다른 때는 우울감을 느낀다. 주요우울장애는 극단적인 우울감만

나타난다. 양극성장애이든 주요우울장애든 기분이 비교적 정상적인 시기가 있다. 증상이 얼마나 지속되는지, 얼마나 자주 나타나는지는 사람에 따라 크게 다르다. 그러나 시간이 지나면서 사람마다 특정한 경향이 자리잡는다.

성격이 변덕스러운 사람은 많다. 그러나 주요정동장애는 단순한 변덕과 전혀 다르다. 정동장애라고 하려면 기분이 극단적이어야 한다. 우울감을 예로 들면, 식사와 수면 패턴이 변하여 정상적인 생활이 어렵고, 활력과 관심이 떨어져 거의 아무 것도 못 하는 정도다. 자신이 쓸모 없고, 희망도 없으며, 무력한 존재라는 느낌에 항상 시달린다. 우울감이 너무 심해 집중하거나, 결정을 내리는 데 심한 곤란을 겪기도 한다. 이런 느낌에 오랫동안 시달린 나머지 자살을 떠올리는 것이다.

심한 우울감은 정신병 수준의 망상적 사고(사실이 아닌 것에 대한 믿음)를 유발하기도 한다. 지난번 지진은 모두 자기 탓이므로 죽어야 한다고 생각하는 사람을 예로 들 수 있다. 반면 조증을 앓는 사람은 지나치게 기분이 들떠 부적절한 행동을 한다. 말도 아주 빠르고, 쫓기듯 행동하며, 생각 또한 쉴 새 없이 이리저리 질주한다. 잠은 거의 자지 않으며, 식사도 매우 불규칙하다. 많은 돈을 쓰거나(돈이 없는 경우에도), 물건을 마구 나눠 주기도 한다. 쉽게 주의가 산만해지며, 때로는 조현병만큼 사고의 장애를 겪는다. 자기가 초인이라거나, 초능력을 가지고 있다는 과대망상에 빠져 높은 곳에서 뛰어내리는 등 위험한 일을 저지르거나, 쇼핑, 무절제한 성관계 등 지나친 쾌락을 추구하기도 한다.

기타 진단명

정신질환의 진단과 분류에 대한 미국정신의학회American Psychiatric Association의 공식 지침서를 DSMDiagnostic and Statistical Manual of Mental Disorders이라고 한다. 정기적인 개정을 거칠 때마다 뒤에 붙는 숫자가 변한다. 현행 개정판은 DSM-V다. 정신질환을 앓는 사람은 모두 명확히 정의된 범주에 들어갈 것 같지만 전혀 그렇지 않다. 조현병 또는 주요정동장애의 증상을 조금씩 지니면서 어느 쪽 진단기준도 충족하지 않는 사람이 많다. 이때는 조현정동장애schizoaffective disorder, 조현양상장애schizophreniform disorder, 정신병적 특징을 갖는 경계인격장애borderline personality disorder with psychotic features 등 두루뭉술한 진단명이 붙는다.

진단이 어떻든 가장 중요한 것은 어떤 치료나 약물을 먼저 써볼 것인가 하는 점이다. 완벽한 효과를 나타내는 약물이나 치료가 있다면 좋겠지만, 그렇지는 않다. 우선 일러둘 것이 있다. 서로 다른 의사로부터 몇 가지 다른 진단을 받는다 해도 너무 놀라거나 걱정하지 말라는 것이다. 이때는 다음과 같은 점을 염두에 두어야 한다.

- 사람들이 나타내거나 겪는 증상은 시간이 흐르면서 변할 수 있다.
- 환자를 오래 관찰하지 못한 상태에서 의사는 자신이 본 것과 들은 병력을 근거로 진단할 수밖에 없다.
- 의사라고 해서 완벽하게 일관성 있는 진단을 내리는 것은 아니다. 환자가 다양한 증상을 나타내는 경우는 더욱 그렇다.
- 특별히 어떤 진단을 선호하는 의사도 있다. 나라에 따라 어떤 진단명이 특별히 선호되기도 한다. 예컨대 비슷한 환자도 영국에서는 조울병, 미국에서는 조현병으로 진단되는 경우가 흔하다.

정신질환의 주관적 경험

주요정신질환, 즉 조현병과 주요정동장애의 증상을 설명했지만 이는 어디까지나 밖에서 관찰한 시각에 따른 것이다. 우리는 정신질환이라는 예외적이고 공포스러운 질병을 앓는 사람 자신이 이런 증상을 어떻게 느끼는지 이해해야 한다. 이런 이해 없이는 정신질환을 앓는 사람과 어떻게 관계를 맺어야 할지, 증상에 어떻게 반응해야 할지 알기 어렵다.

● 공포와 혼란

정신질환을 앓는 사람 대다수는 항상 다음 번에 다시 악화되는 시기가 언제일까 하는 공포 속에서 살아간다. 비논리적이며 이치에 닿지 않는 많은 것들 또한 공포스럽기는 마찬가지다. 그들의 내면세계가 얼마나 비논리적이며 예측할 수 없는지 이해한다면 자연스럽게 그들의 공포를 이해할 수 있을 것이다. 갑자기 어처구니없는 이야기를 해대는 이상한 목소리가 들린다. 한 순간 행복한 감정이 들었다가도, 다음 순간 스스로도 알 수 없는 이유로 눈물을 흘린다. 생각은 이리저리 혼란스럽게 질주하고, 감정은 쉴 새 없이 무섭고 괴상하게 변한다. 10인조 밴드가 연주하는 곳에서 TV를 켜놓은 채 라디오에 귀를 기울인다고 생각해보자. 또는 최근에 사랑하는 사람이 죽은 일을 떠올리며 슬픔에 잠겨있는데, 느닷없이 어떤 목소리가 몇 년 사이 들어본 것 중 가장 웃기는 농담을 들려주는 상황을 그려보자.

한창 조현병 증상이 심하거나, 조증 상태에 있는 사람은 내부의 혼란과 무질서로 인해 항상, 한시도 쉬지 않고 지나친 자극을 받는다. 어떤 환자는 자신만의 조용한 장소를 찾아 이런 자극을 견뎌낸다. 사람들, 특히 많은 사람들 주위에 있으면 더욱 혼란스럽고 압도당하기 때문이다. 반면 내적인 소란을 가라앉히려고 크게 음악을 틀거나, 사람 많고 활기 넘치는 장소를 찾는 경우도 있다.

조현병 증상을 앓는 사람은 대부분 삶이 꿈같다고 한다. 비유가 아니라 말 그대로다. 우리가 경험했던 악몽을 떠올린다면 어렴풋이 이해할 수 있을 것이다. 꿈에는 아무런 논리가 없다. 호수에서 평화롭게 수영을 즐기다 어느 새 거리에서 코끼리에게 쫓기기도 한다. 시간, 공간, 심지어 자신의 정체성조차 아무런 예고 없이 바뀐다. 이런 내적혼란 때문에 정신질환을 앓는 사람은 주위에 신경을 쓰지 못한다. "요즘 잘 지내?" 같은 간단한 질문에도 답하지 못하는 경우가 있다. 어쩌다 이런 상태를 겪는 사람도 있고, 훨씬 자주 겪는 사람도 있지만, 어쨌든 보통 사람과 사뭇 다른 삶을 체험한다. 우리의 삶은 상대적으로 단순하다. 요정 같은 것은 존재하지 않는다. 전혀 뜻밖인 감정, 사고, 환상에 시달리지도 않는다. 일, 가족, 친구, 좋은 일과 나쁜 일, 이런 것들이 모여 일종의 기본적인 감각을 형성한다. 조현병을 앓는 사람은 이런 안정적인 경험을 하지 못한다.

공포와 무질서로 인해 정신질환을 앓는 사람은 집중하고, 학습하고, 문제를 해결하고, 사건을 기억하는 데 어려움을 겪는다. 사람들이 이해하지 못하거나 알아차리지 못하는 일에 사로잡히거나, 사회적으로 용인될 수 없는 행동을 하거나, 올바른 판단을 내리지 못하는 것 또한 이 때문이다. 극히 충동적인 경향 또한 이런 맥락에서 설명할 수 있다. 이 정도만으로도 보통 사람으로서는 견딜 수 없는 노릇이겠지만, 정신질환을 앓는 사람에게는 시작에 불과하다.

● 자아감각의 혼란

심한 정신질환을 앓는 사람 가운데 많은 수가 자아경계약화 poor ego

boundaries라는 증상을 나타낸다. **자신이 어디까지이고, 어디부터 타인인지를 모른다**는 뜻이다. 어떤 일을 생각하거나 느끼는 주체가 누구인지 불분명하거나 아예 모른다. 라디오에서 들은 뉴스에 화가 나 있는데, 마침 아버지가 들어왔다면 정신질환을 앓는 사람은 아버지가 화가 났다고 생각한다. 직장을 가질 수 없다는 문제로 절망한 경우, 갑자기 어머니에게 왜 자기를 무능하다고 하느냐고 소리를 지른다. 자신이 슬픈데 주변 사람에게 왜 그리 슬퍼하느냐고 묻는다. 마침 생각하던 것을 옆 사람이 말하면 자기 생각을 훔쳐갔다고 화를 낸다.

● 조종당하는 느낌

비슷한 맥락에서 흔한 망상 가운데 하나가 **외부의 누구 혹은 무엇인가가 자기 마음을 조종한다**는 생각이다. 외부의 무엇이란 TV나 라디오일 수도 있고 외계인, 정보기관, 옛 친구, 의사, 약 등 실로 다양하다. 외부의 존재가 자신에게 어떤 생각을 주입하거나(사고주입, thought insertion), 생각을 빼앗아 가거나(사고탈취, thought withdrawal), 자신의 생각을 누구나 알 수 있도록 공개한다고(사고전파, thought broadcasting) 믿는 것이다.

조현병을 앓는 사람이 스스로 생각을 조절하는 능력이 얼마나 부족한지 생각한다면 이런 증상은 오히려 당연한 것이다. 생각이 제멋대로 오락가락하고 수시로 변하는데 자기 힘으로는 도저히 멈추거나 늦출 수 없다면 어떨까? 누구나 모든 것이 엉망이라고 느끼며 혼란의 원인이 무엇인지 생각하려고 할 것이다.

● 사건에 특별한 의미를 부여하는 경향

정신질환을 앓는 사람은 사고가 매우 혼란스럽기 때문에 주변 사람의 말이나 행동에 어떤 반응을 보일지 예측할 수 없다. 특정한 단어나 행동이 특별한 의미를 갖기도 한다. 또한 스스로 안정감을 느끼기 위해 특정한 의식儀式을 해야만 한다는 강박관념을 갖는 수도 있다.

표면적으로 괴상하고 어처구니없어 보일 수 있지만, 인간은 질서와 논리를 필요로 하는 존재다. 어떻게든 자기의 세계에 의미를 부여해야 한다. 정신질환을 앓는 사람의 삶에는 질서와 논리가 거의 없으므로, 이상해 보일지라도 새로운 무언가를 만들어 한없이 예측 불가능한 스스로의 경험에 어떤 의미를 부여하고자 하는 것이다.

● 관계관념

정신질환을 앓는 사람은 주변에서 일어나는 일이 서로 연관되어 있다는 느낌, 즉 관계관념 idea of reference이라는 증상을 나타내기도 한다. 머리를 긁는 데서 집을 파는 데 이르기까지 다른 사람의 모든 행동이 자신의 말이나 행동으로 인해 일어났다고 생각하는 것이다. 주변 사람의 단순한 몸짓조차 자신의 행동이나 감정을 조종하기 위한 비밀스러운 신호로 해석하기도 한다.

이런 경험을 자기중심적 사고 또는 자아관념의 팽창으로 잘못 해석하는 경우도 흔하다. 약이 듣지 않거나 제대로 복용하지 않았다면 관계관념을 환자 스스로, 또는 치료자가 교정하거나 통제하기란 쉽지 않다. 가장 좋은 방법은 충분한 시간을 두고 이런 생각이 증상의 하나이며 실제 벌어지는 일과 항상 일치하지는 않는다는 사실을 환자 스스로 깨닫도록 도와주는 것이다. 그러나, 이런 사실을 결코 깨닫지 못하는 사람도 있다.

● **연상이완**

정신질환을 앓는 사람은 한 가지 생각이나 단어를 아주 미미하게 연관된 다른 것과 연결시키는 경향이 있다. 임상적 용어로 연상이완 loose association 이라고 한다. 신문에서 *사과*가 건강에 좋다는 기사를 봤다는 얘기를 하다가, 누구에겐가 *사과*할 *일이(이리)* 있는데 잊어버렸다고 했다가, *이리*는 늑대와 어떻게 다르냐고 묻는 식이다. 정신질환을 앓는 사람의 말이나 생각, 또는 글 속에 나타나는 이런 연관을 쫓아가기는 매우 어려우며, 때로는 불가능하다. 연상이완은 의사소통을 어렵게 하는 요인이 된다.

● **비난에 대한 과민반응**

이유는 알 수 없지만 정신질환을 앓는 사람은 긍정적인 얘기보다 부정적인 얘기를 훨씬 잘 기억한다. 어제 방 청소를 하면서 이것은 잘했고 이러저러한 것은 잘못했다고 말하면 십중팔구 잘못했다고 한 것만 기억할 것이다. 이런 사실은 칭찬이나 싫은 소리를 효과적으로 하는 방법에 대한 중요한 단서가 된다(제3장 참고).

- **절망과 무기력**

심한 우울증을 앓는 사람은 절망적인 기분이 된다. 활력도 전혀 없다. 어떤 일에도 관심이 생기지 않으며, 움직일 수조차 없다. 집에서 나갈 수도, 혼자서 옷을 입을 수도 없다. 고지서를 납부하는 일쯤 되면 감히 상상할 수도 없는 부담을 느낀다. 기분이 좋았던 적이 언제인지 기억도 나지 않고, 앞으로 기분이 좋아지리라는 희망조차 없다. 인생은 의미가 없다. 스스로 기분을 전환시키기 위한 일도 할 수 없다. 주변 사람이 기름을 붓기도 한다. 그토록 기분이 나쁜 데는 뭔가 이유가 있다고, 즉 뭔가 잘못했기 때문에 대가를 치르는 것이라고 생각하거나 스스로 뭔가를 하면서 이겨내야 한다고 다그치는 것이다.

- **병식(病識)**

정신질환을 앓는 사람의 증상과 개인적 특성은 매우 다양하다. 질병과 행동에 대한 통찰력, 즉 병식(病識)을 갖는 것 또한 마찬가지다. 병식이란 자신에게 질병이 있으며, 따라서 약을 잘 복용하고 스스로 치료에 참여해야 한다는 사실을 깨닫는 것이다. 어떻게 하면 증상이 나타나고, 악화 또는 호전되는지 깨닫는 사람도 있다.

이런 능력을 결코 갖지 못하는 사람도 많다. 이들은 살아가기가 훨씬 어렵다. 아무리 혹독한 경험을 해도 배우지 못하기 때문이다. 신이 그렇게 하라고 시켰다는 망상 때문에 몇 번씩 발가벗고 거리를 뛰어다니다 감옥이나 정신병원에 들어가도, 똑같은 일을 반복한다. 병식이 없는 사람을 효과적으로 돕는 방법은 제10장에서 자세히 다룬다.

지금까지 설명한 증상을 이해하는 것은 매우 중요하다. 자칫 환자가 다른 사람을 골탕 먹이거나, 치료에 협조를 거부하는 것으로 오해할 수 있기 때문이다. 정신질환을 지니고 살기가 그토록 어려운 이유 중 하나는 뚜렷한 이유 없이 증상이 오락가락하기 때문이다. 정신질환은 주기적인 경향이 있으며, 그 주기는 사람에 따라 크게 다르다. 상당히 오랫동안 잘 지내는 것처럼 보여 기대가 한껏 부푸는 시점에 갑자기 증상이 도져 가족들을 낙담시킨다.

그러니 좋은 시기를 한껏 즐기고, 나쁜 시기는 최선을 다해 견디는 요령을 익혀야만 한다. 우리가 지닌 최선의 의학적 지식으로도 어찌해볼 도리가 없는데, 환자 스스로 악화를 조절하지 못했다고 화를 내거나 낙담해봐야 아무런 소용이 없다. 분노와 절망은 환자가 아니라 병을 향해야 마땅하다. 그러나 이렇게 되기까지는 시간과 교육과 경험이 필요하다.

● 정신질환의 2차적 증상

지금까지는 조현병과 주요정동장애의 1차적 증상, 즉 질병의 직접적 결과로 생기는 증상에 초점을 맞추었다. 2차적 증상도 있다. 빗대어 말하면, 팔이 부러졌을 때 1차적 증상은 팔을 움직일 수 없는 것이다. 그러나 직장에 갈 수 없고, 팔이 낫는 동안 생산적이고 활기차게 지내지 못한다는 데 화가 나고 절망한다면 이를 2차적 증상이라고 할 수 있을 것이다.

우리 사회에서 심각한 정신질환을 앓는 것은 상당한 2차적 증상을 동반한다. 암, AIDS, 마약이나 알코올 남용에 대해서라면 대중적 계몽을 시작한 지 오래지만, 조현병이나 주요정동장애에 대해 이런 움직임이 시작된 것은 최근 들어서다. 사람들은 정신질환이 무엇인지 잘 모른다. 많은 이들이 정신질환을 앓는 사람들을 두려워하거나, 이상한 존재로 생각하는 것은 바로 그 때문이다. 아예 관계 자체를 맺고 싶지 않은 것이다. 결국 정신질환을 앓는 사람은 질병뿐 아니라 사회적 격리와 거부로 인해 이중고를 겪는다. 소외감, 공허함, 외로움, 버림받은 느낌에 끊임없이 시달리면서 우울증에 빠지지 않는다면 오히려 이상한 일이다. 스스로 만남이나 사회적인 활동을 꺼리게 되고, 세상에 흥미를 잃으며, 무엇이든 의심하는 성격이 되고 만다. 분노와 비참한 느낌은 점점 커진다. 당연한 일이다. 삶은 사방이 막혀 있고, 하루하루 살기조차 벅차다. 어린 시절의 꿈이나 희망은 결코 이루어지지 않는다.

정신질환을 앓는 사람 다수가 무기력, 배반감, 속았다는 느낌에 시달리는 것은 이해하기 어렵지 않다. 많은 환자들이 결국 자살을 택한다. 정신질환을 앓는 사람이 다른 사람들보다 폭력적이라는 것은 사실이 아니지만, 자살률이 높다는 것은 사실이다. 조현병 및 주요정동장애 환자의 대략 10퍼센트는 자살로 생을 마감한다. 정신병적 상태에서 죽을 줄 모르고 자살하는 사람도 있다. 그러나 많은 환자들은 삶이 공허하고 외로우며 제한되어 있다는 느낌을 견디지 못하고, 더이상 살아야 할 이유가 없다는 생각에서 자살을 선택한다.

정신질환의 원인

주요정신질환을 어느 정도 이해하고 나면 자연스럽게 "정신질환은 왜 생길까?", "어떤 사람이 정신질환을 앓게 될까?"하는 의문이 든다. 불행하게도 이 중요한 질문에 대한 대답은 아직까지 많은 오해와 편견에 휩싸여 있다.

상당히 최근까지도 뇌를 연구할 수 있는 방법은 극히 제한되어 있었다. 사망 시 신체를 연구용으로 기증한 사람들을 부검하여 알아낸 사실이 대부분이었다. 이 방법의 약점은 명백하다. 사망한 후에는 뇌가 실제로 어떻게 작동하는지 알기 어렵다. 최근 보다 정교한 장비에 힘입어 뇌의 구조에 대한 지식이 비약적으로 발전했다. 특히 자기공명영상MRI은 뇌의 구조에 대해 놀랍도록 자세한 정보를 제공한다. 그와 함께 컴퓨터와 방사선 기술이 발달하면서 X선 사진이나 CT와는 비교가 안 될 정도로 많은 정보를 얻게 되었다.

뇌의 기능에 대한 연구 역시 뇌 내부의 포도당 및 산소 대사 측정법이 개발되면서 혁명적으로 발전했다. 이런 정보를 양자방출단층촬영PET과 결합하면 다양한 상황에서 뇌의 3차원적 영상을 얻을 수 있다. 소위 정상인과 조현병 또는 알츠하이머병을 앓는 사람의 뇌 기능을 비교할 수 있는 것이다. 이런 기술은 매우 놀랍고 흥미롭지만, 정신질환의 원인이나 예방 및 치료법에 관해서는 아직도 베일에 싸인 부분이 많다.

유전학자들 역시 정신질환에 대한 지식에 큰 기여를 했다. 주요정동장애에 관련된 염색체와 유전 표식자를 발견한 것이다. 이제 가계도상에서 유전자를 추적할 수 있다. 그러나 이런 정보를 이용한다고 해서 증상이 나타나기 전에 어떤 사람에게 정신질환이 발병할지를 예측하거나 정신질환의 치료 또는 예방법을 알 수 있는 것은 아니다.

종합해보면 우리가 놀라운 기술과 상대적으로 많은 지식을 지니고 있는 것은 사실이지만 정신질환에 관한 한 아직 모르는 것이 훨씬 많다고 할 것이다. 최근 놀라운 진보가 이루어졌다지만 아직 갈 길이 멀다. 정신질환의 원인, 치료법, 발병 여부를 정확하게 예측하는 방법은 전혀 밝혀지지 않았다. 따라서 정신질환을 앓는 사람과 가족력을 잘 관찰하여 원인과 치료, 경과 등을 알아내는 일은 여전히 우리 몫이다. 현재 대부분의 전문가는 조현병이나 주요정동장애의 발병에 유전적 요인이 가장 중요하다고 믿는다. 유전의 역할에 대해서는 상당한 근거가 확보되어 있다. 어떤 사람에게 조현병이 발병할 가능성은 친족 가운데 누가, 그리고 얼마나 많은 사람이 병을 앓았으며, 앓고 있는지에 따라 달라진다. 풀러 토리 Fuller Torrey 박사는 저서 《조현병에서 살아남기 Surviving Schizophrenia》에서 매우 신빙성 있는 통계를 제시한다.

- 가족 중 조현병을 앓은 사람이 아무도 없을 경우, 발병 가능성은 1퍼센트이다(일반 인구의 발병 가능성).
- 2차 친족(사촌, 조부모 등) 가운데 한 명이 발병한 경우, 발병 가능성은 약 2퍼센트이다.
- 1차 친족(부모, 형제, 자매) 가운데 한 명이 발병한 경우, 발병 가능성은 대폭 높아져 약 10퍼센트가 된다.
- 양친이 모두 발병한 경우, 발병 가능성은 약 40퍼센트에 이른다.
- 일란성 쌍둥이가 발병한 경우, 발병 가능성은 약 50퍼센트이다.
- 친족 가운데 여러 명이 발병한 경우, 발병 가능성은 각각의 합이 된다. 예를 들어 아버지와 한 명의 사촌이 발병했다면 발병 가능성은 10퍼센트와 2퍼센트를 합한 12퍼센트가 된다.

환경과 양육법도 정신질환의 원인으로 자주 거론된 바 있다. 예시한 통계 역시 이런 연관을 입증하는 증거로 해석될 여지가 있으나, 다른 많은 연구에서 얻어진 데이터를 종합해보면 유전이 가장 중요한 요소라는 점이 뚜렷이 드러난다. 우선 조현병을 앓는 부모에게서 태어났으나, 조현병이 없는 부모에게 입양된 어린이들의 경과를 추적한 연구가 있다. 이들의 발병률을 조현병이 없는 부모에게서 태어나, 조현병이 발병한 부모에게 입양된 어린이들의 발병률과 비교했다. 결과는 환경보다 생물학적 요소의 중요성을 시사했다. 조현병을 앓는 부모에게서 태어나 정상인 부모에게 입양된 어린이들 중 10퍼센트에서 조현병이 발병한 반면, 반대의 경우 1퍼센트에서만 발병했다. 일란성 쌍둥이 연구는 환경보다 생물학적 요소가 중요하다는 또 하나의 근거를 제공한다. 입양으로 인해 따로 자란 일란성 쌍둥이 형제에서 조현병이 발병한 경우, 50퍼센트는 같은 질병을 앓는다.

주요정동장애의 원인에 대해서는 논란이 훨씬 적다. 수십 년간 정신보건 전문가들은 주요정동장애의 1차적 원인이 신체에 있다는 데 의견이 일치한다. 이렇게 의견이 통일되면 가족들은 차라리 편하다.

그러나 조현병 환자의 가족들은 신체적 원인이 아니라 가족의 잘못으로 병이 생겼다고 믿는 의료인들로부터 심한 냉대를 받고, 심지어 시달림을 당하기조차 했다. 환자와 가족이 겪는 고통과 어려움에 대한 해결책과 이해와 위안을 기대하고 정신과 의사를 찾았다가 가혹한 비난을 듣거나, 심지어 진료를 거부당한 이야기는 흔하다. 이런 일을 당하면 가족이 느끼는 혼란과 절망과 죄책감은 훨씬 커지게 마련이다.

광범위한 연구는 지금도 계속되고 있다. 과학자들은 뇌의 화학적 불균형, 신경전달물질의 기능, 바이러스 질환(특히 임신 중반의), 뇌혈류와 특정 뇌실의 확장, 뇌의 부분적 위축 등 다양한 요인과 조현병의 관계를 탐구하고 있다.

또 한 가지, 정신질환과 **무관한** 요인에 대해 상당한 증거가 축적되고 있다. 많은 가족들이 약물이나 알코올 때문에 정신질환이 생겼다고 믿는다. 이런 물질을 남용하는 것이 좋을 리 없지만 정신질환을 일으킨다는 증거는 없다. 약물이나 알코올을 남용하고도 정신질환이 생기지 않는 수백만의 사람들이 있다. 정신질환을 앓는 사람이 불편함과 공포를 견디기 위해 약물이나 알코올에 의지하는 일은 흔하다. 이때는 문제가 복잡해진다. PCP 등 일부 약물은 뇌 손상을 유발하고, 조현병이나 양극성장애 유사 증상을 일으킬 수 있기 때문이다.

마찬가지로 잘못된 육아법, 영양부족, 운동부족, 비타민 결핍 등이 정신질환을 일으킨다는 증거도 없다. 모든 사람이 건강한 생활을 하고, 약물을 남용하지 않으며, 잘 먹고, 충분한 수면과 운동을 한다면 더할 나위 없이 좋겠지만, 그렇게 살지 않는다고 해서 정신질환이 생기지는 않는다. 반대로 심한 정신질환을 앓는 사람이 규칙적으로 운동을 하고, 개인 위생을 챙기고, 잘 먹는 것은 대단히 어려운 일이다. 모든 일이 스스로 관리할 수 있는 범위를 넘어선다. 망상이나 환각 또한 행동이나 섭식에 영향을 미칠 수 있다.

● **스트레스**

정신질환의 원인에 관해 중요하게 고려해야 할 한 가지 요인이 있다. 바로 스트레스다. 스트레스가 정신질환을 일으키지는 않는다. 그러나, 정신질환이 일어나기 쉬운 사람에게 더 심한 증상을 일으킨다고 생각된다. 극심한 스트레스를 겪는다고 정신질환이 생기지는 않는다. 그러나, 정신질환의 소인이 있는 사람은 스트레스에 더 민감할 가능성이 높다. 증상의 호전 또는 악화 인자 중 한 가지일 수는 있다는 말이다.

정신질환을 앓는 사람의 가족 또는 친구들은 질병뿐 아니라 스트레스가 증상에 미치는 영향에 대해 알아야 한다. 가족이 질병을 완치시킬 수는 없시만 환자가 생활 속에서 겪는 스트레스는 상당 부분 조절할 수 있다. 이를 통해 증상을 경감하고, 입원이 필요할 정도로 악화되는 일을 막는 데 도움을 줄 수 있다.

걱정이나 분노를 일으키는 모든 것이 스트레스라는 사실에 유의해야 한다. 전화를 받거나 외식을 하는 등 대수롭지 않은 일도 정신질환을 앓는 사람에게는 스트레스가 될 수 있다. 따라서 스트레스가 되는 일이 무엇인지 파악하여 줄여주려고 노력해야 한다. 물론 이런 노력이 독감에 걸린 사람에게 충분한 수분을 공급하고 휴식을 취하게 하는 것처럼 증상을 경감하는 데 도움이 될 수는 있지만, 모든 증상을 없애고 재발을 방지할 수는 없다.

◀ 정신질환에 대한 여덟 가지 오해와 진실

오해 정신질환은 매우 드물고 예외적인 질병이다.

진실 조현병과 주요정동장애 모두 새롭거나 드문 질병이 아니다. 조현병은 육아법, 종교, 사회경제적 요인, 인종, 정치체제, 기타 모든 변수에 무관하게 인구의 약 1퍼센트에서 발병한다. 유병률이 약간 높은 나라도 있고(스칸디나비아 및 서부 아일랜드), 약간 낮은 나라도 있지만(열대 아프리카) 이유는 정확히 밝혀지지 않았다. 미국의 경우, 조현병을 앓는 사람은 약 250만 명이며, 주요정동장애는 더 흔하다.

오해 정신질환을 완치하는 방법도 있다.

진실 현재 조현병과 주요정동장애를 완치하는 방법은 알려진 바 없다. 특정 환자를 완치시켰다고 주장하는 사람은 언제나 있었지만, 정신질환을 앓는 사람 일반에 적용했을 때 같은 결과를 관찰할 수 없었다. 현재 최선의 방법은 증상의 중증도를 감소시키면서, 환자와 가족의 삶의 질을 높이고자 노력하는 것이다.

오해 조현병이란 인격이 분열되어 있다는 뜻이다.

`진실` 조현병을 과거에는 정신분열병이라고 했지만, 이 말은 인격이 분열된 상태를 뜻하는 것이 아니다. 후자는 전혀 다른 별개의 질환으로 해리성 정체성 장애dissociative identity disorder라고 한다. 과거에 다중인격장애라고 했던 이 병은 어떤 인격에서 극적으로 다른 인격으로 옮겨가는 것이 특징으로 아동기의 반복된 외상으로 인해 생긴다고 생각된다. 소심하고 사회적으로 미숙한 사무원이 주기적으로 광란의 파티를 쫓아다니는 외향적이고 매력적인 여성으로 변하는 식이다. 인격마다 다른 이름을 사용하기도 한다. 많은 영화의 소재로 등장한 바 있다.

`오해` 정신질환을 앓는 사람은 난폭하다.
`진실` 정신질환을 앓는 사람은 대부분 난폭하지 않으며, 흔히 묘사되는 것처럼 살인마는 더욱 아니다. 전반적으로 폭력을 행사하는 빈도는 일반 인구에 비해 높지 않다. 이런 오해는 사회적 기피의 원인이 되며, 이로 인해 환자는 더욱 위축된다.

`오해` 정신질환은 전염된다.
`진실` 정신질환은 전염되지 않는다. 정신질환을 앓는 사람과 함께 있거나, 같은 잔으로 물을 마셔도 옮지 않는다. 생각이나 말이 뚜렷하지 않은 사람과 함께 있다 보면 일시적으로 혼란스러울 수는 있다. 그러나 이런 혼란은 이내 사라진다. 어린이와 함께 지

내는 것과 비슷하다고 생각하면 쉬울 것이다. 어린이의 눈을 통해 세상을 보고 경험한다고 해서 어린이가 될 수는 없지 않은가.

오해 정신질환을 앓는 사람은 나쁘고 사악하다.
진실 정신질환을 앓는 사람은 악하지 않다. 정신질환에 걸렸다고 해서 환자나 가족에게 문제가 있거나 악한 것은 아니다. 선천성 심장병을 지니고 태어났거나, 당뇨병 또는 암에 걸린 것처럼 불운일 뿐이다. 정신질환의 가족력이 있다고 부끄러워할 이유는 전혀 없다. 그럼에도 가족 중 누군가 정신질환을 앓으면 큰 수치심을 느끼는 것이 우리의 현실이다.

오해 정신질환을 앓는 사람은 도덕적으로 나약하다.
진실 정신질환이 나약하다는 증거일 수는 없다. 청각 장애인이 아무리 노력해도 들을 수 없는 것처럼, 정신질환을 앓는 사람 역시 노력해도 증상을 조절할 수 없을 뿐이다.

오해 정신질환을 앓는 사람은 창의적인 천재다.
진실 정신질환을 앓는 사람 가운데 평균 이상의 지능을 지닌 사람의 비율은 일반 인구와 같다. 예술적, 창의적, 기술적 능력을 비롯한 모든 능력 및 재능 또한 마찬가지다.

2장

정신질환의 치료와 경과

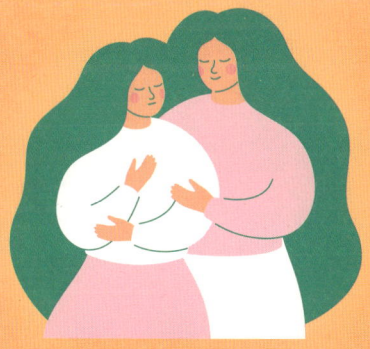

중증 정신질환에 대한 완치법은 없지만, 다양한 치료법이 있으며 상당히 증상을 경감시키기도 한다. 운이 좋은 사람은 증상의 많은 부분 혹은 전부가 없어져 거의 정상적인 생활을 하기도 한다. 그러나 치료가 거의 도움이 되지 않기도 한다. 어떤 치료가 효과가 있는지는 길고 고통스러운 시행착오를 겪은 후에야 알 수 있는 경우가 많다. 어떤 사람은 치료가 도움이 되고, 다른 사람은 전혀 반응하지 않는 이유는 아직 알려지지 않았다. 또한, 어떤 환자에게 치료가 효과를 나타낼지도 예측할 수 없다. 치료의 성패는 개인의 생리학적 차이와 질병의 유형에 따라 좌우될 가능성이 높다.

◀ 1차 치료 – 약물요법

대개 주요정신질환을 앓는 사람에게 가장 효과적인 단일 치료법은 약물요법이다. (단일이란 말을 강조하고 싶다. 사실 가장 효과적인 치료는 약물과 함께 사회적 재활프로그램 또는 가족이 교육을 받고 정신질환을 앓는 사람과 함께 살아가는 데 필요한 기술을 익힌 환경을 조합한 것이다.) 그러나, 약물요법에는 많은 부작용이 따르며 부정적인 감정을 느끼는 사람도 많다. 저항감을 이해할 수는 있지만, 그래도 현재 최선의 치료는 약물요법이다. **약물요법의 효과는 주로 질병의 유형과 증상이 얼마나 심한가에 좌우된다.**

주요정동장애는 조현병보다 약물에 대한 반응이 좋다. 한 가지 이유는 경증인 경우가 많기 때문이다. 주요우울증이나 양극성장애는 약을 쓰면 현저히 좋아질 가능성이 더 높다. 사실 많은 정동장애 환자가 매우 풍요로운 삶을 누린다. 직업을 갖고, 가족은 물론 친구들과 어울리며, 여가를 즐긴다. 주변 사람들은 약을 복용한다는 사실, 심지어 정신질환을 앓는다는 사실조차 모른다. 유명한 운동선수, 배우, 심지어 일부 용기 있는 정치인 중에도 정동장애를 앓는다고 고백한 사람들이 있다. 에이브러햄 링컨과 빈센트 반 고흐는 조울병을 앓았다고 생각된다. 유명인이 투병 사실을 공개하면 질병을 대중에게 알리고 환자들이 존중받는 데 큰 도움이 된다. 조현병은 이런 가능성이 훨씬 낮다. 질병에 의해 훨씬 무력한 상태에 빠지기 때문에 자신을 표현하고, 대중의 태도를 변화시키기 어렵다.

양극성장애는 효과적으로 증상을 조절하는 약물이 몇 가지 있다. 약 80퍼센트의 환자에서 기분의 심한 변화를 방지하거나 최소화한다. 그러나 나머지 20퍼센트의 매우 심한 환자에게는 거의 도움이 되지 않는다. 이들의 삶은 조현병을 앓는 사람만큼 힘들다. 소위 중증 양극성장애라고 일컫는 상태다. 정동장애에는 흔히 항우울제를 처방한다. 이름대로 우울한 기분을 개선시키는 데 도움이 된다. 효과가 좋으면 우울증을 덜 느낀다. 완전히 정상으로 돌아왔다고 느끼는 경우도 있다. 항우울제의 종류와 제조사는 다양하며 같은 성분의 약이 서로 다른 상품명으로 시판되기도 하므로 환자와 가족이 혼란스러울 수 있다. 궁금한 점은 항상 담당 의료인에게 묻고 짐작에 따라 약을 변경해서는 안 된다.

조현병은 이렇게까지 희망적이지는 않다. 약 80퍼센트에서 약물에 반응을 보이기는 하지만, 반응이 썩 좋은 것은 아니다. 양극성장애에서 기분안정제가 나타내는 효과 정도는 기대하기 어렵다. 물론 약에 의해 정신병적 증상이 다소, 또는 드물지만 완전히 조절되는 경우도 있다. 예를 들어 환청에 시달리던 사람에게 목소리가 희미해진다든지, 덜 자주 들린다든지, 드물지만 아예 사라지는 수가 있다. 망상이 있었다면 더이상 누군가 자신의 마음을 조종한다거나, 자신이 미키 마우스라고 생각하지 않게 되는 것이다. 몇몇 약물은 진정 효과도 있어 조현병에서 흔히 경험하는 초조함을 줄여준다. 비논리적이고, 쉴 새 없이 변하는 감정을 누그러뜨리기도 한다. 조현병 증상 중 감정적 또는 언어적 반응 부족, 자기관리 불량, 동기 결여 등 소위 음성증상에는 전통적 항정신병약이 듣지 않으며 새로운 약물들을 써야 한다. 항정신병약을 다른 이름으로 강력 신경안정제 major tranquilizer,

신경이완제neuroleptics, 또는 페노티아진계 약물phenothiazines이라고도 한다. 종전에 쓰이던 약을 전형적 또는 전통적 항정신병약, 새로 개발된 약을 "비전형적" 약물로 구분하기도 한다.

환각, 망상, 와해된 언어 등의 증상에 쓸 수 있는 항정신병약은 다양하다. 약을 쓰면 1차적 증상이 감소하므로, 2차적 증상 역시 호전된다. 우선 집중력이 좋아진다. 의욕이 생기고, 주위 사람에게 반응하며, 직장이나 학교에도 다닐 수 있게 된다. 사회적 재활프로그램이나 정신치료 등 다른 치료에도 보다 편하게 참여하게 된다.

기분안정제, 항우울제, 항정신병약 등은 종종 바람직하지 않은 효과, 즉 부작용을 나타낸다. 부작용은 햇빛에 민감해지는 등 가벼운 증상으로부터 심한 근육경직, 극단적 초조함, 시야 흐릿해짐, 일부 근육의 불수의적 운동 등 심각하고 불쾌한 것에 이르기까지 다양하다. 약물요법을 결정할 때는 긍정적인 효과와 부정적인 효과를 비교해봐야 한다. 이런 결정은 사고력이 뛰어난 사람일지라도 쉽지 않을 수 있다. 하물며 조현병을 앓는다면 전문가나 친구, 가족의 도움 없이 이런 결정을 내리기는 불가능한 경우가 많다.

다행히 불쾌한 부작용을 감소시켜 주는 약도 있다. 항상 효과가 있는 것은 아니고, 이 약에 의해 또 다른 부작용이 생길 수도 있지만, 도움이 되는 경우가 더 많다. 다시 한번 강조하건대 정신질환을 앓는 사람과 가족은 매우 복잡한 결정을 회피하지 말고, 약물요법으로 얻을 수 있는 효과와 약을 복용하는 데 따르는 부작용을 잘 따져봐야 한다.

약물에 대한 결정이 특히 어려운 이유는 부작용은 바로 느껴지는 반면, 치료 효과는 한참 지나서야 나타나기 때문이다. TV가 자신을 조종하고 있다고 믿는 사람을 예로 들어 보자. 의사와 가족은 그가 약을 복용하기 바란다. 애초에 약을 복용하도록 하는 일 자체가 어렵다. 환자는 자신의 사고에 전혀 문제가 없다고 생각하기 때문이다. 하물며 몇 달간 입이 마르고 근육이 뻣뻣해지는 부작용을 참고 견디면 그제야 정신이 좀 맑아질 것이라고 설득하는 일은 어떻겠는가? 약이 전혀 효과가 없으니 다른 약을 시도해보자고 설득하는 일은 또 어떨까?

정신질환을 앓는 사람에게 약을 처방하는 일은 흔히 생각하듯 정확한 과학과는 거리가 멀다. 종종 '모 아니면 도' 식이다. 다시 말하지만 자신에게 맞는 약을 찾을 때까지는 몇 번이고 시행착오를 겪어야 할 수 있다.

◀ 약을 복용하고 병원에 다니게 하려면

정신질환을 앓는 사람은 흔히 약이나 치료를 거부한다. 사랑하는 가족이 고통을 덜어줄 수 있는 치료를 한사코 거부하는 모습을 보고 있자면 마음이 아프면서도 답답하기 짝이 없다. 이때는 우선 상황에서 한걸음 비켜서서 이렇게 비논리적이고 자기파괴적인 선택을 하는 이유가 무엇인지 생각해보는 것이 좋다. 아래 빠른 길잡이에 몇 가지 요인을 요약해 두었다.

빠 른 길 잡 이 1

왜 정신질환을 앓는 사람은 병을 부인하거나 약을 거부할까?

↘ 자신의 병을 부인하는 이유는 다음과 같다.

1. 부정(denial)의 단계를 겪고 있다. 보통 죽음이나 심각한 질병 등 충격적이거나 나쁜 소식을 들었을 때 첫 번째로 보이는 정신적 반응이 바로 부정이다.
2. 정신질환에 관련된 사회적 낙인(social stigma)으로 고통받고 있다. 미래에 대한 예측 역시 다음과 같은 문제 때문에 고통스럽다.
   - 병을 인정하면 자신의 꿈과 정상적인 생활을 영위할 능력을 잃는 셈이다.
   - 삶에서 성취하리라 기대했던 수준을 낮춰야 한다.
   - 장기적인 치료를 받아들여야 한다.
3. 다음과 같은 증상을 겪고 있다.
   - 문제에 대한 지속적이고 완강한 부정(취약한 자존심을 보상하는 1차 방어기제)
   - 망상적 사고, 판단력 손상 또는 취약한 현실검증 능력

↘ 약을 거부하는 이유는 다음과 같다.

1. 부작용이 매우 불쾌하고 화가 난다.

2. 정신질환을 인정하는 셈이 된다.
3. 외부의 힘에 조종당하는 느낌을 받는다. 정신질환을 앓는 사람이 흔히 겪는 무력감 및 자신의 삶을 통제하지 못하는 문제와 연관될 수 있다.
4. 증상이 줄면서 자신의 한계를 느끼면 증상이 심해 아무 것도 모를 때보다 더 괴롭다. 많은 조증 환자는 약 때문에 기운 없는 것보다 힘이 넘치는 상태를 선호한다.

”

특별히 두 가지 문제를 강조하고 싶다. 하나는 사회적 환경, 또 하나는 질병 자체다. 사회의 비우호적인 문화에서 정신질환을 인정하는 것은 극히 어렵다. 수치와 고통, 심지어 인정하기 전보다 훨씬 심한 우울증을 겪게 될 수 있다. 자신의 정신질환을 인정하기란 결코 쉬운 일이 아니다. 삶이 바라던 것과 전혀 달라진다는 사실을 인정하는 일이기도 하다. 치료를 받지 않고 버틸 수 있다면 정신질환이 아니라는 증거라고 생각하는 사람도 있다.

또 다른 문제는 직접적으로 정신질환의 증상과 연관된다. 많은 증상이 또렷하고 논리적인 사고를 방해한다. 심한 정신질환을 앓는 사람은 의사, 병원, 치료 또는 약에 관련된 것이라면 뭐든 피해야 할 온갖 망상적 이유를 지니고 있을 수 있다. 일부 망상은 치료시설에서 겪었던 좋지 않은 경험을 근거로 상당히 현실적인 경우도 있다.

제10장에서 자신의 병에 대한 병식이 없는 사람을 어떻게 도울 수

있는지 자세히 논의할 것이다. 약이나 치료를 한사코 거부하는 사람은 가족이나 친구가 아무리 설득해도 변하기 어렵다. 현재 세계 많은 지역에서 환자 자신 또는 타인에게 위험하다고 판단되지 않는 한 본인의 의지에 반하여 성인 환자에게 억지로 약을 투여하거나 치료를 받게 하는 것은 불법이다. "정신질환을 앓는 사람이 치료를 받거나 약을 복용하도록 돕는 방법"이라는 빠른 길잡이에 몇 가지 도움이 되는 방법을 요약해 두었다.

  꼭 기억할 것은 **당위성보다 결과가 중요하다**는 점이다. 약을 거부하는 것만큼이나 비합리적인 이유로 약이나 치료를 받아들이는 사람도 있다. 그렇더라도 논쟁을 벌이지 않는 편이 낫다. 세계적인 운동선수가 되는 데 도움이 된다고 믿거나 단순히 수면제로 생각하고 복용하더라도 더 따지지 말라는 뜻이다. 어쨌든 스스로 약을 복용한다면 고마운 일이다. 불쌍한 사람에게 도움이 된다거나 스스로 의료인들을 연구한다고 생각하면서 병원에 가고 치료 프로그램에 참여하는 사람도 있다. 논리를 따지며 논쟁하지 말라. 치료를 잘 받으러 다니는 것을 칭찬하고, 격려하고, 좋은 결과를 바라는 것이 훨씬 중요하다.

  질병을 앓는 사람이 도움을 받아들이는 것은 보통 사람에게 매우 간단하고 당연한 일이지만, 정신질환에서는 그렇지 않다. 정신질환을 앓는 사람은 대개 이 과정을 작은 단계로 나누고, 각 단계를 달성하기 위해 현실적인 시간계획을 세워야 한다. 잊지 말아야 할 것은 약을 받아들이기 전에 먼저 의사를 만나려고 해야 한다는 점이다. 의사는 약을 처방해줄 수 있는 유일한 사람이다. 의사를 만나는 데만도 수개월, 심지어 수년이 걸리는 수가 있다.

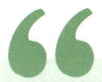 빠른길잡이 2

정신질환을 앓는 사람이 치료를 받거나 약을 복용하도록 돕는 방법

큰 목표를 작은 단계로 나눈 후, 현실적인 시간계획을 세운다. 진행 속도는 대개 바라는 것보다 훨씬 느릴 것이다. 각 단계마다 수개월이 걸리는 것이 보통이다. 예를 들어, 낮에 치료 프로그램에 나가려면 다음과 같은 단계가 필요하다.

1. 제시간에 일어난다.
2. 집을 나설 계획을 세우고 준비를 한다.
3. 교통수단을 이용한다.
4. 집단 내 상호관계와 사회적 접촉을 견딘다.

주변 사람이 모두 진보하기를 기대한다고 확실히 알려준다. 한걸음 앞으로 나아갈 때마다 인정하고, 격려하고, 특별한 대우를 해주거나, 용돈을 조금 더 주는 등 작은 보상을 해주는 것도 좋다. 이렇게 하면 새로운 것을 시도할 때 안정감을 느낄 수 있는 환경이 마련된다. 실패하거나 실수한 일을 붙잡고 있어서는 안 된다.

약을 복용하거나 치료를 충실히 받았을 때 지금보다 얼마나 좋았는지 자꾸 상기시키는 것도 방법이다. 약이나 치료를 섣불리 끊었다가 수

감되거나 입원했던 경험을 상기시킨다.

보호자 스스로 약이나 프로그램은 물론 정신보건 시스템에 익숙해지는 것도 중요하다. 환자가 치료 프로그램에 참여하거나 약을 복용할 때 보호자로서 훨씬 든든하고 현실적인 태도를 취할 수 있다. 치료나 약에 대한 양가감정, 의심, 패배감에 현명하게 대처해야 한다. 이런 부정적인 태도는 정신질환을 앓는 사람에게 전달되어 악영향을 끼칠 가능성이 높다.

성공에 이르는 길은 길고 험난하며, 많은 곡절을 겪는다. 앞으로 나아갈 때가 있는가 하면 뒤로 물러서기도 한다. 약이나 치료는 장기적으로 정신질환을 앓는 사람에게 도움이 된다는 확신을 갖고 꾸준히 노력하는 것이 중요하다.

◀ 어떻게 하면 약을 꾸준히 복용할 수 있을까?

어떤 가족은 약간 다른 문제로 고민한다. 환자가 약을 복용하려는 마음은 있는데, 꾸준히 복용하게 되지 않는 것이다. 규칙적으로 약을 복용하는 데 도움이 되는 방법은 다음과 같다.

- **귀를 기울인다.** 가족이나 약을 처방하는 의사가 약에 대한 환자의 염려나 공포, 불편함에 주의 깊게 귀를 기울이고 대답

해주는 것이 매우 중요하다. 정신질환을 앓는 사람은 주변 사람들이 자신의 걱정을 진지하게 받아들이는지 알고 싶어 하기 때문이다. 예를 들어, 약의 부작용 때문에 상당히 힘들다는 사실을 인정하고 수긍해주어야 한다.

- **불편함을 호소할 때 진지하게 받아들인다.** 불편하지만 참고 견디면 더 큰 이익이 있으며, 불편함을 덜어주는 방법도 있음을 상기시킨다. 예를 들어, 입이 마르면 물을 자주 마시거나, 햇빛에 민감해진 피부에는 선크림을 사용할 수 있다.

- **정보를 제공한다.** 약을 편안하게 받아들일 수 있도록 최대한의 정보를 제공한다. 약을 전혀 복용하지 않거나, 불규칙적으로 복용했을 때 어떤 일이 생길 수 있는지는 물론, 약의 긍정적인 효과도 알고 있으면 도움이 된다. 생길 수 있는 모든 부작용과 대치방법도 알려 주어야 한다.

- **선호하는 약을 쓴다.** 논리적인 이유든 아니든, 똑같이 효과적인 약 중에 정신질환을 앓는 사람이 특별히 선호하는 약이 있다면 의사에게 알린다. 대부분의 의사는 환자의 결정을 존중할 것이다.

- **간단한 요령을 개발한다.** 정신질환을 앓는 사람 스스로 복용 시간을 기억할 수 있는 방법을 찾아본다. 심한 혼돈이나 위축 상태에 있으면 잊어버릴 수 있다. 따지지 말 것! 어떻게 도울 수 있을지 생각한다. 창의력을 발휘해보자. 함께 표를

만들거나, 하루치 약을 작은 갑에 담아두거나, 식사 전에 반드시 약을 복용하거나, 휴대폰 알람을 맞춰 놓는 등 정신질환을 앓는 사람이 좋아하는 방법이라면 무엇이든 좋다. 약 복용시간과 실제로 복용했는지를 환자 스스로 기억할 수 있는 가장 좋은 방법을 찾아보자.

- **주사를 고려한다.** 장기지속형 주사제형이 나와 있는 약도 있다. 한 달에 한두 번 주사를 맞으면 약에 대해 신경 쓸 필요가 없으므로 이 방법이 가장 편할 수 있다. 물론 바늘을 무서워하여 한사코 주사를 거부하는 경우도 있다.
- **힘이 되어 주되 적절한 엄격함을 유지한다.** 정신질환을 앓는 사람 스스로 책임 있는 자세를 보이면 칭찬을 아끼지 않는다. 하지만 약을 꾸준히 복용하는 것만으로도 삶이 크게 달라지므로 때로는 어느 정도 엄격한 태도를 취할 필요도 있다. 다른 방법이 효과가 없고, 증상이 약 복용에 따라 큰 차이를 보인다면 약을 먹어야만 가족과 함께 살 수 있다는 조건을 걸 수도 있다.

가족과 친구들은 끊임없이 기대수준을 낮추고 인내심을 발휘해야 한다. 때로는 몇 주씩 걸릴지라도 작은 성취에 집중할 때 정신질환을 앓는 사람과 가족의 삶이 훨씬 나아진다. 장기적인 목표나 가능성에 집착하지 않는 편이 모든 사람에게 좋다. 보호자가 설정한 목표가 지금 당장 정신질환을 앓는 사람이 최선의 삶을 누리는 데 도움이 되어야 한다.

누구나 새로운 가능성을 열어줄 치료법을 고대한다. 그때까지는 현재에 집중하는 것이 최선이다. 환자가 내년, 또는 5년 후쯤에는 더 많은 일을 할 수 있느냐고 묻는다면 정직하게 대답하는 것이 좋다. 미래에 어떤 일이 일어날지는 아무도 모른다. 지나간 일을 토대로 가장 가능성 있는 미래를 그려볼 수는 있지만 새로운 발견은 매년 이루어진다. 비현실적인 희망을 키울 필요도, 지레 절망할 것도 없다. 그저 앞일은 알 수 없노라고, 언젠가 가족이나 직업, 또는 차를 가질 수 있을지 지금으로서는 알 수 없노라고 대답하는 것이 최선이다. 장기적 목표가 무엇이든 이를 가능케 할 오늘의 작은 성취에 집중하도록 도와주어야 한다. 목표를 향해 작은 한걸음을 떼어놓아야 현재보다 미래에 더 많은 일을 할 수 있고, 더 큰 지부심을 느낄 수 있다는 점을 일깨워준다.

재활프로그램

조현병 또는 주요정동장애를 앓는 사람에게 두 번째로 중요한 치료는 재활프로그램이다. 불행히도 현재 미국에서는 여기 배정된 예산이 무자비하게 삭감되어 프로그램이 갈수록 줄어드는 형편이다. 정신질환을 앓는 사람과 가족이 맞서야 할 두 번째 비극이다. 우선

병 자체가 비길 데 없는 고통과 슬픔을 안겨준다. 게다가 정신질환을 앓는 사람에게 광범위한 서비스를 제공해야 한다는 사실과 그 방법을 이미 알고 있는 국가가 스스로 이런 기회를 박탈하는 모습을 지켜보는 일은 절망을 넘어 분노를 느끼게 한다.

그럼에도 프로그램에 익숙해지고 이용하는 사람이 많아야 그나마 계속 유지되리라는 점은 명백하다. 이런 서비스에는 사회적, 직업적 프로그램 및 주간 프로그램과 입주형 프로그램이 있다. 입원 프로그램이 있는가 하면 외래 프로그램도 있으며, 부분적으로 입원하는 형태도 있다. 정신사회 재활psychosocial rehabilitation, 주간치료day treatment, 사회화socialization, 증례관리case management, 독립주거supported housing, 직업훈련vocational training 등 명칭도 다양하다. 여기에 대해서는 제8장에서 자세히 논의할 것이다. 유형이 어떻든, 이런 프로그램에는 모두 몇 가지 필수적인 기능이 있다.

- 정신질환을 앓는 사람이 생산적으로 시간을 보낼 수 있도록 체계적인 접근을 제공한다.
- 정신질환과 증상, 약물에 대해 교육하며, 질병과 이로 인한 한계를 서서히 받아들이도록 돕는다. 견디기 어려운 증상을 관리하고 줄이는 기술도 가르친다. 효과적인 방법은 사람마다 다르다. 예를 들어 환청이라면 무시하기, 목소리에게 떠나버리라고 얘기하기, 조용한 곳으로 가기 등의 방법이 있다.

- 정신질환을 앓는 사람이 민감한 주제에 대해 터놓고 얘기하고, 문제를 다루는 다양한 방법을 시도해볼 수 있는 안전하고 우호적인 환경을 제공한다.
- 장보기, 음식 만들기, 대중교통 이용, 은행계좌 관리 등 생활에 필요한 기본적인 기술을 연습시킨다. 처음부터 배워야 하는 경우도 있고, 병을 얻기 전에 이미 습득해 기억을 되살리면 되는 경우도 있다. 스트레스 관리법도 가르친다. 프로그램을 통해 사회적 고립을 극복하는 데는 많은 시간과 노력이 필요하다.
- 현실적인 목표를 세울 수 있도록 돕는다. 모든 사람은 인생의 목표가 필요하다. 그러나 정신질환을 앓는 사람이 현실적으로 미래에 어떤 일을 기대할 수 있는지 알기 어려운 경우가 많다.

우리는 사회의 모든 역량과 적절한 재정적 뒷받침을 통해 모든 사람에게 다양한 프로그램을 제공해야 한다. 가족에 대한 지원과 교육 역시 중요하다. 그러나 이용 가능한 프로그램이 많지 않아 가족이 주된 보호자이자 동시에 치료자 역할을 수행하는 경우가 점점 늘고 있다. 이는 결코 쉬운 일이 아니며 가족에 대한 특수한 훈련과 지원이 필요하다.

기타 치료

그 밖에 정신질환을 앓는 사람에게 도움이 되는 치료로 다음 세 가지가 있다.

● **상담치료**(talk therapy)

가장 도움이 되는 치료다. 친구를 사귀고, 가족과 원만하게 지내고, 증상에 대처하며, 질병과 이로 인한 한계를 받아들이는 방법 등 현실적인 문제를 해결하는 데 초점을 맞춘다. 잘 진행되면 만족스러운 삶을 꾸려가는 데 큰 도움이 된다. 드물지만 치료자와 장기적으로 안정된 관계를 맺어 정신질환을 앓는 사람의 삶에 가장 귀중한 자산이 되기도 한다. 상담치료는 병을 앓고 있으며 약과 재활프로그램이 필요하다는 사실을 받아들이는 데는 도움이 되지만, **증상을 감소시키는 데는 큰 도움이 되지 않는다**는 사실도 기억해 둘 필요가 있다. 전통적 프로이트 학파의 정신분석은 불안감을 증가시키는 경향이 있으며, 심한 정신질환을 앓는 사람에게 큰 도움이 되지 않는다. 불안감이 지나쳐 증상이 더 심해지는 경우도 있다.

● **자조모임**(self-help group)

정신질환을 앓는 사람과 회복된 사람들에 의해 조직 및 운영되는 모임으로 갈수록 늘고 있다. 자조 프로그램은 다양한 사회 및 여가

활동을 제공하는 시설에서 월별 또는 주별 정기 지원모임에 이르기까지 여러 형태가 있다. 비슷한 경험과 어려움을 공유하는 사람끼리 만나 시간을 함께 하면 어디서도 찾기 어려운 편안함과 연대감을 느끼게 된다. 의사나 가족이 몇 년 동안 노력하고도 실패한 일을 동료들로부터 배우거나 받아들이게 되는 일도 흔하다.

● **전기경련요법**(electroconvulsive therapy, ECT)

전기경련요법은 오랫동안 악명이 높았다. 조현병에 효과가 없는데도 한때 널리 오용된 탓이다. 그러나 심한 우울증에는 효과적인 치료방법으로 항우울제가 듣지 않을 때 반드시 고려할 필요가 있다. 우울증으로 정상생활이 불가능한 환자에게도 매우 뛰어난 효과를 나타낸다. 최신 기법으로 시행되는 ECT는 고통스럽지 않다.

치료 효과 판정

장기간 주기적으로 호전과 악화를 반복하는 심각한 질병에서 다양한 치료의 효과를 판정하기란 매우 어려운 일이다. 가장 간단한 측정방법은 재발률, 즉 1년간 얼마나 자주 증상이 심해져 입원했는지 보는 것이다. 연구에 따라 다르지만 **아무런 치료를 하지 않을 때 조현병의 재발률은 약 70퍼센트로** 알려져 있다. 아무런 치료를 받지 않는다면 10명 가운데 7명이 1년 이내에 병원으로 돌아간다는 뜻이다.

항정신병약만 복용해도 재발률은 30퍼센트로 떨어진다. 다른 모든 치료는 단독 시행하면 재발률을 유의하게 감소시키지 못한다. 그러나 약을 복용하면서 상담치료를 하면 재발률을 약 20퍼센트 수준으로 낮출 수 있다. 약을 복용하면서 사회적 재활프로그램에 참여한다면 재발률은 약 10퍼센트 선까지 떨어져 최선의 효과를 얻는다. 약을 복용하면서 정신질환을 앓는 사람을 관리하는 방법을 교육받은 가족과 함께 생활하는 경우에도 비슷한 수준으로 재발률을 낮출 수 있다.

정확히 측정하기는 어렵지만 재발률이 낮아질수록 삶의 질이 좋아질 것이라고 가정하는 것은 매우 합리적이다. 정신질환을 앓는 사람이 보다 생산적인 시간을 보내고, 사람들과 어울려 일상적 기쁨을 누리며, 증상으로 고통받는 일이 줄어들기 때문이다.

◀ 효과가 없는 치료법

고용량의 비타민(메가비타민 요법 또는 분자교정 정신의학orthomo-lecular psychiatry이라고 한다), 식이요법, 딜란틴(Dilantin-항경련제의 일종), 정신분석 등 일각에서 심한 정신질환에 효과가 있다고 주장하는 수많은 방법이 있다. 그러나, 조현병이나 주요정동장애 환자를 보살피는 전문가들은 대부분 효과가 없다고 믿는다. 일부 연구에서 효과가 있다는 결과를 얻었더라도 후속 연구에서 같은 결과를 얻는 데 실패했기 때문이다.

또 다른 접근으로 사람들을 일부러 망상에 빠지게 하여 광기를 완벽하게 경험하도록 하는 방법도 있다. 삶의 위기나 정체성 위기를 겪는 건강한 사람이라면 어느 정도 효과를 볼 수 있지만, 심한 정신질환을 앓는 사람은 오히려 증상이 악화되는 경향이 있다.

◀ 의사, 치료자 또는 재활프로그램의 선택

정신질환을 앓는 사람 스스로 의사나 치료자를 만나거나 재활프로그램에 참여하려고 한다면 다른 가족에 비해 사정이 훨씬 나은 셈이다. 그러나, 전문가를 선택하는 일 또한 혼란스럽고 복잡할 수 있다. 치료자를 알아볼 때는 다음과 같은 방법이 있다.

- 입소문을 통해 알아본다. 훌륭한 치료자 또는 의사를 알 것 같은 사람, 즉 비슷한 병으로 치료를 받고 있는 사람의 친구나 친척을 만나보는 것이 좋다.
- 환자권리옹호단체를 찾는다. 심한 정신질환을 앓는 사람들을 잘 치료하고 있는 의사 또는 치료자의 목록을 볼 수 있다.
- 정신보건 분야에 아는 사람이 있다면 의뢰를 부탁한다. 아는 사람이 없다면, 관련 분야 종사자들에게 알아본다. 혹시 아는 간호사, 다른 분야 의사, 사회복지사, 상담사들은 없는가?

치료자를 선택할 때 가장 중요한 것은 **환자가 앓고 있는 특정 질병에 대한 경험**이다. 훌륭한 정신과 의사, 심리학자, 정신치료사 중에도 조현병은 보지 않는 사람도 많다. 마음에 둔 치료자가 있다면 특정 질병에 경험이 있는지, 있다면 얼마나 있는지 반드시 확인해야 한다. 개인의원을 찾는다면 선택 범위가 상당히 제한되겠지만, 이 경우에도 치료자가 정신질환을 앓는 사람의 상태를 제대로 파악할 수 있도록 최선을 다해야 한다.

다음으로 중요한 것은 **정신질환을 앓는 사람이 치료자에 대해 느끼는 감정**이다. 치료자를 믿고 편하게 만나는 것은 매우 중요하다. 치료자와 좋은 라포(rapport, 치료적 친밀 관계)가 맺어지지 않으면 치료 효과를 기대하기 어렵다. 실력 없고 무관심하다고 생각하는 치료자보다 자신이 신뢰하는 의사나 치료자의 말에 귀를 기울이고, 충고를 받아들이게 마련이다.

치료자는 정신질환의 유형과 경중에 따라 **현실적인 기대**를 해야 한다. 지나치게 높거나 낮은 기대는 모두 좋지 않다. 기대가 지나치게 높으면 실패를 경험하고 좌절하게 된다. 최대한 노력해보려는 생각 자체가 없어져 버린다. 반면 기대수준이 지나치게 낮으면 게을러지고, 가뜩이나 제한적인 능력을 발휘해볼 수조차 없게 된다.

이상적인 치료자는 **가족에게 긍정적이고 협조적인 자세**를 취한다. 이런 치료자를 만나는 것이 항상 가능하지는 않지만, 이런 태도로 치료에 임하는 사람은 갈수록 늘고 있다. 선택의 여지가 있다면, 보호자와 정기적으로 의견을 주고받는 치료자를 찾아본다.

다행히 정신질환을 앓는 사람이 편안하게 느끼고 경험이 풍부한 치료자를 만났다면 치료 관계를 적극적으로 지원하고 최대한 오래 유지하도록 격려해야 한다. 정신질환을 앓는 사람은 작은 변화만 있어도 힘들어 한다. 하물며 치료자를 바꾸는 것은 특히 큰 부담이다. 생각만큼 빨리 호전되지 않더라도 치료자를 바꾸겠다고 하면 그대로 유지하도록 유도하는 편이 바람직하다. 더 나은 치료자를 만날 가능성은 그리 높지 않으며, 잘못하면 환자 스스로 아예 치료를 포기해 버릴 위험도 있기 때문이다. 치료자를 절대 바꾸지 말라는 뜻은 아니다. 그런 결정을 너무 자주, 가볍게 내리지 않아야 한다는 말이다.

퇴원 후 재활프로그램을 선택할 때는 다음과 같은 점을 고려해야 한다.

- 안전이 보장되어야 한다. 특히 자살, 자해, 폭력의 가능성이 있다면 치료시설에서 기본적인 안전을 제공하는지 반드시 확인해야 한다. 감독이 철저한 폐쇄시설이 필요한 경우도 있다.
- 프로그램이 정신질환을 앓는 사람의 기능적 수준과 최대한 일치해야 한다. 예산만 충분하다면 기대수준과 능력에 맞춰 다양한 프로그램을 운영하면서 능력 향상에 따라 프로그램을

옮겨주는 곳이 가장 이상적이다. 감당할 수 있는 범위 내에서 최대한 자유와 책임을 허용하는 프로그램을 찾아본다. 환자의 판단이 항상 좋은 기준인 것은 아니다. 입주형 시설에 입소하는 많은 사람이 처음에는 자기가 다른 사람만큼 상태가 나쁘지 않다고 한다. 그러나 시간이 지나 프로그램과 다른 사람들에 익숙해지면 처음 생각했던 것보다 훨씬 공통점이 많다는 사실이 명백해진다.

- 다른 사람과 어느 정도 조화를 이루는 것이 이상적이다. 이용자의 전반적인 조건과 특정 시점에 이용하는 사람에 맞춰 프로그램이 달라지기 때문이다. 소규모 입주형 프로그램은 더욱 그렇다. 양극성장애를 앓는 50세 여성이라면 주거지 부근의 6인용 거주시설 정도가 적합할 것이다. 그러나 현재 거주자 다섯 명이 모두 조현병을 앓는 10대 소년이라면 편하게 이용하기는 어렵다.

프로그램을 선택할 때는 현실적으로 고려할 것이 매우 많다. 서비스 자체가 제한적이라면 우선 자리가 있는지가 문제다. 결국 병원에서 막 나온 사람은 프로그램 자체를 따지기보다 자리가 나는 곳을 찾게 된다. 그렇다고 병원에 더 머무는 것은 좋지 않은 선택이다. 정신질환을 앓는 사람을 보살피면서 정신보건 시스템에 의존하다가는 사랑하는 가족을 폐쇄시설에 둔 채 잊게 될 것이라고 걱정하는 가족들도 있다. 매우 가능성이 낮은 이야기다.

　감독 수준이 높고, 안전한 프로그램일수록 운영 비용이 많이 든다. 반대로 많은 자유와 책임을 허용할수록 비용은 적게 든다. 공공 프로그램은 적합하고 비용이 적게 드는 자리가 있는데 높은 비용이 드는 시설에 둘 여유가 없다. 따라서 가능한 한 최대로 자유와 책임을 허용하는 프로그램에 환자를 배정한다. 이것은 환자의 이익과 경제적 사정이 어쩌다 맞아떨어진 드문 예라고 할 것이다.

정신질환의 예후

　중증 정신질환, 특히 조현병을 앓는 사람들의 장기적 예후는 지난 10년 간 현저히 개선되었다. 이전까지 전문가들은 다소 비관적인 견지를 고수했다. 소위 **3분의 1 법칙**이다. 조현병을 앓는 사람 가운데 3분의 1은 현저히 좋아지지만 다소 제한된 삶을 산다. 다른 3분의 1은 보다 심각한 장애 상태로 살며, 마지막 3분의 1은 지속적인 감독을 요하는 상태를 거의 벗어나지 못한다는 것이다. 전통적인 치료 모델을 고집하는 일부 전문가들은 아직도 이런 견해를 지니고 있다.

　그러나 이런 시각 자체가 자기실현적 예언일 수 있다. 치료기관 안에서 삶의 모든 책임을 면제받은 채, 일생 동안 장애가 될 만성질병 때문에 아무 것도 할 수 없다는 소리를 수시로 듣는다면 누구나 그렇게 믿게 될 것이다. 결국 스스로 아무 것도 하지 않으면서 보조원이나 간호사, 의사에게 모든 결정을 맡기고 자신을 "돌보게 하는" 존재가 되고 만다.

소비자 운동이 일어나고, 새로운 약이 개발되고, 서비스 시스템이 변하면서 훨씬 낙관적인 견해가 대두되고 있다. 아시아, 유럽뿐 아니라 미국에서도 조현병의 50~68퍼센트가 회복 내지 현저한 개선이 가능하다는 연구가 잇따른다. 증상이 아예 없어지거나 현저히 감소하여 직장에 다니고 사회적으로 적응하며 살아갈 수 있다는 뜻이다. 실제로 정신질환을 딛고 일어나 스스로 치료를 관리해가며 삶의 새로운 의미와 목적을 개척하는 사람이 점점 늘고 있다. 이런 긍정적인 결과는 개인별 맞춤치료, 독립주거와 직업제공, 신약에 의한 조기치료, 인지치료, 증상에 대처하는 방법을 교육시키고 사회생활과 독립생활의 기술을 가르치는 재활프로그램 등 새로운 방식으로 사회 속에서 사람들을 치료하면서 얻어진 것이다. 환자가 정신질환에 효과적으로 대처하는 데는 자신을 믿어주고 보람된 삶을 살 수 있다는 희망과 확신을 버리지 않는 주위 사람들의 존재가 가장 중요하다. 이런 환경이라면 많은 사람이 직업을 갖고, 의미 있는 관계를 맺으며, 보다 독립적으로 살 수 있다.

중증 정신질환을 앓는 사람의 미래를 정확히 알 수는 없지만 사회적 낙인을 없애고, 스스로 질병을 떳떳이 인정하며 서비스와 치료를 받을 수 있다면 지금보다 훨씬 뛰어난 결과도 기대할 수 있을 것이다. 보다 우호적인 환경 속에서 하루가 다르게 개선되는 약과 서비스가 제공된다면 이들의 삶이 얼마나 향상될지 아무도 알 수 없다.

물론, 지금 당장 조현병을 앓는 모든 사람이 그토록 만족스러운 삶을 꾸릴 수 있는 것은 아니다. 모든 것이 완벽하게 지원되는 낙인 없는 사회에 사는 것도 아니다. 신약도 효과를 거두지 못한 채, 삶이 완전히 황폐화되는 사람도 여전히 많다. 많은 분야에서 꼭 필요한 서비스가 제대로 제공되지 못한다. 증상이 너무 심해 질병을 앓고 있다는 사실조차 모른 채 치료를 거부하는 사람도 있다. 또한 조현병을 앓는 사람의 약 10퍼센트는 의도적이든 우발적이든 스스로 목숨을 끊는다.

정확한 이유는 모르지만 조현병을 앓는 사람의 약 반수는 40대에 이르면 다소 호전된다. 증상이 완전히 사라지지는 않더라도 스스로 느낄 수 있을 정도로 줄어든다.

양극성장애를 앓는 사람의 약 80퍼센트는 약을 복용하며 삶에서 원하는 것을 거의 모두 할 수 있다. 나머지 20퍼센트는 증상이 부분적으로 조절될 뿐, 힘겨운 삶을 살아간다. 질병 때문에 삶의 질이 낮아지는 것이다.

특정한 개인이 얼마나 심한 증상을 나타낼지 확실히 예측할 수 있는 방법은 없지만, 덜 심한 증상의 가능성을 시사하는 조건은 다음과 같다.

- 조기 약물치료
- 발병하기 전 기능이 좋았던 사람일수록 장애도 덜하다. 여기서 기능이란 학교생활, 직업, 인간관계, 관심과 기술 등을 가리킨다.
- 심각한 물질남용장애가 동반되지 않은 경우
- 늦게 발병한 경우 덜 심한 편이다. 조현병은 늦은 청소년기에서 이른 성인기에 가장 흔히 발병한다. 남성은 보통 17~23세, 여성이라면 20~25세다. 양극성장애는 연령에 관계없이 발병하지만, 청소년기 또는 이른 성인기 등 일찍 발병하면 더 심한 경향이 있다.
- 증상이 급작스럽게 생겨 특정 스트레스에 대한 반응처럼 생각된다면 대개 예후가 양호하다. 가까운 친척의 사망, 또는 대학 졸업 후 갑자기 발병한 경우를 예로 들 수 있다. 반대로 뚜렷한 이유없이 장기간에 걸쳐 천천히 진행했다면 예후가 나쁠 가능성이 있다.
- 심한 정신질환의 가족력이 없다면 덜 심한 수가 많다.
- 헌신적으로 지원을 아끼지 않는 가족이 있으면 삶의 질이 좋아진다.
- 위험하거나 반사회적 행동이 없다면 양호한 예후를 시사한다. 예컨대 발가벗고 거리를 달리라거나, 창문 밖으로 뛰어내리라는 환청에 시달린다면 일상활동에 참여하기 어렵고,

폐쇄시설이 필요할 가능성이 높다.
- 자신이 정신질환을 앓고 있으므로 치료를 받아야 한다는 병식病識이 있다면 예후가 좋다.

물론 이런 조건이 좋은 예후를 보장하는 것은 아니다. 30세에 좋은 직장을 잃고 나서 발병했으며, 헌신적인 가족이 있고, 정신질환의 가족력이 없는 사람도 심한 증상이 나타날 수 있다. 그러나 그보다는 고등학교에 다니면서 조금씩 행동이 이상해지고, 점점 혼자만 있으려고 하며, 어머니도 정신질환이 있고, 장기간에 걸쳐 서서히 악화되는 사람에게 심한 증상이 나타날 가능성이 더 높다.

조현병과 주요정동장애는 매우 심각하며 사람을 무력하게 만드는 질병이다. 정신질환을 앓는 사람이 어떤 문제를 겪든 가족들은 정상적인 생활을 위해 최선을 다해야 한다. 또한 행복을 함께 즐기고, 아직 남아있는 기능에 감사하며, 아무리 작더라도 긍정적인 변화를 소중히 여기려고 노력해야 한다.

3장

정신질환을 앓는 사람과 함께 살아가기 위해 필요한 기술

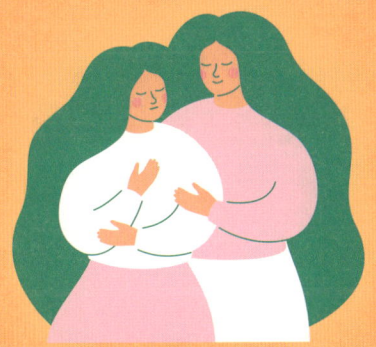

이번 장은 정신질환을 앓는 사람과 함께 살아가기 위해 꼭 필요한 기술에 초점을 맞춘다. 우선 일상적인 만남에 가장 효과적인 방법을 설명한다. 그 후 현실적으로 무엇을 기대할 수 있으며, 더불어 행복하게 지내려면 어떻게 해야 할지 제시한다. 마지막으로 정신질환을 앓는 사람과 보다 쉽게 의사소통하는 기술에 대해 설명한다.

 이런 기술은 정신질환을 앓는 사람과 만나는 모든 사람에게 필요하지만, 함께 사는 가족에게 특히 중요하다. 모든 가족의 삶의 질이 여기 달려있다. 정신질환을 앓는 사람과 한 집에 산다는 것은 엄청난 긴장을 견뎌야 하는 일이다. 제대로 대처하지 못하면 상황은 이내 걷잡을 수 없을 정도로 나빠진다. 이 기술들을 잘 익히고 연습하여 항상 대비하기 바란다.

◀ 일상생활의 일반적 가이드라인

● **존중할 것**

  정신질환을 앓는 사람을 만날 때 명심해야 할 가장 중요한 사항은 그들의 자긍심이 극히 낮은 상태라는 점이다. 내면세계가 온통 혼란스럽고 무질서하기 때문에 아주 쉬운 일도 할 수 없다. 사회적으로는 이상하고, 사악하고, 두려운 존재라는 관념이 널리 퍼져있다. 자기확신과 자존감을 지니기가 매우 어려운 것이다.

  그러므로 정신질환을 앓는 사람을 존중하는 것이 무엇보다 중요하다. 우리는 그들이 고통스러운 증상을 혼자 힘으로 이겨내기 위해 최선을 다하고 있다는 사실을 잊기 쉽다. 이를 닦아야 한다는 사실을 기억하고 있는지 물어보거나, 그의 생각 때문에 팔을 긁는 것이 아니라는 점을 설명할 때도 항상 환자를 존중하고, 그가 성인이라는 사실을 잊지 말아야 한다. 거들먹거리거나, 어린아이 대하듯 하는 말투를 쓰면 환자는 기분이 상하고 관계가 악화된다.

● **조용하고 직접적인 태도를 취할 것**

  말할 때는 조용하고, 명확하며, 직접적인 태도를 취한다. 정신질환을 앓는 사람은 낯선 목소리를 듣고, 이상한 것들을 보며, 온갖 생각이 질주하고, 여러 가지가 한데 섞인 감정을 느낀다. 길고 복잡하며 감정이 실린 말을 늘어놓으면 혼란만 커진다. 짧게 조용히 얘기해보자. 알아들을 가능성이 훨씬 높다. 특정한 행동에 화가 난다고 감정적으로 비난하면 아예 듣지 않거나 금방 잊어버리고 결국 같은 행동을 반복한다.

- **완급을 조절할 것**

두 사람 중 한쪽이 화가 났을 때는 잠시 떨어져 있는 편이 낫다. 긴장된 상태에서 해결되는 일은 거의 없다. 증상이 아주 심하거나 화가 났을 때는 보호자와의 관계 역시 손상 받기 쉽다. 사람이 다치거나, 재산상 큰 손실이 발생할 우려가 있다면 사전 조치를 취한다. 그 정도까지는 아니라면 잠시 떨어져 시간을 가진 후, 기분이 나아졌을 때 다시 얘기하자고 한다.

정신질환을 앓는 사람이 가장 어려울 때 곁에 있어주지 않는다는 것은 언뜻 이상하게 들릴 수 있다. 이런 점에서 정신질환은 신체적인 질환과 다르다. 정신병 증상이 나타나는 와중에는 자기 행동과 말과 생각과 감정을 항상 이해하거나 기억할 수 있는 것이 아니다. 이때 가족이나 친구가 곁에 있으면 도움이 되기보다 오히려 관계에 나쁜 영향을 미칠 수 있다. 특히 약물이나 알코올을 남용하거나, 급성증상으로 인해 화를 내며 격한 말을 퍼부을 때는 더욱 그렇다. 보호자의 감정은 크게 상처받고, 정신질환을 앓는 사람은 나중에 기억을 하든 못 하든 죄책감에 시달리게 된다.

항상 **장기적인 시각**으로 봐야 한다. 사랑하는 사람에게 사랑과 지지와 지속적인 인간관계를 제공해줄 수 있는 사람은 오직 당신뿐이다. 정신질환을 앓는 사람은 가족이나 친구의 존재를 오래도록 필요로 하며, 그 동안 많은 우여곡절을 겪는다. 보호자 스스로 건강을 지키고, 환자와의 관계를 잘 유지해야 이런 일도 가능하다. 관계를 유지하려면 때때로 한걸음 물러서서 냉각기를 가지면서 스스로 지쳐있다는 사실을 인정하거나, 증상 또는 약물남용이 심할 때는 버티기 어렵다는 사실을 깨닫는 여유가 필요하다. **정신질환을 앓는 사람 역시 어느 정도 거리를 두는 시기가 필요함을 잘 알고 있으며, 스스로 이를 바라는 경우도 많다.** 실제로 보호자와 떨어진다는 사실보다 자신의 행동에 대해 더 절망하는 경우가 많다.

사랑하는 사람이 정신질환을 앓고 있다는 사실을 진정으로 받아들이기까지는 몇 년이 걸릴 수 있다. 이 사실을 받아들여야 비로소 진정 필요로 하는 부분을 도와줄 수 있다. 한순간에 회복되거나 증상이 사라지기만을 바란다면 결국 좌절과 실망으로 끝나게 된다.

예기치 못했던 증상으로 삶이 엉망이 되지 않도록 할 수 있는 일은 다 해야 한다. 모두가 크나큰 부담을 질 수밖에 없다. 그러나 보살피는 가족의 삶마저 붕괴되고 혼란에 빠지는 일만은 피해야 한다. 무엇보다 한계를 알고, 항상 활기를 유지하며, 정신질환을 앓는 사람과 무관한 활동에 참여해야 한다. **보호자의 삶이 건강해야 궁극적으로 환자에게도 도움이 된다.**

● 사람과 질병을 따로 생각할 것

정신질환은 사람의 사고방식과 감정, 행동 및 능력에 심각한 영향을 미친다. 무엇보다 중요한 것은 고통받는 이가 "정신질환"자체가 아니라 "정신질환을 앓는 사람"이란 사실을 끊임없이 상기하는 일이다. 질병을 앓는 이도 **사람**이다. 감정이 있고, 상처받으며, 쉽게 자신을 잃고 방황한다. 이해하고 사랑해주는 사람이 필요하다. 우리는 스스로 얼마나 많은 일을 해줄 수 있는지 모른 채, 쉽게 "환자"란 꼬리표를 붙인다. 친구와 가족은 사람과 질병을 따로 생각함으로써 이런 경향을 극복하고자 노력해야 한다.

증상은 사람이 아니라 병 때문에 생긴다. 양극성장애에 시달리는 어머니를 걸핏하면 화를 내고, 술수를 부리면서 가족의 삶을 엉망으로 만드는 가증스러운 인간이라고 생각해서는 안 된다. 어머니는 정신질환의 희생자이며, 명료하게 생각하고 성숙하게 행동하는 능력을 잃어버린 것뿐이다. 하필이면 그런 병에 걸렸다고 한탄하기보다 병 자체를 미워하는 편이 훨씬 마음 편하다. 일단 증상(정말 화가 나는 증상을 포함하여)과 병을 미워하는 태도를 갖게 되면 정신질환을 앓는 가족에 대한 사랑을 회복하는 경우가 많다.

물론 특정 증상에 대해 개인적인 감정을 갖지 않기는 어렵다. 하지만 말도 안 되는 생각, 행동, 감정은 사람을 가리지 않는다. 장염에 걸려 누가 안아주든 가리지 않고 토해대는 아기를 생각해보자. 이때 아기가 나쁘거나 사악하다고 생각하는 사람은 없다. 마찬가지로 비합리적으로 화를 내거나, 혼란스러운 생각을 하거나, 미리 계획을 세우지 못하는 것도 단순히 증상일 뿐이다. 병원에 있다면 증상은 가족이 아닌 간호사나 의사를 향할 것이다. 당신이 아니라 간호사가 커피에 독을 탔다고 생각하고 간호사에게 화를 낼 것이다. 망상이나 환각의 내용이 가족을 향하는 것은 가족에 대한 환자의 감정이나 생각과 거의 무관하다.

정신질환을 앓는 사람의 삶의 질과 자긍심을 향상시키는 데 가장 도움이 되는 길은 가족이 그가 병을 앓는다는 사실을 알고 있으며, 그럼에도 여전히 그를 사랑하고 가족의 일원이기를 원한다고 알려주는 것이다. 제7장에서 이들을 어떻게 가족 활동에 참여시킬 것인지 알아보겠지만, 우선 지금은 소속감을 갖는 것이 중요하다는 점을 기억하자. 이전에 알던 사람이나 학교 친구들은 점차 멀어진다. 대개 결국 곁에 남는 사람은 가족뿐이다.

정신질환을 앓는 사람은 과거에 대한 추억이나 언젠가 좋아질 거라는 희망에만 기댈 수 없다. 지금 당장 가족들이 자신을 사랑하며, 병을 앓는다는 사실을 이해한다고 느껴야 한다. 우리 모두 언젠가 더욱 좋은 치료법, 심지어 완치 방법이 발견되기를 바란다. 그때까지는 스스로 어떻게 해볼 도리가 없는 증상에 시달리는 사람이 있음을 받아들여야 한다. 가족이 정신질환을 앓는 사람을 그 모습대로 사랑하고 받아들일 수 있다면, 그들 역시 병과 자신의 한계를 받아들일 가능성이 그만큼 커진다.

● 긍정적인 자세를 유지할 것

다음으로 도움이 되는 것은 어렵더라도 항상 긍정적인 태도를 갖는 것이다. 심각한 질병을 겪고 있을 때는 부정적인 감정을 떨치기가 결코 쉽지 않다. 그러나 가족이 긍정적인 태도로 지원을 아끼지 않는다면 환자 역시 최선을 다하게 된다. 정신질환을 앓는 사람은 자랑스러운 것이 별로 없다. 친구나 친척들이 성취하며 앞으로 나아가는 동안 이룬 것이 거의 없다. 따라서 가족들은 **아주 작은 성취나 호전의 기미만 보여도 폄하하거나 가볍게 여기지 말고 아낌없이 인정하고 칭찬해주는 법을 배워야 한다**. '한 달 만에 겨우 뭔가를 했군'하고 지나가지 말고 그 일에 관심을 보여주자. 살아가는 데 그토록 어려움을 겪고, 그토록 이해 받지 못하는 사람은 이해해주는 누군가로부터 아낌없는 칭찬을 듣는 것이 매우 중요하다. 당연해 보이는 일도 정신질환을 앓는 사람에게는 말할 수 없이 어려운 과제일 수 있다. 지시하지 않아도 아침에 일어나고, 씻고, 스스로 일정을 챙긴다면 아낌없이 인정해줘야 한다.

긍정적인 면을 상기하지 못하는 것도 정신질환의 증상이다. 최근에 성취한 것들을 끊임없이 상기시킴으로써 이런 성향을 극복할 수 있다. 환자는 선하고, 강인하며, 용기 있는 사람이므로 보다 나은 삶을 위해 끊임없이 노력할 수 있다는 확신을 심어준다. 끈기를 보이면 아낌없이 칭찬해준다. 그들의 삶은 힘들고 혼란스럽다. 스스로도 병이 있고 능력이 떨어진다는 절망감에 쉽게 빠진다. 다른 각도에서 삶을 바라볼 수 있도록 도와줘야 한다.

상태가 안 좋을 때는 믿음과 희망과 격려가 더 많이 필요하다. 위기상황에서도 작은 발전의 기미를 찾아낼 수 있다. 예를 들어 딸이 세 번째로 입원했다면 부모는 분노와 실망과 절망을 느끼기 쉽다. 그러나 병원에서 지내기가 매우 힘든 데도 이번에는 스스로 증상이 나빠질 것을 알고 먼저 병원에 가자고 해서 자랑스럽다고 말해준다면 훨씬 좋을 것이다.

긍정적인 피드백이 중요한 이유는 비록 느리지만 발전하고 있다는 사실을 인정해주기 때문이다. 좋은 일이라고는 없는 일상 속에서 기분 좋은 일을 만들어주는 것이다. 환자는 긍정적인 말을 해주는 가족이 확실히 자기편이라고 느끼게 된다. 가족의 입장에서도 균형 잡힌 시각을 유지하는 데 도움이 된다.

정신질환을 앓는 사람은 재발을 경험하고, 어떤 일을 할 수 없는 상태가 되더라도 스스로 존중받고 인간적인 품위를 유지할 가치가 있다고 느끼고 싶어 한다. 가족의 존중은 그토록 자주 겪는 사회적 낙인과 멸시를 이겨내는 첫걸음이 된다. 잘못을 무조건 덮어주라는 뜻은 아니다. 허용할 수 없는 행동을 해서는 안 된다는 사실은 분명히 알려야 한다. 어떻게 그런 사실을 정확히 알려줄 수 있는지에 대해서는 뒤에서 자세히 다룬다.

- **현실적인 목표를 세울 것**

정신질환을 앓는 사람이 무엇을 할 수 있을지는 증상, 동기부여, 기존 경험 등 많은 요소가 작용하여 결정된다. 가족들은 현실적인 능력에 맞춰 희망과 기대수준을 조절하는 법을 배워야 한다. 현실적인 목표를 정하는 일은 전문가의 도움이 필요한 경우가 많지만, 아래 빠른 길잡이에 환자의 능력을 평가할 때 고려할 사항을 요약해보았다.

> **빠 른 길 잡 이 3**
>
>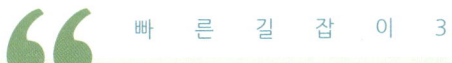
>
> ....
>
> 정신질환을 앓는 가족과 함께 목표에 대해 상의한다. 어떤 계획을 세우든 환자의 관심과 소망이 가장 중요하다.
>
> ❯ 다음 사항을 평가하여 현재의 전반적인 기능수준을 가늠해본다.
>
> 1. 독립 생활을 위한 기본적 기술 - 장보기, 음식 만들기, 청소, 돈 관리, 대중교통 이용. 얼마나 독립적으로 생활할 수 있는가?
> 2. 대인관계 기술 - 인간관계를 맺고, 유지하고, 대화하고, 눈을 마주칠 수 있는가?
> 3. 교육 및 직업기술 - 고등학교를 졸업하거나 직업을 가진 적이 있는가? 어떤 직업에 얼마간 종사했는가?

❱ **다음 조건을 만족한다면 기능수준이 높다고 할 수 있다.**
1. 위 세 가지 영역 중 두 가지 이상을 갖추었다.
2. 기능을 끊임없이 저해하는 증상이 없다.
3. 보다 높은 기능수준으로 발전하려는 동기와 의지가 있다.

❱ **현실적인 단기 목표는 다음과 같이 설정한다.**
1. 위 세 가지 영역에서 가장 최근의 기능수준을 평가한다.
2. 어떤 분야에서 발전하고 싶어 하며, 발전할 수 있는지 생각해본다.
3. 한두 가지 분야에서 발전하기 위한 작은 목표를 세운다.
4. 다른 분야로 옮기지 말고 한 가지 분야만 골라 완전히 목표를 달성하거나, 너무 힘들어 더이상 진행할 수 없을 때까지 집중한다.

현실적인 장기 목표를 설정할 때는 우선 과거의 전반적인 기능수준을 고려한다. 이 수준을 뛰어넘기는 불가능할 수 있다. 하지만 급성악화기 사이 평온한 시기에 높은 수준의 기능을 수행할 수 있었고, 시간이 흐르면서 점차 기능을 잃지 않았다면 과거 수준을 회복할 수도 있다.

❱ **다음과 같은 비현실적인 기대를 피한다.**
1. 좀 더 빠른 회복
2. 발병 전 수준으로 회복
3. 다시는 입원이나 재발을 반복하지 않는다.

정신질환을 앓는 사람의 기능수준은 갑자기 변할 수 있다. 항상 현재의 기능수준에 맞춰 목표와 기대를 조정할 마음의 준비를 하고 있어야 한다.

모든 사람은 미래에 대한 목표, 꿈, 희망이 필요하다. 그러나 이런 목표는 현실적이어야 한다. 가족이나 친구, 전문가는 오늘의 작은 한걸음이 장기적인 목표를 이루는 바탕이라는 점을 깨닫도록 도와주어야 한다. 가족의 기대와 당사자의 기대는 크게 다를 수 있다. 가장 성공적인 계획은 양자를 조화시키는 것이다. 사람은 비합리적이라도 자신의 생각이나 관심이 반영된 계획을 보다 잘 받아들이게 마련이다.

정신질환을 앓는 사람은 지나친 꿈이나 목표를 세우곤 한다. 메이저리그 야구선수, 핵물리학자, 유명 가수, 국제적인 지도자가 되고 싶다는 말을 종종 한다. 그건 어렵다고 해봐야 소용없다. 오히려 장단을 맞춰주는 편이 훨씬 효과적이다. 언젠가는 꿈을 이루기 바란다고 말해준 후, 하지만 지금은 병원에서 나온 지 얼마 안 되었으니 작은 일부터 시작하는 것이 좋겠다고 설득하는 것이다.

매일 정오에야 자리에서 일어나고, 지난 1년간 책을 한 권도 읽지 않은 미래의 과학자에게 우선 일주일간 오전 11시에 일어나보자고 제안해보자. 다음 단계로 주말판 신문에서 만화만 읽어보면 어떨까? 꿈에 부풀어 있는 미래의 스포츠 스타가 일주일간 집밖에 한 걸음도 나가지 않는다면 우선 집안의 화분에 물 주는 일부터 시작해보자. 잘 된다면 다음은 동네 한 바퀴를 도는 것이 적격이다. 미래의 은행가라면 덧셈 뺄셈부터 시작한 후, 은행에 계좌 만드는 법을 알려준다.

때로 질병 때문에 잃어버린 과거의 능력 또는 재능을 생각하고 목표를 잡기도 한다. 예를 들어 이전에 육상선수였던 자녀가 다시 시작하고 싶어 한다면 필드에 데리고 나가 걷게 해본다. 현재의 능력에 맞는 계획을 세우도록 도와줄 수 있을 것이다. 반대로 더이상 자신에게 그런 능력이 없음을 상기하기가 괴롭기 때문에 과거 능력에 대한 언급을 피하기도 한다. 환자가 원하는 대로 따르는 것이 최선이다. 이전에 연주회까지 했던 아들이 피아노 곁에 가려고 하지 않아도 강요하지 않는 편이 낫다. 선의에서라도 옛일을 상기시키면 필경 상처받게 마련이다. 그도 괴롭기 때문에 더이상 연주하지 않는 것이다. 기운을 북돋우려면 과거에 했던 일이 아니라 오늘 한 일을 얘기해야 한다.

일단 기대수준을 현실적으로 조정하고 나면 현재의 성취가 눈에 들어오고 더욱 소중하게 생각될 것이다. 작은 목표를 달성했을 때 기분이 좋아지고, 정신질환을 앓는 사람을 더욱 격려하게 된다. 결국 장기적인 목표를 이루는 데 도움이 되는 것은 이런 작은 성취다.

● 사랑의 거리를 유지한다

목표와 기대에 대해 이런 질문을 흔히 듣는다. "어디까지 개입해야 하나요?", "목표를 달성하도록 어느 정도까지 도와줘야 할까요?", "너무 많이 도와주면 어떻게 혼자 하는 법을 배울 수 있나요?", "아이의 삶은 이미 너무 힘들어요. 일은 제가 하고 편하게 해주면 안 되나요?"

간단히 답할 수 있는 문제는 아니다. 모든 경우에 맞는 한 가지 답이 있을 수 없다. 각자의 현실적인 목표와 기대에 맞춰야 한다. 또한 수시로 변하는 정신질환의 특징에 영향을 받을 수밖에 없다. 증상이 호전과 악화를 반복하므로, 항상 변화에 대비해야 한다. 증상에 따라 때로는 더 많이 도와주고, 때로는 스스로 하도록 격려해야 한다는 뜻이다.

두 가지 일반적인 원칙이 있다. 첫째, 가능하다면 많은 일을 스스로 하도록 한다. 둘째, 가족이 그를 사랑하고 돕고자 한다는 사실을 항상 느낄 수 있도록 한다. 이런 원칙 사이에서 균형을 잡고 '사랑의 거리'를 유지한다는 것은 어려운 과제다. 이 문제를 둘러싸고 가족 간에도 태도가 갈리곤 한다. 어느 쪽이 옳은지 따지기보다, 현재 기능수준을 고려하여 적절한 중용을 취하는 것이 최선이다.

정신질환을 앓는 사람의 전반적 기능수준과 더불어 고려해야 할 요소로는 스스로 해보려는 의지, 전반적 성숙도, 발병 연령 등이 있다. 연령이 들어가는 이유는 발병 전 습득한 기능수준이 다르기 때문이다. 부모와 함께 사는 16세 고등학생이 조현병을 앓는다면, 은행계좌를 관리하고, 살 집을 구하고, 새로운 친구를 사귀거나, 이력서를 써서 직장을 구하기는 상당히 어려울 것이다. 혼자 장을 보고 저녁을 만드는 일도 결코 쉽지 않다. 이 나이에 발병한 사람이 이런 기술을 습득하려면 많은 도움이 필요하다. 반면, 결혼하여 자녀를 두고 직업도 있는 상태에서 양극성장애가 발병한 37세 환자라면 종종 발병 전

기능의 많은 부분을 유지할 수 있다. 회복에 시간이 걸리고, 스트레스가 심한 일은 계속할 수 없을지 몰라도 어쨌든 훨씬 상황이 낫다.

시행착오를 반복한 뒤에야 기능수준을 정확히 알 수 있는 경우도 있다. "어디까지 도와줘야 할까?"라는 빠른 길잡이에 지나치게 높거나 낮은 기대를 하고 있지 않은지 판단하는 데 도움이 될 몇 가지 기준을 실어 두었다. 대개 사람은 정신질환을 앓더라도 최대한 스스로 하고 싶어 한다. 선택할 수 있다면 최대한 독립적이고 책임감 있게 사는 편을 택한다. 이것은 충족될수록 더욱 강해지는 자연적인 욕망이다. 그래야 스스로 더욱 만족한다.

실패에 대한 두려움 때문에 새로운 일을 못하는 경우도 있다. 해야 할 일을 작은 단계로 나누고, 긍정적인 피드백을 제공하여 앞으로 나아가도록 도울 수 있다. 이런 방식으로 진전이 없다면 전문가의 도움을 받는다. 다른 방식으로 접근해야 할 제2의 정신질환이 겹쳐 있거나, 기대수준을 조정해야 하거나, 해야 할 일을 제시하는 방법을 바꿔야 할지 모른다. 전문적인 상담이 도움이 된다. 사랑하는 가족이 정신질환 때문에 하고 싶은 일을 하지 못하는 모습을 지켜보기란 매우 고통스러운 일이다. 바로 달려가 도와주고 싶은 것이 인지상정이다. 그러나 **정신질환을 앓는 사람도 새로운 기술을 익히면서 스스로 실수해볼 기회를 존중받아야 한다.** 실패를 거듭하도록 방치하지 않으면서 새로운 일을 해보도록 격려하는 일 사이에 섬세한 균형이 필요한 것이다.

마지막으로 나이가 들수록 새로운 일을 시도하려는 마음이 줄게 마련이다. 20년간 조현병을 앓았고 지난 10년간 기숙시설에서 지내온 중년 남성이 자원봉사를 하거나, 새로운 분야에 대한 강좌를 들어보고 싶어할 가능성은 별로 없다. 그는 나름대로 합리적인 일상에 적응해 살고 있으며, 현재의 삶이 최선인지 모른다. 가족의 기대만큼 뭔가를 하려고 들지 않더라도 변화를 시도하기보다 지금 그대로를 받아들이는 편이 더 나을 수 있다. 정신질환을 앓는 사람의 삶의 질에 관해 가족이 모든 것을 책임질 수는 없다는 사실을 명심해야 한다.

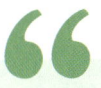 빠 른 길 잡 이 4

어디까지 도와줘야 할까?

우선 정신질환을 앓는 사람과 주변 사람을 명백한 위험으로부터 보호해야 한다. 누군가 위험에 처해있다고 생각되면 경찰이나 기타 응급서비스를 신청해야 한다. 정신질환을 앓는 사람이 의식주와 삶의 질을 위한 기본적인 요소를 어떻게 충족하고 있는지 고려한다.

▾ 이런 영역에서 가족이 무엇을 할 수 있을지는 다음과 같은 요소에 달려있다.
1. 정신질환을 앓는 사람이 충고에 얼마나 잘 따르는가?
2. 정신질환을 앓는 사람에게 얼마나 영향력을 행사할 수 있는가?
   (대개 현재 얼마나 지원해주고 있는지에 좌우된다.)

3. 정신질환을 앓는 사람과의 법적인 관계(후견인 또는 법률상 대리인). 정신질환을 앓는 사람을 보호하거나, 영향력을 미치고 싶어도 법에 의해 제한되는 경우가 많다.

❧ 다음과 같은 경우는 보다 적극적인 보호가 필요하다.
1. 자기파괴적인 행동
2. 다른 사람 또는 재산에 해가 될 수 있는 행동
3. 작은 일이라도 법을 어기는 경우
4. 합의 또는 치료계획을 거부하는 경우
5. 생존에 필요한 기본적인 조건(의식주)을 보살피지 않는 경우
6. 심각한 물질남용 질환이 겹쳐있는 경우

❧ 다음과 같은 경우라면 현재 지나친 보호를 하고 있을 가능성이 있다.
1. 질병으로 인한 것보다 더 미숙한 행동을 나타낼 때
2. 어떤 일을 스스로 해보지도 않고 주위 사람만 쳐다보고 있을 때
3. 보다 큰 책임 또는 독립성을 기르기 위한 작은 단계에서조차 계속 뒤로 물러설 때

● **체계적인 일정 마련하기**

정신질환을 앓는 사람과 성공적으로 관계를 맺고 치료계획을 실천하는 데 사랑 다음으로 중요한 요소는 안정적이고 체계적인 일정을 마련하는 것이다. 체계가 없으면 무질서한 혼돈의 바다에서 길을

잃고 표류하게 된다. 반면, 충분한 지원이 제공되는 체계 속에서는 시간이 지날수록 안정감을 느낀다.

정신질환을 앓는 사람을 돌볼 때는 깜짝파티 같은 것을 마련하거나, 즉흥적이고 요란한 행동은 삼가는 것이 좋다. 혼돈과 무질서가 특징인 그들의 내면세계는 든든한 버팀목 같은 존재가 필요하다. 누구도 이런 혼돈을 사라지게 할 수는 없다. 가족이 할 수 있는 것은 최대한 조용하고, 일관성이 있으며, 예측 가능하고, 체계적인 외부 현실을 제공하는 것이다. 이런 환경에서 정신질환을 앓는 사람과 보호자는 서로 무엇을 기대할 수 있는지 알 수 있다.

다정한 인사말을 주고 받는다든지, 일정한 시간에 신문이 배달되는 것 등 지극히 당연한 일조차 정신질환을 앓는 사람에게는 모든 일이 자신이 느끼는 것처럼 무질서한 것은 아니라는 확신을 심어 줄 수 있다. 잠자리에서 일어나고, 옷을 입고, 씻고 먹는 등 가장 기본적인 일을 포함하여 단순한 일상을 유지하는 것은 매우 큰 안정감을 주는 중요한 요소다. 체계를 확립하고 스스로를 위한 활동을 안정적으로 해나가려면 상당한 도움이 필요한 경우도 종종 있다. 때로는 장기적으로 추진해야 하지만 그만한 가치가 있다.

반대로 일상에 변화를 주는 일은 예상보다 훨씬 어려울 수 있다. 예를 들어, 자주 찾아오던 친구가 잠시 어디를 간다면 정신질환을 앓는 사람은 평소보다 훨씬 불안하고 혼란스러울 수 있다. 그렇다고 가족이 절대 어디를 가서는 안 된다는 뜻은 아니지만, 가기 전후와 여행 중 평소와 다른 반응을 보일 수 있다는 점을 미리 알고 있어야 한다. 어디 잠깐 다녀오는 것이 생각만큼 끔찍한 일은 아니라는 점을 자주 확신시키고 세심하게 돌봐줘야 한다.

● 규칙과 한계를 정한다

체계를 마련하는 데 있어 중요한 것은 규칙과 한계다. 규칙을 정할 때는 대강 그렇겠지 하고 가정해서는 안 된다. **아무리 사소해 보이는 사항이라도 정확히 명시해야 한다.** 보호자가 잠시 방문하든, 함께 살든 모두가 정확히 어떤 일이 일어날 것인지 알고 있으면 일이 더 잘 풀린다. 잠시 방문한다면 정신질환을 앓는 사람이 어떤 옷을 입기를 바라는지(평소 옷이 문제가 된다면), 함께 보낼 수 있는 시간은 얼마나 되는지, 무엇을 할 것인지 등을 미리 언급해 둔다. 함께 산다면 집에서 지켜야 할 기본 규칙과 정신질환을 앓는 사람이 매일 맡아 해 주기를 기대하는 가사 일 따위를 적어두면 좋다. 단순하고 명백해 보여도 글로 적어두면 기억하기 수월하다. 나중에 합의한 내용을 두고 논쟁이 벌어졌을 때도 유용하다.

일반행동원칙을 만드는 일부터 시작해보자. 길게 적을 필요는 없지만, 그간 문제가 되었던 모든 분야를 포함해야 한다. 다음과 같이 간단한 목록을 만들 수 있다.

우리 집의 규칙

- ▶ 폭력은 절대 안 된다.
- ▶ 벽을 쳐서는 안 된다.
- ▶ 문을 세게 닫아서는 안 된다.
- ▶ 밤 11시 이후에는 음악을 듣거나 TV를 볼 수 없다.
- ▶ 음식을 만들고 난 후에는 부엌을 깨끗이 치워야 한다.
- ▶ 집에서는 담배를 피우거나 술을 마실 수 없다.

반복적으로 문제가 되는 행동에 대해서는 계약서나 합의서를 작성하면 매우 효과적이다. 정확히 어떤 행동이 문제인지, 다시 이 행동을 하는 경우 어떻게 할 것인지 구체적으로 적는다. 아래 예를 들어보았다. 가능하다면 직접 계약서를 쓰도록 하는 것이 가장 좋다.

계약서

나는 침대에서 담배를 피울 수 없다는 것을 알고 있습니다. 다시 침대에서 담배를 피울 때는 한 달간 집에 담배를 가지고 들어올 수 없다는 데 동의합니다.

(서명)   (일자)

모든 것이 확실하고 체계 잡힌 환경과 관계를 만들려면 규칙을 지키지 않았을 때 벌칙을 분명히 정해두는 것이 중요하다. 가능하다면 언제나 당사자의 의견을 바탕으로 어떻게 할 것인지 미리 정한다. 좋지 않은 상황이 일어난 후에 벌칙을 궁리해서는 안 된다.

벌칙과 규칙은 가능하면 연관성을 갖는 것이 좋다. 금지 시간 후 음악을 들었다면 이틀간 음악을 들을 수 없다든지, 부엌을 제대로 치우지 않았다면 마당 청소까지 하는 식이다. 첫 번째는 조금 가벼운 벌칙을 주지만, 두 번째로 폭력을 행사하면 집을 떠나야 한다든지 하는 심각한 벌칙을 한두 가지 만들 수도 있다. 합리적이고 받아들일 수 있다면 무엇이든 가능하다. 규칙과 이를 어겼을 때 어떻게 할 것인지 누구나 알 수 있도록 하는 것이 중요하다. **한 번 정한 규칙은 반드시 지킨다는 것을 보여줘야 한다.** 이 방법의 성패는 여기에 달려있다. "정신질환을 앓는 사람과 함께 규칙 정하기"라는 빠른 길잡이에 원칙을 정리해 두었다.

경험이 쌓이면서 자유롭게 계획을 수정할 수 있다는 것도 염두에 둔다. 기능수준은 증상에 따라 변한다. 그러나 특정한 순간 지킬 수 없다고 해서 정해 놓은 것을 포기하는 것이 버릇이 되면 곤란하다. 균형이 중요하다. 증상의 변화에 따라 기대수준을 조정하거나 변화시키는 유연성을 발휘하면서도, 절대 협상의 대상이 될 수 없는 기본원칙 몇 가지는 지켜야 한다. 예를 들어, 보호자를 비롯한 어느 누구도 폭력이나 위험에 노출되어서는 안 된다.

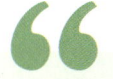

빠른 길잡이 5

정신질환을 앓는 사람과 함께 규칙 정하기

정신질환을 앓는 사람과 보호자 모두 마음이 차분하고 명료하게 사고할 수 있을 때를 골라 일반적인 규칙과 한계를 정한다.

❱ **다음과 같은 요령으로 한 번에 한 가지 규칙에 대해서만 얘기하는 것이 좋다.**

1. 정확히 어떤 행동에 변화가 필요한지, 실제로 변화시키려면 현실적으로 어느 정도의 에너지가 필요한지 생각해본다.
2. 행동의 심각성에 비춰 적절한 벌칙을 정하고, 실천에 옮길 마음의 준비가 되어 있다는 점을 확실히 한다(예를 들어, 정신질환을 앓는 사람이 또 한 번 집안에서 욕을 하면 다시는 말을 하지 않겠다 등). 흔한 벌칙은 용돈, TV 시청 시간 등 특권을 잠시 빼앗는 것이다. 잘했을 때 상을 줄 수도 있디(원히는 곳에서 외식, 외출 등).
3. 정신질환을 앓는 사람이 규칙과 벌칙을 확실히 이해했는지 확인한다. 방어적인 태도를 취하거나 길게 설명할 필요는 없다. 질문을 하거나 의견을 말할 기회를 준다. 합리적이라면 받아들여 조정한다. 서면 계약서를 작성하는 것이 효과적이다.
4. 필요하다면 벌칙을 준다. 처음 설명한 대로 정확히 따르는 것이 중요하다. 이 과정 역시 차분하고 명료하게 생각할 수 있는 상태에서 가장 잘 해낼 수 있다. 관찰한 결과를 토대로 한계를 인정하고, 사전에 약속한 보상을 해주는 것도 중요하다.
5. 필요에 따라 규칙을 변경, 수정한다. 벌칙이나 계약이 적절치 않다고 판단되는 경우, 확실하고 명료하게 변경한다.

● 어떤 노력을 할 것인지 선택한다

궁극적으로 어떤 노력을 할 것인지 신중하게 선택해야 한다. 정신질환을 앓는 사람이 이러저러한 식으로 변했으면 좋겠다는 가족들의 희망은 다양하게 마련이다. 그러나 실제로 변할 수 있는 부분은 많지 않다. 그나마 생각보다 훨씬 많은 시간과 노력이 필요하다. **정신질환을 앓는 사람은 한 번에 오직 한 가지 일만 할 수 있는 것이 보통이다.**

양극성장애를 앓는 딸이 정오에야 일어나고, 제대로 먹지 않으며, 담배를 너무 많이 피우고, 너무 오래 TV를 보고, 잘 씻지도 않고, 규칙적으로 하는 활동도 전혀 없다고 가정해보자. 한 달간 아무 말도 하지 않고 보고 있자니 속이 부글부글 끓고, 절망스럽다. 더이상 보고만 있을 수 없다. 뭔가 변해야 한다. 벌써 25살 아닌가! 이제부터 아침 7시에 일어나 8시까지 샤워를 마치고, 담배는 하루 5개피만 반드시 베란다에서 피우고, TV는 하루 2시간만 허용하며, 직업을 가지라고 말한다면 제대로 되는 것은 하나도 없을 것이다. 오히려 부담감을 느낀 나머지 어찌할 바를 모를 가능성이 높다. 스트레스를 받아 집을 나가거나, 병원에 입원하거나, 하루 종일 잠만 자거나, 안절부절못할 수도 있다.

이런 상황에서는 **우선순위를 정해야 한다.** 딸과 함께 어떤 일이 가장 중요한지, 이 부분을 변화시키기 위해 노력할 마음이 있는지 검토해보자. 어떤 변화가 가능한지 생각하고 현실적인 계획을 마련한다. 차분히 함께 앉아 생활에 체계가 없다는 것이 가장 심각하다는 결론을 내릴 수 있다면 더할 나위 없다. 어쩌면 한 달 안에 최소 주 5시간 정도 규칙적으로 참여할 수 있는 활동을 찾아본다는 데 합의할 수 있을지도 모른다(딸을 부양하는 경우라면 요구할 수도 있다). 주간치료 프로그램에 참여한다거나, 자원봉사를 한다거나, 평생교육과정을 수강한다거나, 파트타임 일자리를 찾아보는 등 관심을 보일 만한 일을 목록으로 만들어 보여줄 수도 있다. 마음에 드는 일이 있다면 실행에 옮기도록 현실적인 계획을 함께 짜보자.

    기능수준이 떨어진다면 우선 일찍 일어나는 데 초점을 맞춘다. 일주일간 오전 11시에 일어나보는 것이다. 알람 시계, 전화 등 어떤 방법을 쓸 것인지 정한다. 성공하면 받을 상과 실패하면 받을 벌칙도 함께 정한다. "적절히 씻고 단장하기"라는 빠른 길잡이에 어떤 노력을 기울일 것인지 정하는 방법을 예로 들어 두었다.

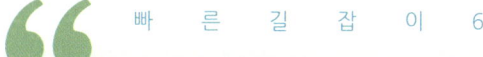

적절히 씻고 단장하기

정신질환을 앓는 사람은 씻고 단장하는 데 거의 신경을 쓰지 않거나, 지나치게 신경을 쓰거나, 묘한 방법을 이용한다. 이런 행동은 판단력 장애, 동기 결여, 강박성 행동, 현실 검증 능력 부족, 낮은 자긍심으로 인한 자기 방치 등 정신질환의 일차적 또는 이차적 증상 때문이며, 바로잡기가 매우 어려울 수 있다.

▾ 다음 목록을 참고로 그 행동이 어떤 범주에 포함되는지 생각해본다(심각한 것부터 나열했다).

1. 건강에 유해하다.
2. 혐오감을 주거나 비용이 많이 든다.
3. 신체적으로 불쾌하다.
4. 부적절하다.
5. 보기 싫거나 거슬린다.

▾ 자신을 씻고 단장하는 문제를 변화시키는 데 효과적인 전략으로 다음과 같은 것들이 있다.

1. 구체적인 계획을 세우고(매일 샤워하기, 일주일마다 빨래하기 등) 엄격한 한계와 구체적인 벌칙 및 보상을 정한다.
2. 문서(또는 구두)로 정신질환을 앓는 사람의 직접 계약을 이끌어낸다.
3. 함께 토론하고 합리적인 결론을 도출한다.

변화는 대개 작은 단계를 거쳐 천천히 일어나며, 구체적이고 명시적인 기대를 일관성있게 강조했을 때만 가능하다. 행동을 바로잡는 데 얼마나 많은 시간과 노력이 필요할지는 얼마나 많은 문제가 관련되어 있으며, 각각의 문제가 얼마나 심각한지에 달려있다.

● **의사소통 기술을 개발한다**

정신질환을 앓는 사람의 가족이 훌륭한 의사소통 기술을 익힌 경우 병원에 입원하는 기간이 현저히 줄어든다. 이런 기술을 개발한 가족은 좌절과 스트레스를 훨씬 덜 겪는다. 정신질환을 앓는 사람이 어떻게 생각하고 정보를 처리하는지 잘 이해할수록 효과적인 의사소통이 가능하다. 우리는 정신질환을 앓는 사람이 우리를 잘 이해하고, 원하는 결과를 얻을 가능성을 높이는 구체적인 기술을 익힐 수 있다. "정신질환을 앓는 사람과 의사소통하기"라는 빠른 길잡이에 대화 시 염두에 두어야 할 원칙을 요약해 두었다.

> 빠른 길잡이 7

정신질환을 앓는 사람과 의사소통하기

정신질환을 앓는 사람의 증상과 특징 때문에 그들이 우리를 잘 이해하도록 하려면 일정한 기술이 필요하다. 아래 정신질환의 증상과 각각에 해당하는 적응 기술을 정리했다.

증상	적응 기술
현실 혼동	단순하고 직접적으로 말한다.
집중 장애	짧게 말한다. 반복한다.
자극에 예민함	자극을 줄인다. 토론을 강요하지 않는다.
판단력 장애	합리적인 토론을 기대하지 않는다.
내면세계에 사로잡힘	먼저 주의를 환기시킨다.
안절부절못함	초조함을 빨리 알아차리고 탈출구를 만들어준다.
감정 변화	말이나 행동을 감정적으로 받아들이지 않는다.
우유부단한 계획	한 가지 계획에 집중한다.
다른 사람의 감정에 공감하지 못함	증상으로 인정한다.
위축	말을 걸어 대화를 시작한다.
망상	논쟁하지 않는다.
공포	차분함을 유지한다.
불안	사랑이 넘치는 포용적인 태도를 취한다.
낮은 자긍심	긍정적인 태도로 환자를 존중한다.

가장 중요한 원칙은 분명하고 단순하게 말하는 것이다. 정신질환을 앓는 사람이 내면적으로 얼마나 큰 혼돈에 시달리고 있는지 잊어서는 안 된다. 요점만 간단히 얘기해야 귀를 기울이고 이해할 수 있다. 긴 설명이나 여러 단계에 걸친 지시는 따라가지 못한다. 예를 들어, 다음과 같은 부탁을 한다고 생각해보자. (1) 시간 날 때 상점에 가서 주말 동안 충분히 먹을 수 있을 만큼 우유와 달걀을 사오되, (2) 잊지 말고 겉옷을 입고 가고, (3) 나가면서 반드시 문을 잠그고, (4) 혹시 비가 올지 모르니 꼭 우산을 들고 가라고 지시한다면 혼란스럽기만 할 뿐이다. 집 앞 슈퍼에 가서 달걀 한 줄과 우유 큰 팩 하나를 사오라고 하는 편이 훨씬 낫다. 그리고 말을 정확히 알아들었는지, 돈은 가지고 있는지 확인하는 것이다.

또한 정신질환을 앓는 사람은 말을 문자 그대로 이해하는 경우가 종종 있다. 농담이나 간접적인 표현을 종종 잘못 받아들인다. 예를 들어, 양극성장애를 앓는 딸에게 "밖에 나가는 길에 쓰레기 좀 버려줄 수 있겠니?"라고 하면 "길에 쓰레기를 버리면 어떡해요?"라거나, "그 정도는 당연히 할 수 있죠. 내가 바보인 줄 아세요?"라는 대답이 돌아올 수 있다. 질문의 뜻이 아니라 단어에 집착하여 기분이 상하고 화를 내는 것이다. 물론 쓰레기는 내다 버리지도 않는다. "쓰레기를 내다 버리렴"이라고 말하는 편이 훨씬 효과적이다.

적절한 시기를 선택하는 것은 말할 수 없이 중요하다. 언제 말을 꺼낼지 신중하게 판단해야 한다. 화가 나 있거나, 내부의 목소리에 사로잡혀 있거나, 다른 증상에 시달릴 때는 목표를 정하는 등 심각하고 어려운 주제는 뒤로 미루는 것이 현명하다. 마냥 기다리라는 뜻은 아니다. 심각한 주제에 대한 대화를 나누려면 정서적 상태를 염두에 두어야 한다는 뜻이다. 할 얘기가 있다는 것을 알린 후, 언제 얘기를 나눌 것인지 함께 결정한다면 훨씬 효과적이다.

정신질환을 앓는 사람은 무엇이 필요한지, 무엇 때문에 화가 나는지 명료하게 전달하지 못하는 경우가 많다. 따라서 **말의 내용보다 행동이나 감정을 관찰하는 것이 더 중요하다.** 조현병을 앓는 딸에게 함께 살려면 몇 가지 규칙을 지켜야 한다고 얘기하자 그건 말도 안 된다고 대꾸하면서도 규칙을 지킨다. 휴가를 다녀오겠다고 하면 말로는 정말 멋진 일이라고 기뻐하는 것 같지만 이내 침울해지거나 화를 내기도 한다. 의사소통이 조금만 좋아져도 그 차이는 눈에 띌 정도다. 모든 문제가 해결되거나 병이 좋아지는 것은 아니지만 전반적인 상황이 훨씬 나아진다.

● 긍정적으로 요청하기

긍정적으로 요청하기란 언뜻 생각하면 간단한 것 같다. 그러나 요청하는 사람의 의도가 항상 그대로 전달되는 것은 아니다. 정신질환을 앓는 사람에게 의도가 제대로 전달될 수 있도록 "긍정적으로 요청하는 요령"을 빠른 길잡이에 요약해두었다.

요청은 요구와 다르다. 요구는 때로 위협적이며, 듣는 사람은 자기도 모르게 화가 나고 방어적이며 부정적인 태도를 취하게 된다. 요청은 소원이나 희망, 기대와도 다르다. 소원과 희망과 기대는 대개 말로 표현하지 않으므로 정신질환을 앓는 사람 역시 알 수 없고 결국 우리는 좌절하는 수가 많다. 직접적이고, 쾌활하며, 솔직한 태도로 긍정적인 요청을 하는 것은 했으면 하는 일과 해야 할 일을 실제로 하도록 하는 데 큰 도움이 된다. 심한 정신질환을 앓는 사람은 곁에 있는 사람의 심리상태에 특히 예민하다. 의도를 정확히 이해하기 바란다면 태도나 표정, 기타 신체 언어에 각별한 주의를 기울여야 한다.

양극성장애를 앓는 언니에게 설거지를 해달라고 하면서 화난 표정과 냉랭한 말투로 결점을 지적하거나, 평소 집안일을 거의 돕지 않아 얼마나 화가 나는지부터 말을 꺼낸다면 십중팔구 실패할 것이나. 감정이 몹시 싱하고 혼란스러워하면서도 이유를 말로 설명하지 못할 수도 있다. 요구 또는 잔소리투로 얘기하면, 화를 내면서 방어적인 태도를 취할 것이다. 반면 "언니가 설거지를 좀 도와주면 정말 고맙겠어."라고 말을 붙인다면 성공 가능성이 높다. 요청하는 일을 해준다면 내 기분이 어떨 것 같다고 말하는 것은 항상 잘 통하는 방법이다.

원리는 간단하지만 이런 식으로 말하려면 상당한 연습이 필요하다. 익숙해질 때까지 자기도 모르게 종전에 말하던 버릇이 나올 수 있다. 물론 연습을 거듭할수록 점점 잘하게 된다. 이런 식으로 의사소통을 하면 대개 좋은 결과가 나오므로 저절로 긍정적인 강화가 일어난다.

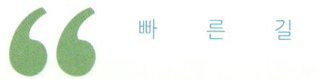
빠 른 길 잡 이 8

긍정적으로 요청하는 요령

❥ 긍정적인 요청을 하는 요령은 다음과 같다.
1. 상대방을 바라보며, 몸도 상대방을 향한다.
2. 말을 꺼낼 때 유쾌한 표정이나 미소를 짓는다.
3. 따뜻한 어조를 사용하여 긍정적인 감정에 힘을 싣는다.
4. 상대방이 해주었으면 하는 일을 구체적으로 정확히 얘기한다. "설거지를 해주면 큰 도움이 될 것 같아.", "매일 아침 약을 스스로 먹어준다면 정말 기쁠 것 같아.", "네가 의사 선생님을 만나러 가는 게 나에게 아주 중요한 일이야."라고 하는 것이다.
5. 요청한 것이 실제로 이루어지면 기분이 어떨 것이라는 점을 상대방에게 알린다. 긍정적인 감정을 강조한다.
   "네가 _____ 해준다면 정말 기분 좋을 거야."
   "네가 _____ 해준다면 정말 고맙겠어."
   "네가 _____ 해준다면 정말 기쁠 거야."

❥ 이런 요령은 정신질환을 앓는 사람에게 다음과 같은 요청을 할 때 효과적이다.
1. 약을 규칙적으로 복용한다.

2. 특정한 활동에 참여한다.
3. 부탁할 때.
4. 함께 대화를 나눈다.
5. 어떤 일을 하는 데 도움이 필요할 때.

● **부정적인 감정 표현하기**

일상 속의 문제를 다루다 보면 분노, 성가심, 짜증, 속상함, 좌절, 긴장, 불안, 불편, 공포, 슬픔, 불행한 느낌 등 부정적인 감정이 생겨나게 마련이다. 하지만 부정적인 감정도 직접적이고 분명하게 표현하면 문제를 방치하지 않고 그때그때 해결하는 건설적인 힘으로 작용할 수 있다. 오히려 가족 관계가 더욱 친밀해지기도 한다.

부정적인 감정을 차분하고 명료하며 효과적으로 표현한다는 것은 매우 어려운 일이다. 그러나 정신질환을 앓는 사람이 어떤 일을 하거나 하지 않아서 화가 난다는 사실을 효과적으로 알리는 것은 중요하다. 언제 어떻게 알릴지도 매우 중요하다. 긍정적인 요청을 하는 원칙이 여기도 적용된다. "직접적으로 부정적 감정 표현하기"라는 빠른 길잡이에 요약해두었다.

우선 어조와 자세가 내용과 어울려야 한다. 동생이 부엌을 깨끗이 치우지 않아 화가 난다고 하면서 신문을 들여다보거나, 미소를 짓는다면 진지하게 받아들이기 어렵다. 절대로 감정을 쌓아 두었다가 작은 일에 폭발하여 상황에 비해 심한 말을 퍼부어서는 안 된다. 게으름뱅이라는 식으로 인격을 공격해서도 안 된다. 부드럽지만 단호하게 네가 부엌을 엉망으로 내버려두면 화가 난다고 말한다. 그리고 앞으로 어떻게 하면 내 기분이 어떻겠다고 정확하게 일러준다. 예를 들면 이렇다. "라면을 끓여 먹은 뒤에 식탁을 깨끗이 치우고 설거지를 해놓으면 훨씬 좋을 것 같아."

이런 식의 의사소통법은 큰 변화를 가져온다. 세 가지 중요한 요소, 즉 상대방이 어떤 행동을 했는지, 나의 감정이 어땠는지, 앞으로 어떻게 행동하면 나의 기분이 어떨 것인지를 반드시 포함시켜야 한다. 어조와 표정이 내용과 어울리는지도 신경을 쓴다. 문제를 빨리 짚고 넘어갈수록 좋다. 생각을 정리한 후 조용하고 명료하게 얘기할 수 있다면 말을 꺼낸다.

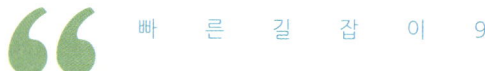

직접적으로 부정적 감정 표현하기

▶ 부정적 감정을 직접적으로 표현하는 방법은 다음과 같다.

1. 문제 행동이 발생했을 때 바로 표현한다. 차분하고 명료하게 표현하기가 불가능한 경우가 아니라면 나중으로 미뤄선 안 된다.

2. 부정적인 감정을 유발한 말이나 행동(또는 말이나 행동을 하지 않음)이 무엇인지 지적한다. 분명하고 구체적이어야 한다.

   "네가 계속 왔다갔다하다가, 거기 가만히 서서 멍하니 허공만 바라보고 있으니…"

3. 내가 어떤 감정이 드는지 직접적이고 진솔하게 표현한다.

   "네가 계속 왔다갔다하다가, 거기 가만히 서서 멍하니 허공만 바라보고 있으니 내 마음이 슬퍼진다. 마음이 불편하고, 너를 보고 있기가 힘들구나."

4. 행동을 바꾸거나, 대안을 제시하여 문제를 해결하도록 요청한다.

   "네가 계속 왔다갔다하다가, 거기 가만히 서서 멍하니 허공만 바라보고 있으니 내 마음이 슬프고 불편해. 네가 집에 도움이 되고 건설적인 일을 한다면 훨씬 기분이 좋아질 것 같아. 지금 할 수 있는 일이 뭐가 있을까?" 또는 다음과 같이 얘기할 수도 있을 것이다.

   "네가 _____ 해서 정말 기분이 상하는구나. 그만 하렴."

   "네가 _____ 를 하시 않으니 불편하구나. 네가 해순나면 훨씬 기분이 좋아질 것 같아."

   "네가 _____ 하면 정말 절망스럽고 화가 나. _____ 해주면 정말 고맙겠어."

5. 부정적인 감정을 표현할 때는 상대방을 바라본다. 이렇게 하면 효과가 커진다.

6. 부정적인 감정을 표현할 때는 상대방 쪽으로 몸을 기울이거나 가까이 다가간다. 표현이 보다 직접적으로 전달되고 정확히 알아듣는 데도 도움이 된다.

7. 감정과 말하는 내용에 맞게 다소 심각한 표정을 짓는다.

8. 표현하고 있는 감정에 어울리는 단호한 어조를 구사한다.

"정신질환을 앓는 사람과 살아가기"라는 빠른 길잡이에 만족스러운 의사소통을 위한 20가지 규칙을 정리했다. 이 원칙들은 어느 정도 선택적으로 적용할 필요가 있다. 어떤 사람에게 어떤 방법이 가장 효과적인지는 직접 적용해보고 시행착오를 거치는 수밖에 없다.

빠 른 길 잡 이 1 0

정신질환을 앓는 사람과 살아가기

1. 존중한다. 성인은 성인으로 대한다.
2. 조용하고, 명료하며, 직접적으로 말한다.
3. 최대한 일관성있고 예측 가능하게 행동한다.
4. 명확한 한계와 규칙과 기대를 마련한다.
5. 사랑의 거리를 유지한다.
6. 환자가 병을 앓고 있다는 사실을 받아들인다.
7. 증상은 병의 탓이라는 점을 상기한다.
8. 증상이나 병을 개인적 감정으로 받아들이지 않는다.
9. 상태가 좋지 않을 때는 접촉을 줄인다.
10. 일이 잘 안 풀려도 긍정적인 태도를 유지한다.
11. 정신질환을 앓는 사람이 어떤 일을 못 하더라도 품위를 유지할 수 있도록 한다.
12. 긍정적인 행동이나 발전이 있다면 칭찬을 아끼지 않는다.
13. 자주 칭찬하고, 결점은 따로 시간을 잡아 구체적으로 지적한다.
14. 할 수 있는 것들을 소중히 여기고 현재 가능한 최선의 삶을 누리려고

노력한다.
15. 장기적인 목표는 여러 단계의 단기적 목표로 나누어 생각한다.
16. 현실적으로 마련한 단기적 목표를 이룰 수 있도록 돕는다.
17. 먼 앞날에 대한 질문에는 '나도 알 수 없다'고 말한다.
18. 질병 때문에 돌보는 사람의 삶조차 엉망이 되지 않도록 한다.
19. 활동적인 삶을 유지한다. 정신질환을 앓는 사람과 따로 하는 활동에 참여한다.
20. 스스로 꾸준히 배우고, 힘이 되어주는 사람들과 대화를 나눈다.

배우자

정신질환을 앓는 사람의 배우사 또는 파트너가 겪는 문제는 부모, 성인이 된 자녀, 형제자매가 겪는 문제와 비슷한 점도 있고 다른 점도 있다. 일반적으로 배우자에 대한 지원은 불충분한 경향이 있다. 자신들끼리, 또는 다른 가족 구성원과의 연대감도 덜 느낀다. 배우자의 고통과 문제, 이를 해결하기 위해 필요한 지원이 어느 누구 못지않게 크다는 사실을 생각할 때, 참으로 불행한 일이다. 여기에 경제적 및 사회적인 문제가 가중된다. 배우자 또한 슬픔, 사회적 낙인, 스트레스, 혼란을 해소할 방법을 찾아야 한다. 정신질환과 치료에 대해 배우고, 사람과 질병을 분리해서 바라보는 태도를 익혀야 한다. 증상과 치료에 대한 저항을 감정적으로 받아들이거나 보살핌 부족 또는 배신으로 생각하지 않고 이해하는 길을 찾아야 한다. 필요한 지원과 보살핌을 찾고, 잠시 환자로부터 떨어져 짧은 여유를 누리며, 스트레스를 해소하려고 노력해야 한다.

정신질환을 앓는 사람의 파트너로서 겪는 가장 어려운 문제는 관계를 지속할 것인지 결정하는 일이다. 전혀 좋아지지 않는 증상을 견딜 수 없거나, 애초에 알던 것과 전혀 다른 사람과 계속 관계를 유지할 수 없다고 생각하는 경우도 많다. 참으로 어려운 결정이 아닐 수 없다. 돌봐줘야 할 사람의 곁을 떠난다는 생각에 고통과 죄책감을 느끼기도 한다. 아직도 사랑하고 마음 깊이 걱정하지만, 한편으로 그토록 큰 장애를 지닌 사람과 함께 살아간다는 부담과 희생을 감당할 수 없거나, 감당하고 싶지 않기도 하다. 무엇보다 자신의 한계와 역량을 정확히 알아야 한다. 어떤 결정을 내리더라도 양가감정과 심란함을 피하기란 어렵다.

결혼서약을 존중해서든, 함께 지낸 날들이 소중해서든 곁에 남기로 결정했다면 자신의 삶과 서로의 관계에 대한 기대를 크게 바꿔야 한다. 계속 세심하게 보살펴야 하고, 지지와 사랑을 항상 되돌려주는 것도 아니며, 자기 몫을 다할 수도 없는 배우자와 함께 살아간다는 조건에 대처할 방도를 찾아야 한다. 아빠가 자녀 양육의 일차적인 책임을 떠맡거나, 엄마로서 응당 자녀에게 쏟아야 할 관심과 보살핌을 남편에게 돌리는 식으로 각자 역할에 대한 기존 생각을 바꿔야 할 수도 있다.

또한 친구들을 집에 초대하는 것으로부터 아이를 더 낳을 것인지에 이르기까지 온갖 크고 작은 복잡한 결정을 내려야 한다. 모든 가족이 마주치는 문제들처럼 간단한 해결책은 있을 수 없다. 정신질환을 앓으면서도 부모로서 해야 할 일을 훌륭하게 수행하는 사람이 있는가 하면, 그렇지 못한 사람도 많다. 그렇지 못한 경우, 개인적으로는 물론 부부로서의 관계에 상당한 스트레스를 받을 것은 두말할 필요도 없다. 배우자는 때로 아이를 하나 더 돌봐야 하는 홀어버이가 된 기분을 느끼기도 한다. 경제적인 문제 또한 혼자 해결할 것인지 결정해야 한다. 모든 것이 복잡하고 어렵다.

특히 급성증상이 반복되는데도 계속 관계를 유지하려면 엄청난 시간과 노력과 인내가 필요하다. 증상이 악화될 때보다 입원 또는 퇴원 직후가 더 힘든 수가 많다. 한창 증상이 나쁠 때는 배우자 역시 별 기대를 하지 않고 스스로 분발하지만, 퇴원해서 집에 돌아올 때는 어느 정도 회복을 기대하게 된다. 이때 회복이 기대보다 늦다면 모든 것이 훨씬 어렵게 느껴진다. 지금까지 있었던 일만으로도 녹초가 되어 인내심이 바닥을 드러내기 때문이다. 정신질환을 앓는 사람을 다시 가족의 일상에 통합시키는 일도 만만치 않다. 어느 정도의 기대가 현실적인지도 항상 뚜렷한 것은 아니다. 결국 배우자도 정신질환을 앓는 사람만큼이나 주위의 지원이 필요하다. 결코 간과해서는 안 될 사실이다.

배우자는 우선 자신의 필요를 충족하는 데 각별한 주의를 기울여야 한다. 힘이 되어줄 친구나 가족에게 연락한다든지 전문적인 상담을 받을 수도 있다. 급성 증상 시기와 그 직후에는 서로 스트레스와 긴장이 높아졌다가 시간이 지나면서 차차 줄어든다. 스트레스와 긴장이 줄지 않거나 더 심해진다면 부부상담을 받는 것이 바람직하다.

보살피는 일을 혼자 도맡아서는 편안하게 지낼 수 없다. 누구나 사랑과 보살핌을 주고받는 관계를 원한다. 오래도록 사랑과 보살핌을 받지 못하면 불만이 쌓이게 마련이다. 이런 감정을 해소하는 데는 시간이 걸린다. 신뢰 회복 또한 큰 문제다. 정신질환을 앓는 사람과 배우자 간의 신뢰는 깨어지거나 손상받기 쉽다. 조증이 심하거나 물질남용 문제가 겹치면 더욱 그렇다. 신뢰를 회복하는 데도 많은 시간이 필요하며, 그간 양쪽 모두 화가 나거나 절망에 빠지기 쉽다. 이런 감정이 지속된다면 역시 전문가를 찾는 것이 좋다.

배우자의 질병에 대처하는 과정에서 전문가의 상담을 받아야 할 시기가 여러 번 있을 수도 있다. 발병 직후 또는 급성증상을 겪은 후가 대표적이다. 이때는 배우자들에게 정신질환에 대한 교육은 물론 특히 많은 지원과 도움이 필요하다. 이렇게 어려울 때 스스로 고립될 필요는 없다. 세상과 떨어져 있는 것이 가장 손쉽게 느껴지겠지만 결코 바람직하지 않다. 조용히 혼자 견디려는 생각에서 벗어나야 한다. 배우자들은 수많은 결정과 책임에 압도당한 나머지 비슷한 상황을 겪는 사람도 많다는 사실을 잊기 쉽다. 이들을 만나 얘기를 나누면 큰 힘이 된다. 배우자들이 이번 장과 이어지는 세 개의 장에서 다룰 요령들을 완벽히 익힌다면 삶에서 겪는 스트레스를 이겨내는 데 큰 도움이 될 것이다.

4장

증상에 대처하고
재발을 최소화하기

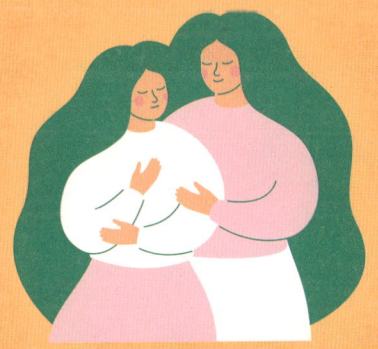

정신질환을 앓는 사람의 친구나 가족은 흔히 이렇게 묻는다. "걔가 TV에서 무슨 메시지를 받았다고 말을 늘어놓기 시작하면 어떻게 해야 하나요?" "이상한 짓을 하기 시작하면 어떻게 해야 할지 모르겠어요." "제 동생이 더 나빠지거나, 다시 입원하지 않게 할 수는 없을까요?" 모두 중요한 질문이다. 심한 정신질환을 앓는 사람의 환각, 망상, 괴싱한 행동, 그리고 재발은 막을 수 없는 경우가 많다. 하지만 보다 효과적으로 대처하고 더 나은 결과를 얻기 위한 몇 가지 요령이 있으며, 재발을 최소화하기 위해 할 수 있는 일도 있다.

◀ 망상과 환각에 대처하기

망상이나 환각에 시달리는 사람을 대할 때 명심해야 할 몇 가지 원칙이 있다.

첫째, 그들이 듣고, 보고, 냄새 맡고, 느끼고, 믿는 것이 아무리 허황해도 그들에게는 생생한 현실이다. 실제로 목소리를 듣고, 모습을 보며, 자신의 믿음을 확신한다. 이런 경험을 무시하거나 가볍게 여겨서는 안 된다. 그런 태도를 취하면 신뢰를 잃기 쉽다.

둘째, 망상이나 환각에 수반되는 정서적 경험은 즐겁고 유쾌한 것부터 공포스러운 것에 이르기까지 매우 다양하다. 따라서 망상이나 환각의 내용보다는 정서 상태에 맞춰 대응하는 것이 중요하다. 예를 들어, 정신질환을 앓는 사람이 9시만 되면 유령이 나타날 것이라며 공포에 질려 있다고 하자. 이럴 때는 유령이 나타날 리 없다고 설득하는 것보다 어떻게 하면 조금이라도 안심할 수 있을지 함께 상의하는 편이 낫다.

셋째, 자신과 정신질환을 앓는 사람의 안전은 물론 주위 사람이 최대한 안심할 수 있도록 모든 조치를 취해야 한다. 아무도 방해하지 않고 자신의 일을 잘 해나간다면 굳이 증상을 없애려고 할 필요는 없다. 예를 들어, 정신질환을 앓는 사람이 파트타임 자원봉사를 꾸준히 하면서 몇 명의 친구를 사귀었다고 하자. 저녁에 집에 돌아오면 TV를 보면서 무슨 신의 메시지를 받는다고 하지만 특별히 생활에 방해가 되지는 않는다. 이럴 때는 굳이 끼어들 필요 없다. 그러나 TV에서 들었다는 메시지가 듣기에 극히 거북한 내용이라면 내가 곁에 있을 때는 그런 얘기를 하지 말아달라고 요청할 수도 있다 (제3장의 "긍정적으로 요청하기" 참고). 물론 요청에 따를 수도 있고, 그렇지 않을 수도 있다.

반대로 환청이나 TV에서 들은 메시지 때문에 극히 흥분한 상태라면 가라앉혀야 한다. 어떤 방법을 쓸 것인지는 사람에 따라 다르다. 어떤 내용의 환청이든 당장 위험하지 않다고 생각된다면 말로 안심시켜볼 수 있다. 예를 들어, 누군가 곧 자신을 살해할 것이라는 환청을 들었다면 그건 말도 안 된다고 안심시키거나, 정말 누가 너를 해치려고 한다면 경찰을 부르겠다고 말해 준다. (이런 말 때문에 더욱 혼란스러워할 수도 있다. 예를 들어, 아버지가 너를 독살하려 한다는 환청을 들었는데 아버지는 걱정할 것 없다고 하면 정신질환을 앓는 사람은 누구 말을 믿어야 할지 알 수 없다.)

환청이나 망상 때문에 화가 났다면 어떻게 하면 가라앉을지 정신질환을 앓는 사람과 직접 상의한다. 따뜻한 물로 목욕을 한다든지 음악을 듣거나 친구를 만나는 등 간단한 방법으로 가능할 수도 있고, 의사를 만나거나 약을 추가하거나 응급실을 찾아야 할 수도 있다.

망상이나 환각을 현실로 확신하는 정도는 저마다 다르다. 그저 병의 증상에 불과하다는 사실을 깨닫는 사람도 있고, 자신이 느끼는 것이 현실인지 묻는 사람도 있다. 이때는 마음이 스스로를 속이는 것이라든지, 환각이라든지, 또는 정신질환을 앓는 사람이 이해할 수 있는 어떤 표현이든 자유로이 써가며 설명해줄 수 있다. 물론 망상이나 환각이 현실이라고 굳게 믿는 사람도 있다. 심지어 이를 믿지 않는 사람이 도리어 정신이 나갔다거나, 사람들을 미치게 만들려는 거대한 음모가 진행 중이라고 생각하기도 한다.

망상이나 환각이 현실이 아니라는 논쟁은 절대로 피해야 한다. 이런 논쟁은 백해무익하다. 이 문제에 대한 입장을 자꾸 묻는다면 그런 경험이 옳고 생생하다는 것을 알고 있지만, 어쩌다 보니 나는 다른 경험이나 의견을 갖게 되었노라고 정중하게 말한다.

망상이나 환각을 경험한다는 사실에 대한 감수성 또한 저마다 다르다. 이런 믿음이나 경험 때문에 놀림을 당해왔다면 감추거나, 거짓말을 하거나, 부정하는 법을 배우기도 한다. 따라서 어떤 사람이 망상이나 환각을 경험하는지 아는 것도 항상 쉬운 일은 아니다. 시간이 흐르고 경험이 쌓이면 사랑하는 사람이 망상이나 환각을 경험할 때 나타나는 징후를 알아차리게 된다. 뭔가를 보거나 듣는 것처럼 멍하니 허공을 응시한다거나, 혼잣말을 한다거나, 뚜렷한 이유없이 웃기도 한다. 이럴 때는 그런 경험을 한다는 사실을 알고 있으며, 나는 괜찮다는 의사를 전달하는 것이 최선이다. 불쾌하거나 화가 나지 않으며, 최대한 편하게 해주고 싶다는 뜻을 전하는 것이다. 물론 망상이나 환각 때문에 한밤중에 고함을 지른다든지, 기타 허용할 수 없는 행동을 한다면 한계를 명확히 정해야 한다.

망상이나 환각이 처음에는 가볍게 시작되는 수도 있다. 자기 이름이나 우스운 이야기를 속삭이는 식이다. 그러나 시간이 지날수록 점점 견디기 어려워진다. 심하게 나무라거나 욕을 하거나 위험한 일을 시키기도 한다. 대화를 나누거나, 사라져 버리라고 말하거나, 어떤 활동에 집중함으로써 대처하거나, 목소리를 무시하는 요령을 익히는 사람도 있다. 이런 증상이 심해질 때는 치료약의 용량을 올리는 것이 도움이 되기도 한다. 물론 의사와 상의해야 한다.

"환각에 대처하기"와 "망상에 대응하기"라는 빠른 길잡이에 이런 증상을 겪을 때 어떻게 할 것인지 정리해 두었다.

빠른 길잡이 11

환각에 대처하기

❱ 다음과 같은 행동을 보인다면 환각을 경험하고 있을 가능성이 있다.
1. 대화를 나누는 것처럼, 또는 누군가의 질문이나 말에 감정 섞인 대답을 하는 것처럼 혼잣말을 한다("내가 열쇠를 어디 뒀더라" 식의 말은 아니다.).
2. 뚜렷한 이유 없이 웃거나, 미소 짓거나, 찡그린다.
3. 넋이 나간 듯 또는 뭔가에 마음을 빼앗긴 듯 보이며 대화나 일에 집중하지 못한다.
4. 주위 사람이 보지 못하는 것을 보는 것 같다.

❱ 정신질환을 앓는 사람은 대개 다음과 같이 환각에 대처하는 법을 배운다.
1. 치료자 또는 주위 사람과 대화한다.
2. 치료약을 증량한다.
3. 환청을 향해 가버리라고 말한다.

4. 목소리, 모습, 냄새, 맛, 감각 등을 무시한다.
5. 일이나 어떤 활동에 집중한다.
6. 큰 소리로 (보통 헤드폰을 이용하여) 음악을 듣는다.
7. 환각을 악화시키는 알코올이나 마약 등을 중단한다.

❝ **보호자는 차분하고, 포용적이며, 도움을 주려는 태도로 다음과 같이 할 수 있다.**

1. 방금 뭔가를 보거나 들었는지 물어보고, 그렇다고 하면 내용을 알아본다.
2. 그런 경험에 대해 어떤 느낌이 드는지 알아본다.
3. 그런 감정이나 이면에 깔린 욕구에 대처하는 방법을 상의한다. 어떻게 하면 안전하고 정돈된 느낌이 드는지, 스스로 어떻게 할 수 있을지 얘기를 나눈다.
4. 그런 경험이 환각이라는 하나의 증상일 가능성이 있는지, 또는 정신질환을 앓는 사람 스스로는 다른 용어를 사용하여 정의하고 있는지 얘기를 나눈다.
5. 필요하다면 고함을 지르지 않는 등 행동에 대한 적절한 한계를 상기시킨다.

❝ **다음과 같은 일은 삼간다.**

1. 정신질환을 앓는 사람이나 그의 경험을 조롱한다.
2. 충격을 받거나 심각한 일이 생긴 것처럼 행동한다.
3. 그런 것은 현실이 아니라고 말하거나, 대수롭지 않게 무시한다.
4. 환각의 내용 또는 그런 소리를 듣는 이유에 대해 긴 논쟁을 벌인다.

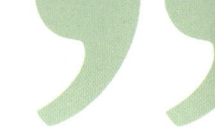

 빠른길잡이 12

망상에 대응하기

망상의 자세한 내용을 묻거나 토론하지 않는다. 빠져나오라고 설득하거나 논쟁을 벌여서는 안 된다. 아무 소용이 없다. 구체적으로 묻지 않는 한, 터무니없다거나, 망상에 불과하다거나, 사실이 아니라고 말하지 않는다. 물어보더라도 의견을 말할 때는 매우 조심해야 한다.

❧ 정신질환을 앓는 사람이 흥분한 상태가 아니라면 존중하는 태도로 차분하고 중립적으로 귀를 기울인 후 이렇게 한다.
1. 망상이 아닌 말에는 모두 대답을 한다.
2. 망상적인 내용을 피해 대화를 이끈다.
3. 분명하지만 비판적이지 않은 태도로 다른 얘기를 나누자는 의사를 표시한다.

❧ 정신질환을 앓는 사람이 망상에 대한 의견을 꼭 듣겠다고 고집한다면 이렇게 한다.
1. 모른다고 하거나 애매하게 답한다.
2. 일단 정신질환을 앓는 사람이 믿는 사실을 인정한 후, 그 의견을 존중하면서 나의 의견과는 차이가 있음을 진솔하게 설명한다.

❧ 망상에 강력한 감정이 실려 있다면 이렇게 한다.
1. 망상에 대해 언급을 피하면서 감정(공포, 분노, 불안, 슬픔)을 인정하거나, 감정에 초점을 맞춘다.

2. 감정을 다스리는 일을 도와주겠다고 제의한다. 예를 들어, 이렇게 물어볼 수 있다. "우리가 어떻게 하면 더 안심이 될까?"

◀ 와해된 언어에 대처하기

와해된 언어를 다룰 때도 앞의 두 가지 빠른 길잡이에 요약한 원칙을 적용할 수 있다. 환각을 직접 보지 못한다고 유감스러워할 필요가 없는 것처럼, 정신질환을 앓는 사람의 말을 이해할 수 없다고 걱정할 필요는 없다. 그의 마음이 나와 다른 방식으로 작동한다는 사실을 인정하면 된다. 극도로 화가 나 있거나, 협박을 하거나, 통제 불능 상태가 아니라면 겁낼 필요도 없다. 존중하고 배려한다는 사실을 전달하는 데 주력하는 것이 최선이다.

우선 공통분모를 찾는다. 관심을 가질 만한 주제를 떠올리거나, 그냥 말을 들어주거나, 게임을 해도 좋다. 아무런 연관이 없어 보이는 생각 가운데 하나를 골라 대답하는 방법도 있다. 대개 감정이 실린 내용에 대답을 해주면 도움이 된다. 말을 하면서 즐거워 보인다면 기분이 좋아 보인다고 얘기해주고, 그런 모습을 보니 나도 기분이 좋다고 해본다. 겁에 질린 것처럼 보이면 혹시 두려운지 물어보고, 그런 느낌이 덜 들 수 있는 방법을 찾도록 도와준다.

당신을 존중한다는 뜻을 전하는 것이 가장 중요하다. 함께 보내는 시간을 조금 늘리거나, 존중하는 태도를 보이거나, 걱정거리에 주의를 기울이는 등 간단한 방법으로 가능하다. 외국인과 얘기를 나눈다고 생각해보자. 한 마디도 못 알아들어도 따뜻한 마음과 관심을 전달할 수 있지 않은가?

정신질환을 앓는 사람이 얼마나 명료하게 사고하고 얘기하는지는 하루하루 크게 다를 수 있다. 명료한 순간을 함께 즐기고, 혼란스러운 시간을 견딜 방법을 궁리해야 한다. 혼란이 점점 심해지며 며칠간 계속된다면 재발일 수 있다. 정신질환을 앓는 사람과 전문가의 의견을 들어 일시적으로 약의 용량을 늘리거나 바꾸는 것이 현명하다.

누구나 그렇듯 정신질환을 앓는 사람 역시 혼란스러운 시기에는 어찌할 바를 모르고 우왕좌왕하기 쉽다. 그러면서도 뭔가 자기 뜻을 전하려고 안간힘을 쓰고 있을지도 모른다. 이런 노력을 최선을 다해 받아준다면 환자와의 관계가 놀랄 정도로 좋아질 것이다.

◀ 화가 났을 때

정신질환을 앓는 사람이 화를 내면 가족도 놀라고 겁이 난다. 대부분의 사람은 비합리적인 분노보다 비합리적인 공포나 슬픔, 망상, 환각 등에 대처하기가 차라리 낫다고 생각한다. 정신질환을 앓는 사람은 사나운 살인마라는 온갖 근거 없는 편견이 마음 속에서 되살아난다.

그러나 보통은 겉으로만 요란하다. 이때도 앞서 논의한 모든 원칙을 적용할 수 있으며 똑같이 효과적이다. 유일한 차이는 폭력이나 위험한 일이 벌어질 상황인지 판단해야 한다는 점이다. 폭력에 대해서는 제5장에서 자세히 다루겠지만 우선 분노에 대처하는 방법을 알아보자. "정신질환을 앓는 사람이 화가 났을 때"라는 빠른 길잡이에 단계별로 요약했다. 이전에 폭력을 행사한 적이 없다면 이번에도 걱정할 이유는 없다.

가장 먼저 주의를 기울일 것은 보호자 자신의 정서 상태다. 양측이 모두 감정이 격앙되어 있다면 적어도 보호자가 진정될 때까지라도 떨어져 있어야 한다. 차분하고 명료한 상태라야 효과적으로 대처할 수 있다. 제3장에서 다룬 의사소통 기술은 감정이 격앙된 상태에서 특히 중요하다. 상황을 장악하고 통제하고 있다는 느낌을 주어야 한다. 차분하고 확신에 찬 어조로 말하면 비합리적인 분노나 공포가 대개 짧은 시간 내에 가라앉는다. 표면적으로는 화를 내고 있지만 이면에는 공포와 상처가 숨어 있는 경우가 많다.

물리적인 위치에도 주의를 기울인다. 화가 난 상대와 좁은 곳에서 몸싸움을 하고 싶은 사람은 없다. 정신질환을 앓는 사람이 좁은 곳에 갇혔다는 느낌을 받으면 자기도 모르게 사람을 치는 수도 있다. 따라서 출구에 쉽게 접근할 수 있는 곳에 있도록 하거나, 보호자가 감정이 지나치게 격앙될 때 쉽게 벗어날 수 있는 위치에 있는 것이 좋다. 화가 났을 때도 신체적 접촉을 편하게 생각할 것이라는 확신이 없다면 어떠한 신체적 접촉도 삼간다.

상대방이 화가 나거나 감정이 달아오른 상태임을 인정해야 한다. 화가 난 원인을(원인이 뚜렷하다면) 최대한 이해하려는 자세를 취한다. 강한 감정에 사로잡혀 있다는 사실을 폄하하거나 무시해서는 안 된다. 마음을 가라앉히는 데 집중하도록 도와야 한다. 우선 마음을 가라앉히는 것이 가장 중요하며, 마음이 정리되면 화가 난 이유를 다시 생각해볼 수 있다고 분명히 말해준다.

화가 났더라도 용납할 수 없는 행동이 있다는 점도 분명히 할 필요가 있다. 뭔가를 집어 던지거나, 이웃에 방해가 될 정도로 소리를 지른다면 조용하고 단호하게 한계를 알려야 한다. 그런 행동을 계속한다면 집에서 나가야 한다고 얘기하는 것이다. 상황이 악화되어 신체적 위협을 느끼거나, 물리적 폭력이 예상되거나, 누군가 사리를 피해야 할 것 같은데 상대방이 완강히 거부한다면 경찰에 연락할 수 있다. 친구나 가족의 일에 경찰을 끌어들이고 싶은 사람은 없다. 그러나, 심한 정신질환을 앓는 사람과 함께 살다 보면 언젠가는 선택할 수밖에 없는 길일 수도 있다. 경찰이 얼마나 빨리, 어느 정도까지 개입할지는 그들이 상황을 어떻게 보는지, 또한 얼마나 바쁜지에 달려있다. 범죄율이 높은 대도시보다 규모가 작은 지역사회의 경찰이 보다 쉽게, 보다 빨리 개입한다. 경찰의 개입이 유쾌할 수는 없지만 모두가 안전을 지키면서 상황을 수습하는 유일한 방법인 경우가 있다. 이때 정신질환을 앓는 사람은 외부적 통제를 제공하는 시설로 보내지는 경우가 대부분이다.

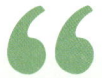 빠 른 길 잡 이 1 3

정신질환을 앓는 사람이 화가 났을 때

양측이 모두 심하게 화가 나 통제력을 잃을 것 같다면 잠시 떨어져 있는 것이 가장 좋다. 정신질환을 앓는 사람은 화가 났지만, 보호자는 그렇지 않다면 이렇게 해본다.

1. 최대한 침착하게 행동한다. 천천히 명료하게 얘기한다.
2. 통제력을 유지한다. 두려움을 드러내면 상황이 악화될 수 있으므로 숨기거나, 그렇게 화를 내서 몹시 놀랐다고 직접적으로 말한다.
3. 요청하거나 그렇게 해도 좋다고 하지 않는 한 다가가거나 접촉하지 않는다.
4. 정신질환을 앓는 사람이 자리를 쉽게 벗어날 수 있도록 한다.
5. 모든 요구를 다 들어주면 안 된다. 한계와 벌칙을 정확히 지킨다.
6. 분노가 완전히 비합리적인 증상인지, 확실한 이유가 있는지 구분한다.
7. 비합리적인 생각을 두고 논쟁하지 않는다.
8. 감정을 인정하고 현재 겪는 일을 이해하는 데 최선을 다할 것이라고 알린다.
9. 정신질환을 앓는 사람이 상황을 어떻게 수습할지 생각하도록 도와준다.
10. 자신과 주변 사람들이 다치지 않도록 주의한다. 분노가 지나치면 문제를 방지하거나 통제할 수 없는 경우도 있다.

자주 분노를 폭발시킨다면 감정이 가라앉기를 기다려 분노를 조절하고 마음을 다스릴 수 있는 방법이 있을지 생각해본다. 다음과 같은 방법이 있다.

1. 사소한 갈등이 있을 때 분명하고 직접적인 태도를 취해 해소되지 않은 분노가 쌓이지 않도록 한다.
2. 안전한 물체(베개 등)를 때리거나, 격리된 장소에서 마음껏 소리를 지르거나, 운동을 통해 에너지를 발산하도록 한다.
3. 잠시 눈앞의 상황을 벗어나 밖으로 나가거나 일기를 쓰거나 자신을 돌아본다.
4. 처방을 받아 약의 용량을 올린다.
5. 분노 조절 교육을 받는다.

재발을 최소화하기

정의상 조현병, 주요 우울증, 조현정동장애, 양극성장애 등은 주기성 질병이다. 종종 **뚜렷한 이유 없이 호전과 악화를 반복한다는** 뜻이다. 이 사실을 기억한다면 혹시나 악화되지 않을까 노심초사하거나 죄책감을 느끼는 일이 훨씬 줄어들 것이다.

증상이 나빠지는 시기를 가리켜 **급성기** 또는 **재발**이라고 한다. 양극성장애라면 우울증이 극심하거나, 조증이 생기는 시기다. 조현병이라면 정신병적 증상이 심해지거나 위축, 수동성 및 기본적인 자기관리조차 못 하는 소위 "음성 증상"이 극도로 심한 경우를 말한다. **특징적으로 자신이나 다른 사람에게 위험한 행동을 하기도 한다.** 재발하면 정신과적 응급서비스를 받거나 입원을 해야 하는 수가 많다.

정신질환은 각 개인마다 특이한 양상을 보인다. 보호자는 자신이 보살피는 사람에게 나타나는 양상을 파악하는 것이 가장 중요하다. 증상이 덜 심할 때는 어떻게 행동하는가? 증상이 심해지면 어떻게 행동하는가? 일단 양상을 파악하고 나면 몇 번의 시행착오를 거쳐 증상이 심해질 때 어떻게 하는 것이 가장 효과적인지 알게 된다.

예를 들어, 증상이 심해질 때는 흔히 재발 경고 징후가 나타난다. 이런 징후는 사람마다 다르므로 자신이 돌보는 사람에게 어떤 행동이 나타나는지 알아야 한다. 수면 또는 식사습관이 달라지는가? 갑자기 기분이 들떠 (돈이 있든 없든) 많은 돈을 쓰지는 않는가? 자기 물건을 남에게 마구 줘버리지는 않는가? 환각이 심해지고 더 초조해지는가? 오랜 시간을 두고 관찰하면 심지어 빨간색 옷을 입거나, 머리 모양을 갑자기 전혀 다르게 바꾸는 등 언뜻 보기에 정상적인 행동이 사실은 재발 경고 징후인 경우도 있다.

사람마다 다르지만, 시간을 두고 한 사람을 유심히 관찰하면 대개 특징적인 양상을 파악할 수 있다. 몇 차례 재발을 경험하고 이 양상을 알았다면 가능한 한 조기에 개입해야 한다. 재발을 막지는 못해도 기간과 정도를 최소화할 수 있다. 고통스러운 정신병적 증상 또는 조증이나 우울증의 재발을 겪는 사람에게는 이 정도로도 큰 도움이 된다. 목표는 경고 징후가 나타나자마자 조치를 취하는 것이다. 정신질환을 앓는 사람이 감당해야 할 스트레스나 변화를 최소화하거나, 약의 용량을 늘리거나, 심지어 짧게 입원할 수도 있다.

정신질환을 앓는 사람 스스로 재발 경고 징후를 인지하는 경우도 있다. 이렇게만 된다면 조기에 예방 조치를 취해 최대한 가볍게 넘길 수 있다. 그러나 많은 경우, 특히 가장 심한 증상을 보이는 사람은 이런 일이 불가능하다. 빠른 길잡이에 재발에 대비하여 알아 두어야 할 것과 대처하는 방법을 요약했다. 이 주제는 뒤에서 더욱 자세히 다룬다.

빠 른 길 잡 이 1 4

재발을 최소화하기

규칙적인 운동 및 레크리에이션, 규칙적인 생활습관, 균형 잡힌 식사, 불법적인 약물이나 알코올을 삼가는 등 일상생활 자체를 좋은 방향으로 변화시키도록 격려한다.

↘ 다음과 같은 재발 경고 징후를 파악한다.
1. 행동양상의 현저한 변화(식사 또는 수면습관, 사회적 습관)
2. 감정과 활력이 없거나, 지나치거나, 부적절함

3. 과거 재발 시 나타났던 특이한 행동
4. 평소에 없던 이상한 믿음, 사고 또는 지각
5. 늘 하던 일을 하지 못함
6. 의사소통 장애

❧ 재발 경고 징후가 나타나면 정신질환을 앓는 사람을 최대한 참여시켜 다음 조치를 취한다.

1. 의사에게 연락하여 약 용량을 올려야 할지 상의한다.
2. 진행 중인 치료 프로그램은 계속 유지한다.
3. 주변에 스트레스가 될 만한 요인을 줄인다.
4. (합리적인 범위에서) 일상생활의 변화를 되도록 피한다.
5. 치료에 도움이 되는 생활습관을 유지한다. 차분하고, 안전하며, 예측 가능한 환경을 유지한다.
6. 보호자가 관찰한 것을 정신질환을 앓는 사람에게 알리고 재발과 입원, 강제 수용 등을 방지하기 위해 어떤 조치를 취할 수 있을지 상의한다.

❧ 재발 시 어려움을 최소화하기 위해 다음과 같은 노력을 한다.

1. 위기에 대비한 계획을 세운다.
2. 응급 전화번호와 필요한 조치 등을 쉽게 볼 수 있는 곳에 비치한다.
3. 자신의 한계를 가늠해 보고, 이를 넘어서는 경우 어떻게 할 것인지 생각해 둔다.
4. 정신질환을 앓는 사람에게 조용하고 분명히 보호자의 한계와 이제부터 어떻게 할지, 한계를 넘어서면 어떻게 할지 정확히 알려준다. 예를 들어, "물건을 집어 던지면 안 돼. 당장 그 컵을 내려 놔. 만일 컵을 집어 던지면 경찰을 부를 거야."

스트레스 관리법

정신질환을 앓는 사람이 스트레스에 대처하는 방법을 익히도록 하는 일은 가족과 사회재활프로그램의 가장 중요한 임무다. **스트레스 자체가 직접 증상을 일으키거나 재발을 유도하는 것은 아니지만, 스트레스를 해소하면 증상이 없는 상태를 유지하면서 재발을 최소화하는 데 도움이 된다는 사실이 입증되어 있다.**

"정신질환을 앓는 사람이 스트레스를 관리하도록 돕기"라는 빠른 길잡이에 제시한 것처럼 스트레스를 관리하는 일은 세 부분으로 나누어 볼 수 있다. 첫째는 특정한 사람에게 어떤 일이 스트레스를 일으키는지 파악하는 것이다. 흔한 스트레스의 원인 몇 가지를 열거했지만 이것이 전부는 아니다. 스트레스의 원인은 사람마다 다르다. 어떤 사람에게는 스트레스가 되는 일이 다른 사람에게는 아무렇지도 않을 수 있다. 자신에게 어떤 일이 스트레스가 되는지 알아내야 한다. 보호자 역시 어떤 일이 스트레스가 되고, 어떤 일은 그렇지 않을 것이라는 선입견을 버려야 한다. 자신에게는 아무렇지도 않은 일에 대해 정신질환을 앓는 사람이 보이는 반응을 그대로 받아들이고 존중해야 하는 것이다.

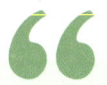

빠 른 길 잡 이 1 5

정신질환을 앓는 사람이 스트레스를 관리하도록 돕기

어떤 일이 스트레스가 되는지 파악한다. 정신질환을 앓는 사람과 미리 상의하여 스트레스가 예상되는 순간 두 사람 모두 대비하는 것이 중요하다.

❱ 흔히 스트레스가 되는 일은 다음과 같다.

1. 일상생활의 큰 변화
2. 가족의 상실 또는 이별
3. 기념일, 생일 및 휴일
4. 새로운 것을 시도했다 실패하는 경우
5. 새로운 것을 시도하여 성공하는 경우
6. 친밀한 관계 형성
7. 가까운 사람 또는 아는 사람의 질병이나 악화

사건(스트레스의 원인)과 감정(반응)이 연관되어 있을 가능성을 파악한 후, 이런 연관성을 정신질환을 앓는 사람과 상의한다. 정신질환을 앓는 사람이 스트레스와 연관된 감정에 대처하는 데 도움이 될 수 있는 방법을 적은 후 함께 얘기해본다.

❱ 다음과 같은 방법이 있다.

1. 당분간 더 이상의 변화를 피한다.
2. 정신질환을 앓는 사람이 좋아하는 취미 또는 소일거리를 즐기면서 안

정을 꾀한다.
3. 혼자 시간을 보낸다.
4. 친구, 가족 또는 의사와 대화를 나눈다.
5. 약 용량을 올린다.
6. 자신에게 맞는 이완법, 명상 또는 다른 안정 기법을 이용한다.
7. 운동을 한다.

정신질환을 앓는 사람은 일상에서 일어나는 일과 스스로 느끼거나 행동하는 방식이 서로 연관되어 있다는 사실을 이해하는 데 어려움을 겪는 수가 많다. 따라서 그런 연관관계를 알려주면 도움이 된다. 최대한 부드러운 태도로 조심스럽게 알려야 한다. 또한 즉시 동의할 것이라고 기대해서는 안 된다. 몇 번이고 반복해서 알려준 후에야 비로소 그럴 수도 있겠다고 수긍하는 일이 흔하다. 예를 들어, 조현병을 앓는 아버지에게 이렇게 얘기한다고 해보자. "지난 3년간 크리스마스 때만 되면 증상이 심해져서 입원하셨다는 걸 알았어요. 이때가 제일 힘드신 것 같아요." 아버지가 그런 연관을 부정한다면 당장 더 말할 필요는 없다. 다음 해에도 증상이 악화되어 입원한다면 다시 한번 연관성을 지적할 수 있을 것이다. 아버지가 연관성을 인정한다면 크리스마스 때 어떤 일이 힘든지, 스트레스를 줄이려면 어떻게 할 수 있을지 논의를 진행시킬 수 있다.

때로는 힘들다는 사실을 암시하는 특정한 행동이 나타날 수도 있다. 평소보다 훨씬 많이 자거나, 많이 돌아다니거나, 쉽게 화를 내거나, 늘 하던 활동이나 집안 일을 하지 않거나, 개인위생을 챙기지 않는 것 등이다. 일단 그런 행동을 파악했다면 스트레스를 받거나 힘들지 않은지 넌지시 물어볼 수 있다. 동의하지 않을 수도 있지만 일단 새로 알아낸 사실에 대해 문제를 제기하는 것도 의미가 있다.

세 번째로 도움이 되는 것은 스트레스를 줄이는 방법을 찾는 것이다. 어떤 일로 괴로운지 얘기를 나누는 것만도 상당히 도움이 된다. 힘들 때 도움이 되는 일을 적어 목록을 만들어 볼 수도 있다. 따뜻한 우유를 한 잔 마시거나 목욕을 하는 등 간단한 방법도 좋고, 어떤 활동을 한다거나 이완법을 적용해볼 수도 있다.

◀ 가족이나 친구를 위한 안내

다른 가족이나 친구들에게 어떻게 행동해야 할지 알려줘야 하는 경우가 있다. 직접 보살피는 사람이라면 익숙하겠지만 "정신질환을 앓는 사람과 함께 있을 때 행동요령"이라는 빠른 길잡이에 다시 한 번 정리했다. 친구들에게 복사해서 한 장씩 나눠줘도 좋을 것이다.

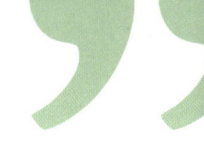
 빠른길잡이 16

정신질환을 앓는 사람과 함께 있을 때 행동요령

1. 행동이나 말을 이해할 수 없을지라도 인간으로서 존중한다.
2. 최대한 도와주고, 허용적이며 긍정적인 태도를 취한다.
3. 조용하고, 명료하며, 직접적으로 간단히 말한다.
4. 모두가 편하게 할 수 있는 일상적인 대화나 활동에 참여시킨다.
5. 아주 잘 알거나 그런 상황에 익숙하다는 확신이 없는 한 신체 접촉이나 농담을 삼간다.
6. 정신질환을 앓는 사람의 삶에 대해 많은 질문을 하지 않는다.
7. 요청하지 않는 한 조언하지 않는다.
8. 망상적인 사고를 일으킬 수 있으므로 종교, 정치, 기타 강한 정서적 반응을 일으킬 수 있는 주제에 대해 깊은 토론을 피한다. 그런 주제는 평소 개인적으로 언급을 꺼리는 분야라고 설명한다.
9. 허용할 수 없는 행동을 한다면 해도 좋은 행동과 해서는 안 되는 일들을 구체적으로 차분히 알려 준다.

5장

심각한 증상 및 문제
기이한 행동,
폭력, 물질남용 및 자살

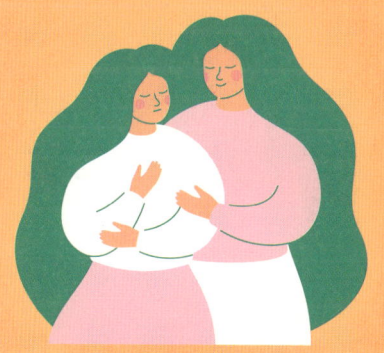

조현병 또는 양극성장애를 앓는 사람을 이해하면 처음의 당황스러움이 줄고 점차 대하기가 쉬워진다. 그러나 때로는 기이한 행동, 폭력, 물질남용 및 자살 기도 등 매우 걱정스럽고 심각한 행동이나 증상이 나타날 수 있다. 정신질환과 직접 연관될 수도 있고 그렇지 않을 수도 있지만, 어쨌든 환자와 주변 사람은 점점 더 위험해진다. 이럴 때 어떻게 대처해야 할까?

기이한 행동

정신질환을 앓는 사람은 낯설고 이상한 행동을 할 수 있다. 가장 먼저 그 행동이 얼마나 위험한지 판단해야 한다. 예를 들어, 의자에 앉기 전에 반드시 특정한 행동을 하는 사람이 있다. 항상 빨간색 옷을 입는다거나, 노란색 벽 또는 가구가 있는 방을 두려워하는 사람도 있다. 특이한 반복행동을 하거나, 표정을 짓기도 한다. 혼잣말을 하거나, 부적절한 때 웃음을 터뜨리는 수도 있다. 이런 행동은 위험하지 않다. 다른 사람에게 불편하거나 당황스럽기는 해도 해를 입힐 가능성은 거의 없다. 대개 정신질환의 증상, 특히 망상적 사고, 판단력 장애 또는 강박행동과 밀접한 연관이 있다.

이런 행동은 가능한 한 무시하는 것이 최선이다. 다른 문제도 많은데 해가 되지 않는 행동에까지 시간과 노력을 기울일 필요는 없다. 어떤 행동이 특별히 당황스럽거나 불편하다면 제3장에서 설명한 긍정적 요청을 할 수 있다. 보호자가 있을 때, 또는 공공장소에서는 그런 행동을 하지 말라고 부탁하는 것이다. 행동을 짧은 동안만 조절할 수 있는 경우도 있다. 잊지 말아야 할 것은 그나마 증상이 심하지 않을 때라야 행동을 조절할 수 있다는 점이다.

스스로나 주변 사람에게 위험한 행동을 한다면 상황이 전혀 달라진다. 세계를 핵전쟁의 위험에서 구하고자 벌거벗고 고속도로를 달린다거나, 폭력조직에 있는 친구에게 계속 돈을 빌려 도박으로 탕진한 후 돈을 갚기 위해 몸을 판다거나, 사람들이 자신을 동성애자로 만들려고 한다면서 걸핏하면 술에 취해 싸움을 벌인다면 어떨까? 그런 행동을 못하게 할 수는 없더라도 몇 가지 선택이 가능하다. 우선 그런 행동은 위험하며, 다칠 가능성이 높고, 결국 정신병원이나 감옥에 가게 될 것이라고 충고할 수 있다. 전에 비슷한 일이 있었다면 경험을 상기시키는 것도 좋은 방법이다. **행동의 옳고 그름을 따지지 말고, 최대한 차분하게 그 결과만을 지적해야 한다.**

상황이 아주 심각하다는 판단이 들면 한계를 정한다. 위험한 행동을 계속하면 더이상 연락하지 않겠다든지, 함께 살지 않겠다고 얘기한다. 때로는 현실적인 고려가 망상적 사고보다 우선한다. 현재 생활과 소중하게 생각하는 가족이나 친구와의 관계 또는 지원을 유지하기 위하여 자신의 행동을 통제하는 것이다. 모든 방법이 실패로 돌아간다면 최후의 수단은 경찰에 연락하는 것이다. 법적인 문제를 다루는 일은 불쾌할 수 있지만 안전을 위해서는 도리가 없다. "기이한 행동에 대처하기"라는 빠른 길잡이에 요점을 정리했다.

빠른 길잡이 17

기이한 행동에 대처하기

❥ 기본적 사실을 기억한다.
1. 기이한 행동은 정신질환의 증상이다.
2. 보호자가 잘못해서 그런 행동이 나타나는 것이 아니다.
3. 망상적 사고와 관련이 있는 수가 많다.
4. 정신질환을 앓는 사람 스스로 통제할 수 있는 경우도 있다.
5. 대개 누구에게도 해가 되지 않는다.

❥ 정신질환을 앓는 사람과 의사소통하는 원칙, 특히 다음 두 가지를 명심한다.
1. 차분함을 유지하고, 단정적인 태도를 피할 것

2. 간단하고 직접적으로 얘기할 것

❮ **기이한 행동을 하면 다음 원칙에 따른다.**
1. 사적인 장소와 공공장소에서 허용할 수 있는 한계를 정한 후, 정신질환을 앓는 사람과 보호자가 모두 차분한 상태일 때 알려준다.
2. 이런 한계를 넘었을 때의 벌칙을 정한 후 알려준다.
3. 실제로 상황이 벌어졌을 때는 정해 놓은 벌칙을 반드시 지킨다.
4. 낯선 행동을 한다면 뭘 하는지 묻는다. 망상적 사고와 관련되어 있다면 내용을 꼬치꼬치 따지지 않는 편이 낫다. 대신 행동의 결과를 알려주거나(위험하거나 경찰이 개입할 가능성이 높은 경우), 건설적이고 실제적인 방향으로 주의를 돌린다(무해한 행동인 경우).
5. 기이한 행동에는 될 수 있는 한 신경을 쓰지 말고, 긍정적이고 건강한 활동이나 행동에 초점을 맞춘다.

◀ 폭력

정신질환을 앓는 사람의 행동 가운데 **일반인들이 가장 두려워하지만, 가능성이 가장 낮은 것이 폭력이다**. 정신질환을 앓는 사람은 흔히 예측하기 어려운 별난 행동을 하지만, 실제로 남을 때리는 경우는 드물다. 폭력을 저지를 가능성에 대한 가장 믿을 만한 지표는 과거 경력이다. 한 번도 폭력을 행사한 적이 없다면, 앞으로도 그럴 가능성은 거의 없다.

과거에 폭력을 행사한 일이 있다면 그런 일이 다시 일어날지 여러 가지를 검토해봐야 한다. 당시 술이나 마약에 중독된 상태였던가? 정신병 증상이 악화되었던가? 완전히 통제불능이었던가? 약은 잘 복용하고 있었나? 위협을 느끼거나 자극을 받았던가? 사람이나 기물에 손상을 입혔는가? 이런 점들은 다시 폭력을 행사할 가능성을 가늠하는 데 도움이 된다. 예를 들어, 처음 정신병 증상을 나타냈을 때 딱 한 번 폭력을 썼지만 이후 5년간 약을 복용하면서 비슷한 일이 없었다면 앞으로도, 특히 약을 복용하는 한 폭력을 저지를 가능성은 거의 없다. 반면 최근 들어 남을 때리라는 환청에 시달리며 갑작스럽게 폭력적이 되었다면 비슷한 일이 발생할 가능성이 높다. "폭력을 예방하려면"이라는 빠른 길잡이에 세 가지 유형의 폭력과 대처방법을 요약했다.

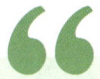

빠른 길잡이 18

폭력을 예방하려면

일반적으로 세 가지 유형의 폭력이 있으며, 각기 다른 대처방법이 필요하다.

↘ 정신병적 증상에 대한 반응 또는 표출

1. 비교적 드문 유형이며 순전히 망상에 의해 발생하므로 논리나 토론은 아무런 소용이 없다.
2. 집에서 생활하기 불가능한 증상이 나타난다. 즉시 경찰이 개입하거나 입원하는 것이 좋다.

↘ 자기 통제가 불가능해지면서 나타나는 폭력

1. 자기 통제를 잃는 순간 나타나는 징후, 예를 들어, 눈빛이 사나워지거나 숨이 가빠지는 등의 징후를 파악한다. 이런 유형의 폭력은 흔히 빠져나갈 수 없는 곳에 몰렸다고 생각하거나, 위협을 느끼거나, 심한 말을 들었을 때 나타난다.
2. 자기 통제를 유지하기 바란다는 기대를 침착하게 전달한다. 산책이나 손에 든 것을 내려 놓는 등 마음을 가라앉힐 방법을 제안한다. 한계를 정하거나 상기시킨다.
3. 가능한 한 정서적 및 물리적 거리를 최대로 유지한다.
4. 자신의 신체적 안전을 염두에 둔다.
5. 모든 사람의 감정이 가라앉은 후, 함께 상황을 돌아본다. 심각성을 강조하고 확실한 재발 방지책이 필요하다는 사실을 설득시킨다.

↘ 다른 사람을 조종하고 자기 뜻대로 하기 위해 폭력을 쓸 것 같은 몸짓 또는 협박을 하는 경우

1. 보호자 스스로, 또한 정신질환을 앓는 사람과 함께 두 번에 걸쳐 상황을 분석한다.
2. 모든 사람의 감정이 가라앉은 후, 어떤 행동은 허용할 수 없으며 어떤 벌칙이나 결과가 초래될지 설명하고 함께 얘기한다. 정신질환을 앓는

사람이 원하는 사항도 고려해야 한다.
3. 정해 둔 벌칙을 반드시 적용하도록 마음의 준비를 한다. 상황의 심각성에 따라 특권을 빼앗는 것에서 경찰을 부르는 것까지 고려할 수 있다.

아래 도표는 대부분의 폭력이 초기, 중기 및 말기로 뚜렷이 구분된다는 사실을 보여준다. 이 점을 염두에 두면 폭력이 벌어진 직후라도 안도감을 느낄 수 있을 것이다. 지금 어느 정도 진행된 상황인지, 개입하기 가장 좋은 시점은 언제인지 아는 데도 도움이 된다.

어떤 경우라도 자신의 안전을 함께 고려해야 한다. 통제 불능 상태이고 자신이 위험에 처했다고 판단되면 빨리 자리를 피한 후, 경찰을 부를 것을 고려한다. 사람이 아닌 기물에만 국한되는 폭력이라도 손실에 대한 수리 또는 보상을 비롯하여 심각한 결과가 초래될 수 있으므로 철저히 대처해야 한다. 물건에만 폭력을 행사하는 사람도 있지만, 그런 분별이 없는 사람도 있다. 어떤 유형의 폭력이든 허용하지 않는 것이 현명하다.

- **폭력 주기**

1단계 활성화. 쉽게 알아차릴 수 있든 없든 스트레스가 발생한다.
2단계 상승기. 개입하기 가장 적절한 때이다.
3단계 위기. 폭력이 발생한다.

4단계 회복기. 아직도 흥분해 있지만 정서적, 신체적으로 정도가 덜하다.

5단계 안정기. 죄책감, 후회. 다른 사람의 말에도 귀를 기울이고 대화하려고 한다.

◀ 물질남용 또는 물질의존

정신질환과 함께 심각한 약물이나 알코올 남용 문제를 지닌 사람의 어려움은 단순히 양쪽을 더한 정도가 아니다. 각각의 문제를 해결하는 데 가장 좋은 방법이라고 알려진 방법들은 서로 정반대의 원칙을 지니고 있다. 주요정신질환과 심각한 물질남용을 동시에 효과적으로 관리할 수 있는 치료 프로그램은 극히 드물다.

정신질환을 앓는 사람을 위한 프로그램은 따뜻하고, 지지적인 환경을 제공하려고 한다. 기본적인 기능조차 할 수 없을 때는 이를 충족시켜 주지만, 가능한 한 최대로 독립성을 기르는 것이 목표다. 반면에 물질의존 회복 프로그램은 정면으로 맞서는 경향이 매우 강하다. 프로그램 자체가 고도로 조직화되며, 때로는 수치심과 모욕을 감수하는 엄격한 규율 시스템을 이용한다. 물질남용 환자는 조작, 거짓말, 절도 및 기타 반사회적인 행동을 통해서라도 목적을 달성하려고 한다. 이들은 조현병 또는 중증 정서장애 환자를 이용하는 경향이 있다. 양자 모두 서로를 편하게 느끼는 집단이 아닌 것이다.

과거에 양쪽 문제를 모두 지닌 사람은 한 가지 문제만 해결하기 위해 마련된 프로그램 사이를 이리저리 떠돌아야 했다. 보통 약물 및 알코올 치료 프로그램에서는 어떠한 종류의 약물도 복용하지 못하게 한다. 정신질환을 앓는 사람이 알코올 문제를 조절하는 데 일시적으로 도움이 된다고 해도, 정신질환 치료제를 복용할 수 없기 때문에 증상이 이내 도지게 마련이다. 결국 다시 정신병원으로 돌아간다. 치료제를 복용하여 상태가 안정되면 다시 술을 마시기 시작하고, 결국 모든 일이 원점으로 돌아간다.

중증 정신질환과 물질남용 문제를 동시에 지닌 사람의 숫자는 기하급수적으로 늘고 있다. 이런 현상의 이유는 확실히 밝혀지지 않았지만, 정신질환을 앓는 사람이 치료기관에 수용되는 빈도가 줄면서 많은 사람이 마약이나 알코올에 접근할 기회를 갖게 되었다는 것이 한 가지 이유일 것이다. 또 다른 이유는 수용기관 밖에서 편견과 사회적 낙인에 시달리고, 주거시설과 치료 프로그램은 부족하므로 괴로움을 잊기 위해 마약이나 알코올에 의지하는 일이 많아졌다는 것이다. 이유가 어떻든 정신보건 분야 종사자들은 이런 상황을 헤쳐 나갈 방법을 모색해야 한다.

정신보건 전문가와 마약 및 알코올 문제 상담가들은 전통적으로 서로 반목해 왔다. 이중진단 환자를 다룰 때 다양한 프로그램의 장점을 취해야 한다는 사실을 깨닫고 힘을 합치기 시작한 것은 최근 들어서다. 어떻게 두 가지 문제를 동시에 해결할 수 있는 최선의 프로그램을 개발할 수 있을지는 아직 확정되지 않았다. 불행하게도, 이런 상황에서는 가족과 친구들이 스스로 문제에 대처할 수밖에 없다. 부담은 두 배가 되고, 해야 할 일은 그 이상이다. 이제 정신질환뿐 아니라 물질남용에 대처하는 방법까지 배워야 하기 때문이다.

　마약이나 알코올 남용 문제를 치료할 때는 환자와 직접적으로 맞서야 한다. 이들의 첫 번째 방어기전은 부정하고, 축소하고, 그럴듯한 변명을 대면서 문제를 회피하는 것이다. 왜 자신에게 문제가 없는지, 문제가 있다 해도 어떻게 완벽하게 통제하고 있는지 설명하려 들거나, 문제가 사소하기 때문에 걱정할 필요 없다고 강변한다. 이를 반박하고, 왜 그들에게 문제가 있으며 도움이 필요한지 설득하는 것은 전적으로 보호자의 몫이다.

　당사자의 믿음과 달리 **심각한 마약이나 알코올 문제를 스스로 해결할 수 있는 사람은 거의 없다.** 스스로 생활습관을 크게 고쳐야 하는 것은 물론, 대개 도움을 필요로 한다. 길고 지루한 이 과정을 가장 쉽게 마치는 길은 비슷한 과정을 겪는 다른 사람들의 지원을 받는 것이다. 가족들 역시 많은 지원을 필요로 한다. 가족이 할 수 있는 역할과 현재 상태에서 어떤 부분을 변화시켜야 할지 알아야 하기 때문이다.

　약물 및 알코올과 정신질환의 증상은 상당한 상호작용을 하므로 문제는 한층 복잡하다. **정신질환을 앓는 사람은 약물이나 알코올을 남용하는 습관에 빠지기가 훨씬 쉽다.** 한 가지 문제만 지닌 사람에 비해 훨씬 장기적으로, 훨씬 심한 의학적, 사회적, 정서적 문제를 겪는다. 폭력적인 행동을 할 가능성도 더 높다. 두 가지 질병을 지니고 있으므로 정신질환과 물질남용 모두 재발하기 쉽다. 물질남용 문제가 재발하면 정신질환도 재발한다. 마찬가지로, 정신질환의 증상이 악화되면 물질남용 문제가 도지기 쉽다. 따라서 이중진단 환자와 가족들은 재발 방지법을 배우고 완전히 이해하는 것이 무엇보다 중요하다. 정신질환 치료약과 마약 및 알코올 사이의 상호작용도 반드시 알고 있어야 한다.

정신질환 또는 약물 및 알코올 남용 문제 가운데 한 가지라도 겪고 있다는 사실을 쉽게 인정하는 사람은 거의 없다. 하물며 두 가지 심각한 문제를 겪는다고 인정하는 데는 당사자뿐 아니라 가족도 상당한 시일이 걸릴 수 있다. 정신질환을 앓는 누군가가 동시에 물질남용 문제도 있다고 의심된다면 "물질남용에 대처하는 법"이라는 빠른 길잡이와 함께 이 책의 마지막 장을 주의 깊게 읽기 바란다. 물질남용은 생명을 위협하는 심각한 문제이므로 무시해서는 안 되며 절대 저절로 없어지지 않는다. 어떻게 대처할 것인지 배운 후 정면으로 맞서야 한다.

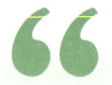
빠른 길잡이 19

물질남용에 대처하는 법

정확히 어떤 상태를 알코올중독 또는 물질남용이라고 할까? 다양한 정의가 존재하지만, 대부분의 전문가는 음주 또는 약물 사용으로 인해 어떤 사람의 기능에 부정적인 영향이 나타나는 경우를 물질남용이라고 정의한다.

↘ 다음과 같은 징후가 나타날 수 있다.

1. 이혼, 가족 접촉 금지 등 가족 관계의 문제
2. 반복적인 체포(음주운전 포함)
3. 신체적/정신적 물질남용 관련 문제
4. 실직 또는 주거지나 치료 프로그램에서 쫓겨남

↘ 가족은 다음과 같은 도움을 줄 수 있다.

1. 문제와 가족들의 걱정에 대해 얘기를 나눈다. 거의 항상 문제를 부정하지만, 이런 태도를 극복해야 회복이나 치료가 가능하다. 부정에 동의해서는 안 된다. 물질남용의 부정적 영향에 대해 직접 목격한 확실한 예를 들어 반박한다.
2. 물질남용 또는 의존을 극복하려면 대단한 노력이 필요하다는 사실을 인정한다. 길고 지루한 과정을 거쳐야 한다. 결국 약물이나 알코올의 힘을 빌려 탈출하고자 했던 모든 어려움에 맞서기 위해 자신만의 생활 방식과 전략을 개발해야 한다.
3. 문제를 인정하도록 격려한다. 가장 먼저 할 일이 바로 이것이다. 도움

을 구하거나 남용 물질을 끊으려는 모든 노력을 적극적으로 돕는다.
4. 금주회 등에 참여하도록 격려한다. 이런 모임은 매우 효과적이다.
5. 대부분 회복 중에 실패나 재발을 경험한다는 사실을 이해하고, 환자 스스로도 이런 사실을 아는지 확인한다.
6. 알코올 또는 물질남용 환자 가족모임 또는 지원모임에 참여한다.

자살

정신질환에 있어 가장 두려우면서 거의 논의되지 않는 문제가 자살이다. 많은 가족이 결국 자살로 생을 마감하지 않을까 끊임없는 걱정에 시달린다. 불행히도 이런 문제를 공개적으로 논의하는 일이 거의 없기 때문에 자살이 임박했음을 나타내는 징후와 그때 어떻게 해야 하는지 배울 기회 또한 거의 없는 것이 사실이다.

정신질환을 앓는 사람들의 자살률은 전체 인구 자살률의 12배에 달한다. 주요정신질환자의 약 10퍼센트가 자살로 생을 마감한다. 그들의 삶이 얼마나 힘든지 생각해본다면 결코 놀라운 수치가 아니다.

정신질환을 앓는 사람이 자살을 선택하는 데는 몇 가지 이유가 있다. 가장 흔한 이유들은 정신질환 자체 또는 2차적 증상과 밀접한 관계가 있다. 많은 사람이 너무나 불행하다고 생각한 나머지 의식적으로 자살을 선택한다. 이들은 자신이 정신질환을 앓고 있으며, 앞으로도 오래도록 이런 상황이 지속될 것이란 사실을 분명히 안다. 삶이 얼마나 답답하고 고통스러운지 뚜렷이 느끼기 때문에 계속 이렇게 살아야 한다는 생각을 견딜 수 없는 것이다.

자칫 가혹한 평가를 내리기 쉽지만 고통스럽기 짝이 없는 증상에 시달리면서 사회적 고립, 소외, 냉대를 견뎌야 하는 입장에 처하면 누구도 어떤 선택을 하게 될지 장담하기 어려울 것이다. 사람이 스스로 목숨을 끊을 권리가 있는지에 대한 판단을 잠시 유보한다면, 그토록 큰 고통에 시달린 끝에 결국 끝낼 방법을 찾는 것을 이해 못할 일은 아니다. 자살 외에는 방법이 없다고 생각하는 것이다.

더욱 증상이 심한 환자들은 증상의 직접적인 결과로 목숨을 끊는다. 정신병적 증상 때문에 정말로 죽는다는 사실을 믿지 않는 것이다. 예를 들어, 심한 조증으로 초인적인 힘이 있다거나 불멸의 존재라고 믿고 절벽으로 차를 몰아 차가운 바다로 뛰어드는 사람이 있다. 신으로부터 부여받은 임무를 완수하기 위해 기차에 뛰어들기도 한다. 행동의 결과를 생각하지 못하거나, 환청이 지시하는 대로 따른다. 자기 내부에 있는 악령을 몰아내야 한다고 생각하지만, 목숨을 잃을 수도 있다는 데까지는 생각이 미치지 못한다. 어쩌면 가장 슬픈 자살이 아닌가 싶다. 사실 죽고 싶지 않았을 것이기 때문이다.

마지막으로 뭔가 다른 메시지를 전하려는 노력 중에 본의 아니게 목숨을 끊는 경우가 있다. 관심을 끌고 싶거나, 입원을 원하거나, 잠시나마 증상을 덜어보려고 약을 과용하거나, 차를 너무 빨리 몰거나, 손목을 긋는 실수를 하는 것이다. 망상에 빠진 것이 아니라, 견디기 어려운 감정을 이겨내고 싶었지만 직접 도움을 요청하지 못한 경우다.

정신질환을 앓는 사람이 자살을 생각한다는 기미를 조금이라도 비치거나, 암시하는 행동 또는 실제로 자살 기도를 한다면 관심과 동정을 충분히 나타내는 데 특히 유의하면서 즉시 얘기를 나눠야 한다. 스스로 할 수 없다면 그렇게 해 줄 수 있는 사람에게 연락해야 한다. 얘기를 꺼내면 오히려 자살할 가능성이 더 커질까 봐 주저하는 경우도 많다. 사실은 정반대다. 자살에 대한 감정, 숨겨진 이유, 마땅한 대안 등에 대해 얘기를 나누지 않으면 다른 선택의 여지가 없다고 생각하게 된다. 사랑하는 가족이 그런 기미를 보였을 때 자살이나 자해에 대해 생각하고 있는지 묻는 것은 당연한 일이다. 단, 그런 생각이나 감정이 없다고 하는데도 같은 질문을 자꾸 반복해서는 안 된다. "자살을 방지하려면"이라는 빠른 길잡이에 정신질환을 앓는 사람이 자살을 시도할 가능성이 얼마나 높은지 가늠하는 방법과 함께 자살을 시사하는 조기 증상과 가족들이 취할 수 있는 예방조치를 정리했다.

정신질환을 앓는 사람이 자살하는 경우 가족과 친구들은 엄청난 충격을 받는다. 매우 복잡한 감정이 뒤따르는 것이 보통이다. 자신이 이렇게 저렇게 했더라면 막을 수 있지 않았을까 하는 생각에 슬픔과 죄책감을 느끼기도 한다. 얼마나 많은 사람이 자살에 대한 책임감에 시달리는지 놀라울 정도다. 가까운 친구, 친척, 의료인 모두 한두 가지만 다르게 행동했더라도 자살을 막을 수 있었다고 생각한다. **사실은 어느 누구도 막을 수 없는 경우가 대부분이다.** 결국 선택과 책임은 자살한 사람의 몫이다. 어떤 사람이 확실히 자살하기로 결심한다면 누가 어떻게 해도 막을 수 없다. 가장 안전한 시설에서도 자살은 일어난다.

분노에 시달리는 사람도 많다. 자살을 막지 못했다고, 보다 세심하게 돌봐주지 않았다고 의료인들을 향해 분노를 터뜨리는가 하면, 자살을 선택하여 사랑하는 가족에게 그토록 심한 고통을 안긴 사람을 원망하기도 한다. 어떻게 손써볼 도리가 없이 일어난 데다 되돌릴 길조차 없는 상황에 분노하는 것은 당연한 반응이다.

이런 감정과 함께 어느 정도 **안도감**을 느끼는 경우도 많다. 정신질환을 앓는 사람은 물론 가족과 친구들 역시 더이상 시달리지 않아도 되는 것이다. 자신과 사랑하는 사람이 더이상 고통받지 않는다는 데 안도감을 느끼는 것은 **극히 정상적인 감정**이다. 모든 사람의 길고 고통스러운 싸움이 드디어 끝난 것이다. 비극적인 삶이요, 비극적인 종말이다.

정신질환을 앓는 사람이 자살이나 심각한 자살 기도를 한 경우, **보호자는 자신의 복잡한 감정을 해소할 방법을 찾아야 한다.** 반드시 누군가에게 모든 감정을 털어 놓고 특별한 도움을 받아야 한다. 자살로 인한 상실을 다룬 책도 많이 나와 있으며, 상담치료를 받을 수도 있다. 상처를 혼자 감당하려 든다면 고통과 괴로움이 더욱 커진다.

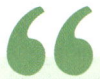 빠 른 길 잡 이 2 0

자살을 방지하려면

❱ 자살은 보통 다음과 같은 단계를 거친다(덜 심각한 것부터 나열했다).

1. 관념 형성 - 자살에 대한 생각이나 느낌은 있으나 즉각 실행에 옮길 계획이나 의도는 없는 경우.
2. 의사 표시 - 자살에 대한 생각이나 느낌과 관련된 자기파괴적 행동(아스피린 10알을 한꺼번에 삼키거나 발등에 무거운 것을 떨어뜨리는 등). 자신의 뜻(도움을 요청하는 등)을 알리려는 노력인 경우가 많으므로 적절한 반응을 보여줘야 한다.
3. 자살 기도 - 실제로 생명을 위협하는 다양한 행동

❱ 자살을 시사하는 경고 징후는 다음과 같다.

1. 다음과 같은 징후를 보이면서 우울증이 악화 또는 호전된다.
   - 쓸모 없는 존재라는 느낌을 호소하거나 용서할 수 없는 죄를 범했다며 걱정한다.
   - 미래에 대한 극단적인 절망과 함께 어떠한 계획도 세우려고 하지 않는다.
   - 자해 또는 자살을 부추기는 목소리를 듣는다.
   - 심한 우울 상태였다가 이유 없이 갑자기 밝아지거나 조용해진다.
   - 유언장을 쓰거나 친구 또는 친척에게 체계적으로 연락하는 등 주변을 정리한다.
   - 확고하고 구체적인 자살 계획을 설명한다.

2. 조증 또는 망상에 빠져 초월적인 힘을 갖고 있다거나 불멸의 존재라고 주장한다.
3. 위 징후와 함께 전에 자살 기도, 의사 표시, 극히 충동적인 행동을 보인 적이 있다.

↘ 예방조치 및 적절한 반응은 다음과 같다.
1. 자살에 대한 말 또는 행동은 항상 진지하게 받아들여야 한다. 자해 또는 자살 가능성이 거의 없다고 생각되더라도 주의를 기울일 필요가 있다.
2. 심하게 우울해할 때 감정을 무시하거나 가볍게 여기거나 부정해서는 안 된다. 공감하면서 감정적으로 지지해주고("그런 느낌이 들다니 참 힘들겠구나"), 최근에 잘했던 일을 상기시키며 격려한다. 우울하거나 절망감이 드는 것은 정신질환에서 흔한 일이며 시간이 지나면 좋아지게 마련이라고 안심시킨다.
3. 자살을 준비하고 있다는 생각이 들면 구체적인 계획이 있는지 알아본다. 계획이 구체적일수록 다음과 같은 조치를 취해야 할 필요성이 커진다.
    - 전문가의 도움을 청하거나 정신질환을 앓는 사람 스스로 전문가를 찾도록 한다.
    - 보호자나 의사, 또는 책임 있는 사람에게 알리지 않은 채 감정에 따라 행동하지 않겠다는 확답을 받아 둔다.
    - 위험한 물건(면도날, 칼, 약물 등)을 쉽게 접근할 수 있는 곳에 두지 않는다.
4. 망상에 빠지면 즉시 도움을 요청한다.
5. 정신질환을 앓는 사람과 보호자 모두 생각이나 느낌은 행동과 다르다는 사실을 아는 것이 중요하다. 자살에 대해 생각하거나 느낌을 갖는

것과 실제로 자기파괴적인 행동을 하는 것은 큰 차이가 있다. 의심스럽다면 자살방지 프로그램, 경찰 또는 가까운 응급실에 전화로 문의한다.

6. 아무런 경고 징후 없이 일어나는 자살도 있다. 이때 주위에서 취할 수 있는 예방책은 없다.

6장

자신의 감정 다스리기

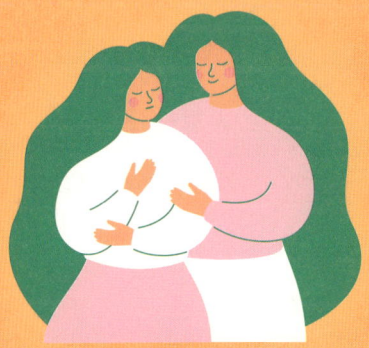

사랑하는 사람이 정신질환에 시달리는 모습을 지켜보는 것은 고통스럽고 두려우며, 혼란스럽고 화가 나는 일이다. 병 자체가 호전과 악화를 반복하니 일관성있게 뭔가를 기대하기도 어렵다. 보호자는 희망과 분노, "왜 하필 내게?"라는 생각에서 비롯된 극단적인 슬픔, 다른 사람처럼 삶이 정상적이었으면 하는 바람 등 다양한 감정을 경험한다.

이번 장에서는 정신질환을 앓는 사람의 부모, 형제, 자녀, 친구들이 흔히 겪는 감정과 걱정에 대해 알아보고, 여기에 대처하는 방법을 제안하고자 한다. 자기 세계가 어떤 모습인지 이해하고 받아들이는 것은 정신질환을 앓는 사람의 세계를 이해하는 것만큼이나 중요하다. 혼자만 그렇게 느끼고 생각하는 것이 아님을 아는 것만으로도 안심이 될 것이다.

선량하고 사랑스러운 사람의 삶이 심한 질병 때문에 황폐화된다는 것은 공정치 못하다. 일단 이런 생각이 들면 종교, 도덕 또는 삶의 의미에 대한 가장 굳은 신념조차 흔들린다. 고통과 괴로움을 딛고 희망찬 세계관을 갖기란 믿을 수 없을 만큼 어렵다. 합리성이 전혀 없는 상황에서 최소한의 합리성이나 의미를 찾고자 안간힘을 쓰면서, 왜 하필 자신의 가족에게 이런 일이 생겼는지 이해하는 데 오랜 세월을 보내기도 한다. 어떤 가족은 이토록 끔찍한 일을 겪고, 다른 가족은 겪지 않는 것은 전적으로 우연에 불과하다. 그러나 삶의 이런 불공평함을 이해하고 받아들이는 데는 오랜 세월이 필요하다.

정신질환이 불명예라도 되는 것처럼 당혹감이나 수치심을 느끼는 가족도 많다. 특히 정신질환을 앓는 부모의 자녀나 형제가 정신질환을 앓는 10대 청소년에게 이런 문제가 두드러진다. 어린 나이에는 자신과 가족에 대해 사람들이 어떻게 생각하는지에 특히 민감하다. 어린이들은 부모와 형제가 완벽하다고 믿고 싶어한다. 가까운 가족이 누가 봐도 이상한 행동을 한다면 절망에 빠지고 만다. 준비되지 않은 상태로 성인에 준하는 책임을 떠맡아야 하는 경우도 있다. 이렇게 성장한 어린이는 성인이 되었을 때 문제를 겪게 될 가능성이 있다.

이런 문제의 기저에는 '다름'을 인정하고 받아들이는 데 인색한 문화적 배경이 깔려 있다. 대부분의 사람은 사고방식이나 외모가 다르거나, 자신과 다른 행동을 하는 사람과 어울리지 않는다. 겁을 먹거나, 부랑자 또는 열등한 존재로 취급하기도 한다. 어린이들에게 정신질환을 심장병이나 당뇨병 같은 질병과 똑같이 생각하도록 가르치지 않는 것은 불행한 일이다. 가족이 심장병을 앓는다고 수치심을 느끼는 사람은 없지 않은가?

정신질환을 앓는 사람의 가족은 전화 받기가 두렵다. 정신질환을 앓는 사람이 돈을 요구하거나 분노를 발산하기 위해 걸었을 수도 있고, 경찰이나 병원, 응급실일 수도 있다. 좋은 소식은 드물다. 더이상 버틸 수 없다고 느끼기도 한다. 항상 살얼음판을 걷는 듯한 기분이 들기 때문이다. 온갖 노력이 수포로 돌아가면 지친 나머지 전화번호를 바꾸거나, 이사를 하거나, 아예 연락을 끊어버리는 가족도 있다. 너무 화가 날 때는 정신질환을 앓는 사람이 어디론가 사라지거나, 심지어 죽기를 바라기도 한다.

가족이 죽기를 바라면서 기분이 좋을 사람은 없겠지만 죄책감을 느끼지 않기 바란다. 사실 이런 감정은 매우 흔하고 이해할 만한 반응이다. 사랑하는 누군가가 점차 황폐해지면서 때로 크게 망가지는 모습을 계속 지켜본다는 것은 말할 수 없이 고통스러운 일이다. 끝나기를 바라는 것이 차라리 자연스럽다. 사랑하지 않는 것이 아니라 너무나 사랑하기 때문에, 고통을 겪고 무력감에 빠진 나머지 자신과 사랑하는 가족의 고통이 그만 끝나기를 바라게 되는 것이다. 비유하자면 말기 환자의 가족이 안락사를 원하는 것과 비슷하다. 중요한 것은 이런 심리의 기저에 모든 희망이 사라졌다는 사실이 자리 잡고 있다는 점이다.

불행하게도 이런 감정은 흔히 자신 또는 가장 가까운 사람에게 투사된다. 그렇지 않아도 죄의식과 자책감에 시달리는 가족의 고통이 가중된다. 정신질환을 앓는 사람의 가족이 잠 못 이룰 때마다 동전 한 닢이 하늘에서 떨어진다면 진작에 완치법을 찾아내고도 남을 만큼 자금이 모였으리라. 수많은 가족들이 한밤중까지 잠 못 들고 서성이며 이렇게 저렇게 했더라면 병이 생기지 않았을지도 모른다며 자신을 책망한다. 수많은 **만약에**와 함께 밤을 지샌다. "만약에 아이가 싫어했던 2학년 담임을 피해 학교를 옮겨줬더라면 어땠을까? 그랬더라면 병이 생기지 않았을 텐데." "아빠가 조금만 더 아이에게 다정했더라면…" 이번 장에서는 이런 죄책감에 대해 자세히 알아보고, 몇 가지 대처방법을 제시하고자 한다.

우리는 정신질환으로 인해 생긴 삶의 혼란을 원망한다. 은퇴 후 아무 걱정없이 살 수 있었을 부모가 마흔이 된 자녀를 아직도 돌본다든지, 출가한 딸이 자신의 자녀와 함께 어머니를 돌봐야 한다든지, 부모의 시간과 노력과 경제적인 뒷받침이 거의 모두 정신질환을 앓는 형제에게 돌아가는 경우를 생각해보자. 누구나 이런 상황에 처하면 정신질환이 삶에 미치는 영향을 한시도 잊을 수 없게 된다.

오해와 편견에 사로잡혀 그릇된 충고를 지나치게 적극적으로 해대는 친구와 친척들 역시 스트레스다. 이런 충고는 암시적 또는 명시적으로 가족 잘못이라는 내용을 담고 있는 수가 많다. 이웃은 너무 엄한 게 문제라고 하고, 선생님은 너무 엄하지 않은 게 문제라고 하며, 목사는 환자에게 더 많은 것을 해주라고 하는데, 할아버지는 모든 일을 다 해주는 게 문제라고 한다. 비록 좋은 의도에서 하는 말이라도 정작 곁에서 돌보는 사람에게 얼마나 많은 고통과 의문과 두려움을 가중시키는지 생각하는 사람은 별로 없다.

정신질환을 앓는 사람과 함께 살거나 중요한 관계를 맺는 일은 필연적으로 다양한 감정을 불러일으킨다. 스트레스에 대처하는 방법과 함께 지내는 요령을 익힌다면 감정에 시달리는 일을 상당히 줄일 수 있다. 이런 감정이 부적절한 것이 아님을 상기하는 것이 무엇보다 중요하다. 이 사실을 받아들이면 분노, 절망, 낙담에 대해 불필요한 죄책감에 시달리지 않게 된다. 건강한 가족과 친구들이 흔히 겪는 어려움과 대처방법을 아래에 요약해보았다. 실수를 두려워하지 말 것! 어떤 방법이 가장 효과적인지는 실수를 겪어봐야만 알 수 있다. 실수를 하지 않았다면, 모든 가능성을 탐구해 보지 않은 것이다.

애도과정

처음 정신질환의 증상이 나타나면 주변 사람은 혼란에 빠지고 당황하게 된다. 갑자기 또는 서서히, 사랑하는 가족이 어처구니없는 말과 행동을 한다. 처음에는 그러다 말 거라고 애써 무시하거나 사춘기, 약물, 스트레스 때문이라고 생각한다. 그러다 증상이 지속되면서 인격이 완전히 변해가는 모습을 보면 두려움과 불안, 걱정, 고통이 점점 커진다.

사랑하는 가족이 심각한 만성질환이나 생명을 위협하는 질환으로 진단받으면 누구나 충격에 휩싸여 일단 **부정**한다. 얼마 전만해도 건강하고 행복했던 사람이 오랜 고통에 시달릴 것이란 사실을 믿기 어렵다. 며칠, 몇 주, 몇 달, 심지어 몇 년이 지나도록 믿지 못하는 경우도 있다. 모든 것이 거짓처럼 느껴지기도 한다. 멍한 상태로 서성거리며 생각한다. "내게, 내 가족에게 이런 일이 생길 수는 없어."

엄청난 **슬픔**을 겪기도 한다. 울 수 있는 사람은 많이 운다. 울 수 없는 사람은 고통을 속으로 삭인다. 사랑하는 사람의 삶이 온통 무너져 내리는 고통을 함께 겪는다. 특히 앞날이 창창한 사춘기 자녀가 삶의 가장 아름다운 시기에 서서히 와해되는 모습을 지켜보는 부모의 고통은 말로 다할 수 없다. 자녀의 삶은 결코 기대에 미칠 수 없으리라. 사실상 아들딸을 잃는 것과 다름없다. 자녀를 쳐다보기만 해도 그가 보였던 과거의 가능성을 떠올린다. 병세가 조금 나아져 이전 모습과 비슷해 보일 때는 더욱 그렇다. 한때 사랑했고 숭배하기조차 했던 손위 형제자매가 더이상 예전 같지 않을 때 동생이 느끼는 상실감 역시 각별하다.

마지막으로 자기 힘으로는 도저히 어떻게 해볼 수 없다는 무력감과 함께 엄청난 절망과 **분노** 또한 흔히 겪는 감정이다. 사회의 정신보건 시스템, 정신질환의 치료와 연구에 충분한 예산을 배정하지 않는 정부를 향해 분노를 터뜨리기도 한다. 정책의 우선순위를 바꾸려는 노력으로 이어진다면 건설적인 분노가 되겠지만, 그보다는 정신질환을 앓는 사람이나 가족 중 생각이 다른 사람을 향해 분노를 터뜨리는 경우가 훨씬 많다. 정신질환을 앓는 사람에게 어떻게 해주어야 하는지, 증상이 악화되었을 때 어떻게 하는 것이 바람직한지를 두고 가족 간에 수많은 다툼이 벌어진다.

부정, 슬픔, 분노는 소중한 것을 상실했을 때 나타나는 자연스러운 감정이다. 이런 일련의 반응을 애도과정grieving process이라고 한다. 주요정신질환만큼 엄청난 상실도 드물다. 이전에 알던 그는 더이상 존재하지 않는다. 따라서 스스로 이런 상실감에 대해 슬퍼할 수 있는 여유를 허용하는 것은 매우 중요한 일이다.

누군가 죽거나 중요한 인간관계를 상실했을 때, 우리는 상실을 받아들일 때까지 부정, 우울 및 분노의 감정 속에서 방황한다. 정신질환을 앓는 사람의 가족에게 애도과정은 한층 어렵다. 죽음과 같은 종말이 없기 때문이다. 이전의 그는 여기 없지만, 증상이 조금 가라앉으면 부분적으로나마 돌아온 것처럼 보인다. 필연적으로 다시 희망을 갖게 되지만, 증상이 나빠지면 비참하게 곤두박질친다. 끝없이 정신적인 롤러코스터를 타는 것과 같다. 증상이 예측 불가능하고 끊임없이 변하기 때문에 엄청난 고통을 겪는다. 상황을 있는 그대로 받아들이고 나서야 상황이 변한다.

애도과정은 정신질환을 앓는 사람과 함께 살아가기 위해 반드시 필요하다. 소중한 존재를 상실했을 때 찾아오는 부정, 분노, 슬픔, 우울을 이겨내는 데는 시간이 필요하다. 실로 그 시간은 원하는 것보다, 그러리라 예상하는 것보다, 그래야 한다고 믿는 것보다 훨씬 길다.

스트레스에 대처하기

정신질환을 앓는 사람의 가족이 겪는 감정과 상황은 엄청난 스트레스를 일으킨다. 두통과 위장관 문제는 일상이다. 수면이나 식사, 사회적인 어울림에 어려움을 겪거나 스트레스성 신체증상이 나타날 수 있다. 정신질환의 스트레스는 종종 가족을 와해시킨다. 정신질환을 앓는 사람의 부모가 이혼하는 일은 매우 흔하다. 문제를 다루는 최선의 방법이 무엇인지, 어디까지 개입해야 하는지, 어디까지 보살피고 어디부터 스스로 해결하도록 해야 하는지를 두고 서로 다르면서도 매우 강력한 의견을 갖는 수가 많은 탓이다.

스트레스를 측정하는 척도가 있다. 다양한 사건이 일으키는 스트레스의 정도를 수치화한 것이다. 정신질환을 앓는 사람의 가정에서 흔히 벌어지는 일은 하나같이 스트레스 수치가 매우 높다. 아래 몇 가지 예를 들어보았다.

- 건강 또는 행동의 변화
- 재정 상태의 변화
- 배우자와의 논쟁
- 성적性的 문제
- 자녀가 집을 떠남
- 고부 간의 갈등

- 생활 조건의 변화
- 개인적 습관의 변화
- 여가 습관의 변화
- 수면 습관의 변화
- 식습관의 변화
- 가족모임의 변화
- 별거

스트레스에 성공적으로 대처하는 방법을 배우는 데는 몇 가지 단계가 있다. 우선 자신이 어떤 일에 스트레스를 느끼는지 알아야 한다. 다음으로 자신이 스트레스에 어떻게 반응하는지 알아야 하고, 마지막으로 어떻게 하면 기분이 좋아지는지 알아야 한다. **스스로 스트레스에 대처하는 방법을 찾지 못하면 정신질환을 앓는 사람을 돌보기란 불가능하다.** 신체적, 정신적으로 탈진한 목수에게 연장을 주며 가구를 만들어 달라고 부탁하는 것과 같다. 그런 목수가 좋은 가구를 만들 수 없는 것처럼, 지치고 화가 난 상태로 정신질환을 앓는 사람과 좋은 관계를 맺을 수는 없다. "스트레스에 대처하기 위한 워크시트"라는 빠른 길잡이를 참고하여 스트레스에 대처하는 방법을 찾아보자.

빠른 길잡이 21

스트레스에 대처하기 위한 워크시트

스트레스를 일으키는 3가지 상황을 적어 보자.

1. _____
2. _____
3. _____

이런 상황에서 어떤 기분이 드는가(불안, 우울, 짜증, 분노, 두통 등)?

1. _____
2. _____
3. _____

이제 이런 상황에서 어떻게 하면 편안함과 안정을 느낄 수 있는지 생각해보자(운동, 잠, 친구를 만난다, 돌아다닌다, 명상, TV 보기 등).

1. _____
2. _____
3. _____

정신질환을 앓는 사람은 가족의 사랑과 지원이 필요하다. 이를 통해 삶의 질이 현저히 향상되고 고통이 줄어든다. 사랑과 지원을 제공하려면 가족 모두 최대한 강인하고, 건강하고, 행복해질 수 있도록 시간과 노력을 기울여야 한다. 매일 찾아가 불쾌하고 지치고 소진된 상태로 돌아오는 것보다 어쩌다 한 번 만나더라도 보람있고 즐거운 시간을 보내는 편이 낫다.

정신질환을 앓는 사람이 자신과 가족에게 집중한다는 것은 쉬운 일이 아니다. 어차피 혼자서는 휴가를 떠나거나 다른 삶의 기쁨을 거의 누리지 못한다. 가족이 뭔가 베풀어주고, 사랑이 넘치며, 지원을 아끼지 않는 태도를 유지해야 정신질환을 앓는 사람의 삶에 도움을 줄 수 있다. 이런 상태를 유지하려면 스스로의 삶이 풍요롭고 안정적이어야 한다. 가족 스스로 풍요로운 삶을 누리지 못하면 정신질환을 앓는 사람의 삶도 좋아질 수 없다.

자신을 돌본다는 것은 정신질환을 앓는 사람을 잊고 흥미있는 일을 한다는 뜻이다. 반드시 환자와 떨어져 휴가를 즐기고, 별도의 관심사와 활동과 친구를 두어야 한다. 스스로 일정한 거리를 허용할 줄 알아야 한다. 그렇게 할 수 없다면 결코 사랑과 지지를 제공할 수 없다. **정신질환을 앓는 사람이 최대한 삶을 누리려면 우선 보호자가 최대한 삶을 누려야 한다.**

정신질환을 앓는 사람은 종종 주변에서 무슨 일이 일어나는지 모르는 것 같지만 정서적인 분위기의 변화는 쉽게 감지한다. 보호자의 기분과 전반적인 상태에 매우 민감하다. 그리고 많은 경우 자신의 병 때문에 가족들의 삶이 크게 변한 데 대해 죄책감을 갖고 있다. 이런 감정을 정확히 말로 표현하지 못하더라도 가족들이 의연하게 삶을 이끌어가는 모습을 보여주면 큰 안도감을 얻는다. "자기 삶을 유지하는 법"이라는 빠른 길잡이는 가족의 정신질환이라는 고통을 딛고 삶을 더욱 풍요롭게 만드는 일이 중요하다는 사실을 일깨워줄 것이다.

 빠 른 길 잡 이 2 2

자기 삶을 유지하는 법

정신질환을 앓는 가족을 돌보며 일상 속에서 크고 작은 스트레스를 겪는 와중에 스스로의 희망이나 계획, 성취감을 유지한다는 것이 때로는 불가능하게 여겨질 것이다. 그러나 어렵게 생각될수록 이를 위해 노력해야 한다. 가족의 정신질환으로 인한 절망과 우울, 한계, 그리고 고통에 대처하는 10가지 방법을 들어보았다.

1. 산책, 공연 보기, 친구와 수다떨기, 휴가 등 혼자 할 수 있는 일을 한다.
2. 자신의 삶을 유지해야 정신질환을 앓는 가족의 존경심이 커짐을 기억한다.
3. 자신의 내적 역량이 스스로 생각하는 것보다 크다는 사실을 상기한다.
4. 정신질환을 앓는 가족을 위해 해줄 수 있는 것에 한계가 있다는 사실을 인정한다.
5. 자신과 다른 사람을 비난하지 말고 가족의 정신질환과 한계라는 현실을 인정한다.
6. 언제나 예측 불가능한 일, 예기치 못했던 일이 생길 수 있다는 점을 기억한다.

7. 자신과 가족 모두 항상 배우고 도움을 구한다.
8. 균형 잡힌 식단과 충분한 운동으로 건강을 유지하며 스트레스를 줄이는 활동을 한다.
9. 사회적 관계를 유지하기 위해 노력한다.
10. 시간과 노력을 할애하여 비슷한 처지에 있는 사람들을 돕는다.

삶의 속도를 자신에게 맞추자. 자신의 삶을 지킨다는 것은 마라톤과 같다. 끊임없이 재충전하면서 스스로 견딜 수 있는 속도로 달리지 않으면 결국 쓰러지고 만다. 정신질환을 앓는 사람에게 가능한 많은 것을 해주기 위해 다른 일은 모두 뒷전으로 돌리는 가족이 많다. 그러고도 원하는 결과가 나오지 않으면 결국 환자에게 등을 돌리게 된다.

장거리 달리기를 견디는 능력이 사람마다 다른 것처럼 정신질환을 앓는 가족에게 할애할 수 있는 시간과 노력, 경제적 능력 및 함께 지낼 수 있는 여력 또한 저마다 다르다. 자신의 한계를 존중해야 한다. 정신질환을 앓는 가족을 매주 만나고 휴일에는 집에 데려와 즐겁게 지내고 싶지만 현실적으로는 기껏 한 달에 두어 번 통화하기도 어렵다면 능력을 넘어 무리하는 것보다 그냥 그렇게 하는 것이 장기적으로 양쪽 모두에게 더 좋다. 한 번을 연락하더라도 즐겁게 만나는 것이 불쾌한 만남을 자주 갖는 것보다 훨씬 낫다.

다른 가족의 속도를 존중하는 것 또한 중요하다. 저마다 여력이 다를 수 있으며, 때로는 그것이 희망에서 많이 벗어날 수도 있다. 종종 가족 간에 논쟁과 긴장이 생기기도 한다. 가뜩이나 힘든데 더 긴장할 필요가 있을까? 정신질환에 대처할 수 있는 여력이 각기 다르다는 사실을 받아들이면 불필요한 스트레스를 피할 수 있다. 자신이 원하는 대로 하지 않는 사람을 나쁘거나 틀렸다고 욕하기는 쉽다. 그러나 사람마다 의견과 여력이 다르다는 사실을 인정할 때 비로소 가족 내에 조화와 사랑이 찾아온다.

일상 속에서 위안을 찾아야 한다. 자신이 견딜 수 있는 스트레스의 한계를 인정하는 것이 중요하다. 정신질환을 앓는 가족을 돌보는 중에 짧은 휴식이나 휴가를 원하는 것은 극히 정상적인 반응이다. 돌아왔을 때는 정신질환을 앓는 가족은 물론 자신의 스트레스에도 보다 쉽게 대처할 수 있을 것이다.

◀ 교육의 중요성

대부분의 가족이 정신질환을 앓는 사람을 돌보는 데 최선을 다한다. 교육과 지원이 뒷받침된다면 이런 노력이 훨씬 큰 결실을 맺을 수 있다. 교육이야말로 정신질환이라는 혼란스럽고 복잡한 질병에 맞서 살아남는 데 가장 중요한 방법이다. 정신질환의 증상은, 특히 초기에는 알아차리기 어렵다. 치료 역시 혼란스럽기는 매한가지다. 정신보건 시스템 자체는 물론 관련된 온갖 법적 절차 역시 극히 복잡하며 심지어 비논리적인 때도 많다. 모든 것을 알아도 화가 나고, 절망스럽고, 고통스럽고, 미칠 것 같은 경우가 한두 번이 아니다. 충분한 지식이 없다면 훨씬 힘들고 절망스러울 수밖에 없다.

정신질환은 예측할 수 없다. 언제라도 예기치 못한 일이 생길 수 있다. 익숙해져야 한다. 친절한 안내자나 상담자가 이런 것들을 곁에서 가르쳐 준다면 경험을 통해 10년을 배우는 것보다 훨씬 낫다. 책을 읽고, 시청각 자료를 이용하고, 강의를 들으면 악화 징후를 보다 빨리 포착할 수 있다. 빨리 손을 쓰면 모든 사람이 고통과 괴로움을 덜 겪는다. 호전 징후 또한 더 빨리 인지할 수 있다. 호전은 대개 희망보다 훨씬 천천히 일어나므로 간과하기 쉽다.

자신이 사는 지역에서 이용할 수 있는 정신보건 서비스에도 익숙해져야 한다. 정신질환을 앓는 사람이 당장 그런 서비스를 이용하는 데 관심이 없더라도 알아두는 것은 중요하다. 일단 위기가 닥치면 작은 일조차 매우 어려워진다. 위기가 닥쳤을 때나 환자 스스로 도움이 필요하다고 느낄 때 즉시 어디를 찾아야 할지 안다면 대처하기가 훨씬 쉽다. 현명한 가족은 정신과적 응급서비스, 주치의 및 도움이 될 전화번호를 항상 저장해 둔다. 위기를 단 몇 분이라도 빨리 해결할 수 있다면 실제로 닥쳤을 때는 하늘이 내린 선물처럼 생각될 것이다.

정신질환자를 위한 전국동맹

미국 내에서 정신질환을 앓는 사람의 가족에게 지속적인 교육과 지원을 제공하는 가장 믿을 만한 단체는 정신질환자를 위한 전국 동맹National Alliance for the Mentally III, NAMI이다. 이 단체는 1979년 정신질환을 앓는 사람과 가족에 대한 서비스, 치료, 연구 및 교육의 부족에 절망감을 느낀 가족들이 결성했다. 현재 미국 내에서 정신질환을 앓는 사람들의 권익단체로서 가장 크고 중요한 역할을 하며 정신보건 서비스 이용자, 가족 및 전문가들의 연합체로 성장하고 있다. 얼마나 자주 모이고, 정확히 어떤 서비스를 제공하는지는 지부마다 다르다. 어디를 찾든 매우 비슷한 경험을 해 온 친절하고 이해심있는 사람들을 만나게 되리라는 것만은 확실하다. 정신질환을 앓는 사람과 가족이 필요로 하는 도움을 직접 제공받거나, 적어도 어디에서 제공받을 수 있는지 알려준다. 많은 지부에서 가족 지원모임과 교육 프로그램을 제공한다. 위기나 불확실하고 고통스러운 상황에 처한 사람을 위해 전화 핫라인을 운영하는 곳도 있다. 믿을 만한 의사는 물론 적당한 주거지, 음식, 치료 프로그램을 주선하기도 한다. 정신질환에 대한 정부 예산을 적정 수준으로 늘리고 관련 법규를 개정하기 위한 노력에도 선봉에 서 있다. 본부는 버지니아 주 알링턴이다. 회원 수는 22만 명이 넘고, 미국 내 50개 주와 컬럼비아 특별구D.C., 푸에르토리코, 미국령 사모아와 캐나다 등지에 1,200개의 분회가 있다. 정신질환을 앓는 사람의 가족이라면 지역, 주 또는 전국 사무소에 연락하여 회원으로 가입하고 도움이 되는 정보가 가득한 소식지를 받아볼 수 있다.

정신질환에 대해 서로 얘기를 나누고 배울 수 있는 지지모임이 있다는 것은 스스로를 지탱하는 데 너무나 중요하다. 정신질환을 앓는 사람의 가족이 겪는 고통을 이해하는 사람은 많지 않다. 비슷한 경험을 한 사람들을 만나 얘기를 나누는 것만큼 도움이 되는 일은 달리 없다. 지지모임에 가입하는 것이야말로 자신을 위해 할 수 있는 일 가운데 으뜸이다.

정신질환 자체는 물론 정신질환을 앓는 사람과 함께 지내는 방법에 관해 배워야 할 것은 매우 많다. 자신과 다른 가족들의 감정을 다루는 방법을 익히는 데도 시간이 걸린다. 우선 최대한 참을성을 발휘하는 법을 배워야 한다. 정신질환을 앓는 가족에 대해서야 마찬가지로 스스로에 대한 기대 역시 현실적이어야 한다. "자신에 대한 현실적 목표와 기대"라는 빠른 길잡이에 스스로 노력해야 할 목표에 관한 사항을 요약했다. 목표를 이루는 데도 어떤 사람은 다른 사람들보다 시간이 오래 걸린다는 점을 염두에 두기 바란다.

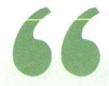

빠 른 길 잡 이 2 3

자신에 대한 현실적 목표와 기대

❥ 자기 교육, 즉 정신질환 자체와 최선을 다해 대처하는 방법을 배운다.

1. 정신질환을 앓는 사람에게 조용하고 사려 깊은 태도로 대응하는 능력을 개발한다.
2. 작은 성취를 알아차리고 감사하는 능력을 키운다.
3. 악화의 징후를 큰 고통없이 받아들이는 능력을 키운다.
4. 가족의 불행을 안고도 삶을 즐기고 풍요롭게 만들어가는 능력을 키운다.
5. 정신질환을 앓는 가족과 사랑의 거리를 두는 방법을 익힌다.
6. 모든 일이 가능하도록 도움을 받을 기회를 지속적으로 찾는다.

◖ 형제와 자녀를 위해 특별히 고려할 점

정신질환은 가족 모두에게 영향을 미치지만 각 구성원의 반응은 다소 다를 수 있다. 형제와 자녀는 종종 상황에서 멀어지려고 하며, 자신이 간여할 일이 아니라는 태도를 취하기도 한다. 그럼에도 가족의 정신질환은 어린 시절의 기억 속에 외상으로 남는 것이 보통이며, 그 상처와 불안은 오래도록 삶에 영향을 미친다. 젊은 성인기에는 자기도 정신질환을 앓지 않을까 불안해하는 경우가 많다. 더 나이가 들어 가족이 생기면 자녀들이 정신질환에 시달리지 않을까 걱정한다. 그런 가능성이 얼마나 되는지 가늠해보려면 제1장에 언급한 통계 수치를 참고한다. 이런 통계치가 자신에게는 어떻게 적용되는지 유전상담을 원하는 사람도 있다. 부모의 실망에도 불구하고 형제들은 어떤 문제든 오불관언적인 태도를 취하면서 모든 것을 부모에게 미루는 경우가 많다. 그러나 이때도 결국 부모가 돌아가실 것을 걱정하며 살게 마련이다. 그때는 자신이 문제를 떠맡을 수밖에 없다는 사실을 알기 때문이다.

부모나 형제가 정신질환을 앓는 경우 정상적인 발달이 저해될 수 있다. 가족이 문제를 겪는 동안 필요한 교육과 이해를 받지 못하면 성인이 된 후에 그 경험을 적절히 처리하기 위해 특수치료나 지지가 필요할 수도 있다. **병을 앓거나 장애가 있는 사람과 함께 지낼 수 있는 역량과 한계는 사람마다 다르다**. 종종 고통스러운 기억에서 회복되는 데는 시일이 걸린다. 모든 사람이 이런 차이를 존중하는 것이 최선이다. 질병을 앓는 가족의 문제에 뛰어드는 데 필요한 시간과 성숙도는 저마다 다르다. "정신질환을 앓는 가족과 함께 성장하기"라는 빠른 길잡이에 정신질환을 앓는 사람의 형제 및 자녀가 겪는 특별한 문제들을 요약했다.

빠 른 길 잡 이 2 4

정신질환을 앓는 가족과 함께 성장하기

❥ 정신질환을 앓는 사람의 형제 및 자녀는 흔히 다음과 같은 문제를 겪는다.
1. 부정
2. 혼란
3. 수치심
4. 슬픔
5. 죄의식
6. 공포
7. 절망
8. 분노
9. 원망

❥ 부모나 형제가 정신질환을 앓는다는 사실은 흔히 다음 영역에 심각한 영향을 미친다.
1. 사회적 관계 형성
2. 가족에 대한 개념
3. 부모와의 관계
4. 활동이나 책임에 대한 선택
5. 정서적 건강

❥ 가장 어려운 순간은 다음과 같은 때이다.
1. 정신질환 발병 시
2. 사춘기
3. 정신질환을 앓는 가족의 급성 악화기. 특히 매우 낯설거나, 예측 불가능하거나, 받아들일 수 없는 행동을 할 때

❯ **다음과 같은 요인이 도움이 된다.**

1. 정신질환과 그 영향에 대해 개방적으로 토론하는 가족
2. 상황에 대해 터놓고 얘기를 나눌 수 있는 사람들과의 지지적인 관계
3. 정신질환, 특히 가족이나 가족의 자녀가 정신질환을 앓게 될 가능성에 대한 교육
4. 스스로의 활동 및 관계에 집중함

❯ **정신질환이 형제들에게 어떤 영향을 얼마나 미칠지는 다음과 같은 요인에 따라 달라진다.**

1. 손위 또는 손아래
2. 동성 또는 이성
3. 나이 차이
4. 매우 심하거나 예측하기 어려운 병세

정신질환을 앓는 사람의 형제나 성인 자녀 중 다수는 각기 다른 기간 동안 가족 또는 환자와 거리를 둠으로써 문제에 대처하려고 한다.

죄책감

정신질환을 앓는 사람의 가족은 환자 또는 스스로의 삶에 죄책감을 느낀다. 이런 감정은 마음 한구석에 약간 성가신 느낌이 드는 정도에서 끊임없이 파고들어 사람을 황폐화시키는 정도까지 다양하다. **죄책감에 논리적인 근거는 없다.** 사랑하는 가족과 그에게 일어난 모든 일에 책임을 느끼는 것이 인간의 본성인 것 같다. 우리 내부에는 우리가 우주의 중심이며 삶에서 일어나는 일, 특히 좋지 않은 일은 모두 어떤 마법적인 힘에 의해 스스로 불러들인 것이라고 믿는 유아적인 의식에서 결코 벗어나지 못하는 부분이 있다. 이런 느낌은 조용히 잠재되어 있다가 비극적인 사건이 생기면 고개를 들고 차차 모습을 드러낸다.

심한 질병이나 장애를 겪는 사람의 가족은 또 다른 종류의 죄책감에 시달릴 수 있다. 나와 가까운 소중한 사람보다 나은 삶을 누릴 권리가 없다는 느낌, 소위 **생존자의 죄책감** survivor guilt이다. 왜 끔찍한 일은 꼭 착한 사람에게만 일어나는가 하는 의문의 이면인 셈이다. 다른 사람은 그렇지 못한데 나만 완벽한 삶을 누릴 수 있는가? 간단히 답할 수는 없지만, 이런 느낌에 대처하는 현실적인 전략을 "죄책감에 대처하는 방법"이라는 빠른 길잡이에 요약했다.

죄책감은 풍요로운 삶을 누리는 데 큰 장애가 된다. 감정이 강렬하고 불편하다면 귀기울여 듣고 이해해줄 사람과 이야기를 나누는 것이 좋다. 감정을 억누르기만 하면 점점 상황이 나빠진다. 죄책감의 이면에 자리한 잘못된 믿음을 가려내고 나면 합리적으로 대처할 수 있다. 이것은 스스로 정신질환을 어느 정도 알고 난 후에야 가능하므로 역시 교육이 중요하다.

어떤 상황을 새로운 각도에서 바라보려면 시간과 인내는 물론, 새로운 것을 배우고 자신이 처한 상황을 다른 사람과 상의하려는 마음가짐이 필요하다. 이런 마음가짐을 갖기는 어렵다. 두 가지 이유 때문이다. 우선 가능하면 문제를 가족 내에서 해결해야 한다는 믿음이다. 외부의 도움을 구하는 일을 나약하거나 그릇된 태도로 생각하는 것이다. 이런 생각 때문에 겪지 않아도 될 고통을 겪는 일은 매우 흔하다. 어떤 사람이나 가족도 스스로의 힘으로만 어려움을 해결할 필요는 없다. 어느 누구도 교육과 도움없이 복잡한 질병에 효과적으로 대처할 수는 없다.

정신질환에 대한 사회적 편견과 무지 역시 외부의 도움을 구하기 어렵게 만든다. 정신질환과 힘겹게 싸우는 가족이 자신들을 이해해 주는 사람, 정신질환을 갑자기 실명하거나 암에 걸린 것과 비슷하게 생각하고 지지와 위안을 아끼지 않는 사람들을 만나는 일은 매우 중요하다. 불행하게도 대부분의 사람은 그 정도로 이해심이 깊지 못하다. 그저 움츠러들거나, 심지어 공포와 죄책감을 더하는 경우도 있다.

죄책감은 끈질긴 감정이다. 정신질환에 대한 모든 책을 섭렵하고 생물학적 원인에 대해 알 만큼 아는 가족들조차 항상 마음이 편한 것은 아니다. 그때 이렇게 했더라면 하는 비논리적인 생각에 사로잡혀 밤을 지새곤 한다. 모든 가족이 심란한 의구심을 완전히 떨쳐 버릴 수 없다고 해도 이런 감정이 어떻게 될 것인지 미리 아는 것은 중요하다. 의구심에 사로잡히면 당장 정신질환을 앓는 가족을 위해 해줄 것이 현저히 줄어든다. 과거에 사로잡히면 환자를 충분히 도울 수 없으며, 이는 미래에 더욱 큰 죄책감을 유발한다. 가장 좋은 방법은 모든 가족이 현재의 삶을 최대로 누리며, 최선을 다해 서로 돕고, 대답할 수 없는 질문에 사로잡히지 않는 것이다. 물론 이는 장기적인 목표이며 성취하기는 생각보다 훨씬 어렵다.

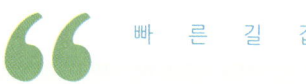

빠른 길잡이 25

죄책감에 대처하는 방법

정신질환을 앓는 사람의 가족은 언젠가는 환자 또는 자신의 상황에 죄책감을 느낀다. 이런 감정은 절대로 사라지지 않을 수 있지만 크게 줄일 수는 있다.

▶ 죄책감의 원인

1. 정신질환을 앓는 가족에 대한 자신의 감정(특히 분노), 생각 또는 행동에 대해 자책하거나 후회한다.
2. 정신질환을 앓는 가족보다 더 나은 삶을 살고 있다는 사실에 마음이 불

편하다(생존자의 죄책감).
3. 정신질환을 앓는 사람의 가족에 대한 사회적 배척

❱ 죄책감의 결과
1. 우울감으로 현재의 삶에 대한 활력이 없어짐
2. 과거에 집착
3. 자기 확신과 자긍심이 감소
4. 효율적으로 문제를 해결하고 목표를 달성하지 못함
5. 과거의 죄를 씻으려고 성자(聖者)처럼 행동함
6. 과잉보호를 한 나머지 정신질환을 앓는 사람이 더욱 무력하고 의존적인 존재가 됨
7. 삶의 질이 떨어짐

❱ 상황을 보다 논리적이고 덜 고통스럽게 생각함으로써 죄책감에 대처하기
1. 죄책감을 인정한 후, 이해하고 주의 깊게 들어줄 사람에게 털어놓는다.
2. 죄책감을 일으키는 믿음을 돌아본다("걔가 어렸을 때 이렇게 했어야 했는데", "좀 더 빨리 뭔가를 했어야 했는데", "그런 말은 하지 말았어야 했는데" 등).
3. 정신질환의 원인과 경과에 대한 지식을 바탕으로 이런 잘못된 믿음에 대항한다.
4. 과거에 얽매이지 않도록 노력한다.
5. 자신과 정신질환을 앓는 가족을 위해 현재와 미래를 개선할 방법에 집중한다.
6. 가족이 불운했더라도 자신은 보람 있는 삶을 누릴 가치가 있다는 점을 상기한다.

분노와 좌절

분노와 좌절 또한 흔하다. 상황을 정확히 이해하지 못한 상태에서 처음 증상을 목격한 경우 특히 이런 감정이 들기 쉽다. 정신보건 시스템의 한계와 자기 힘으로 큰 변화를 일으킬 수 없다는 사실을 깨달았을 때도 분노와 좌절을 느낀다. 무력감을 좋아하는 사람은 아무도 없거니와, 사랑하는 사람이 고통받고 있다면 말할 필요조차 없다. 물론 정신질환을 앓는 사람의 행동 또한 분노와 좌절의 주된 원인이다.

분노와 좌절이 위험한 것은 적절치 못한 방향으로 터져 나오기 때문이다. 정신질환을 앓는 사람 또는 다른 가족이 어떤 행동을 하거나 하지 않는다고 화를 내기는 너무도 쉽다. 화를 낼 이유 또한 얼마든지 있다. 자신이 처한 환경에서 정확히 어떤 부분이 그토록 절망스럽고 화가 나는지 가려내는 데 최선을 다해야 한다. 분노에 불을 댕기는 급박한 상황에 대처할 방법을 찾아야 한다. 그 후 분노를 보다 건설적으로 표출할 길을 찾는다. 정신질환을 앓는 사람이나 가족이 아닌 병 자체와 사회적 서비스의 부족을 향해 분노를 터뜨리는 것도 좋다. 많은 사람이 주장할수록 정신질환을 앓는 사람을 위한 서비스를 확대하는 데 더 많은 예산이 배정될 수 있다.

어린이

어린이에게 정신질환 또는 물질남용 문제를 겪고 있는 가족을 어떻게 설명해야 할지 난감한 경우가 종종 있다. 정신질환을 앓는 사람 역시 형제나 조카, 손주들, 또는 함께 살거나 자주 만나는 어린이가 있을 수 있다. 이때 어린이에게 정신질환을 앓는 사람과 행동을 어떻게 설명해야 할까? 몇 살이든 이해할 수 있는 방식으로 얘기를 나눌 수 있다. 물론 다섯 살배기와 15세 청소년에게는 다른 방식으로 설명해야 한다. 다음과 같은 점을 고려한다.

- 환자에게 약물이나 알코올 문제, 질병, 정신질환(어린이의 나이에 따라 적절한 명칭을 사용한다)이 있다는 사실을 인정한다.
- 병 때문에 정상적인 상황에서는 결코 하지 않을 말이나 행동을 한다고 설명한다. 10대들은 질병이 사고와 감정, 행동 및 판단에 영향을 준다는 사실에 귀를 기울이고 이해할 수 있다.
- 자신도 병에 걸릴까 봐 불안해하지 않도록 전염되지 않는다고 알려준다.
- 그 병은 어린이 자신은 물론 그의 말이나 행동과 아무런 관련이 없다고 확신시킨다.
- 병 때문에 정반대의 말이나 행동을 하더라도 정신질환을 앓

는 사람은 여전히 어린이를 사랑한다고 확신시켜준다.

- 다른 사람과 함께 있을 때와는 다르게 말하고 행동해야 한다는 것을 비롯하여, 정신질환을 앓는 사람과 함께 있을 때 어떻게 행동해야 하는지 구체적으로 알려준다.

어린이도 정신질환을 앓는 사람 곁에 있을 때 어떤 기분인지 얘기할 기회가 필요하다. 함께 산다면 어린이 역시 어느 정도 분노, 수치심, 당혹감, 혼란, 실망 등의 감정을 느낄 수 있다. 가족 중에 이를 이해하고 공감하는 성인, 또는 가족이 아니라도 전문가에게 이런 감정을 표현할 수 있는 기회를 주는 것이 속으로 앓도록 두는 것보다 훨씬 바람직하다. 상황에 대해 이야기를 나누고, 모든 사람에게 미치는 영향에 대해 귀를 기울이고 존중하는 가족은 묵묵히 부담을 안고 살아가는 가족에 비해 훨씬 풍요로운 삶을 누린다. 감정에 귀를 기울이고 존중해주는 것만으로도 어린이가 상황에 대처하는 데 큰 도움이 된다. 모든 것을 호전시키지 못하더라도 상황에 내재된 몇 가지 문제를 해소할 수 있다.

어린이가 최대한 일상적인 활동과 친구 관계를 유지하는 것도 중요하다. 가족을 벗어나 학교, 특별활동, 또는 친구들과 어울려 시간을 보내고 에너지를 발산해야 한다. 정신질환을 앓는 가족, 또는 그로 인해 가족 내에서 생기는 모든 문제를 '고치는' 것이 그들의 책임이 아니란 것을 확신시켜줘야 할 수도 있다. 위기와 질병에 대처하느라 마땅히 어린이들에게 돌아가야 할 시간과 노력과 다른 자원을 충분히 베풀어주지 못하는 데 대해 부모가 느끼는 미안함을 인정하는 것 또한 도움이 된다.

7장

정신질환을 앓는 사람과 조화롭게 어울리기

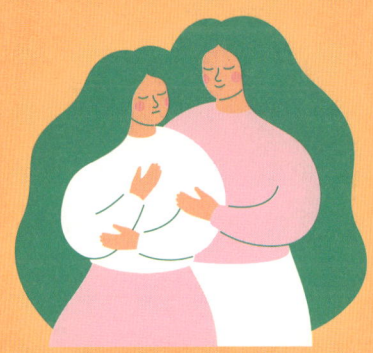

정신질환을 앓는 사람의 특수한 경험과 특별한 필요, 주변 사람이 겪는 감정과 경험에 대해 살펴보았다. 이제 정신질환을 앓는 사람의 필요와 다른 가족의 필요를 조화시킬 때 생기는 문제점들을 짚어보자.

정신질환을 앓는 사람이 집에 있으면 시간과 노력과 재정적 여력을 분배할 때 긱 가족의 특별한 필요를 고려하기 어렵다. 이러지도 저러지도 못한 채 미로에 갇힌 기분, 불가능한 곡예를 벌이는 기분이 들기도 한다. 다 포기하고 모든 것을 환자에게 쏟아 붓고 싶기도 하다. 그렇게 하면 반드시 부작용이 생긴다. 각자의 상황이 변하면 필요도 달라진다는 점을 인정하면서, 각자를 존중하고 배려해야 한다. 시행착오를 겪으며 한계를 배우는 수밖에 없다. 경험을 통해 모두에게 가장 좋은 방법이 무엇인지 알게 된다. "정신질환을 앓는 사람과 건강한 가족 사이에 조화롭게 시간 배분하기"라는 빠른 길잡이에 염두에 둘 것들을 요약했다.

빠른 길잡이 26

정신질환을 앓는 사람과 건강한 가족 사이에 조화롭게 시간 배분하기

↘ 다음 여섯 가지 질문을 고려하여 우리 가족에 맞는 조화로운 계획을 세워보자.

1. 정신질환을 앓는 사람에게 얼마나 시간을 할애할 수 있는가(하루 두 시간, 일주일에 한 번 방문, 한 달에 한 번 방문, 한 달에 한 번 전화 등)?
2. 장기적으로 최대한 좋은 관계를 유지하기 위해 정신질환을 앓는 사람에게 얼마나 시간을 할애해야 하는가?
3. 다른 가족은 얼마나 많은 시간을 필요로 하는가? 건강하다고 시간을 할애 받을 권리가 적은 것은 아니다.
4. 혼자 있거나, 친구 또는 가족과 어울리는 등 자신을 위한 시간은 얼마나 필요한가?
5. 정신질환을 앓는 사람과 더불어 보내는 시간은 얼마나 즐겁고 보람 있는가? 함께 시간을 보내고 난 후 서로의 느낌은 어떤가?
6. 건강한 가족이 스트레스 징후를 보이는가(신체증상, 수면장애, 식사장애, 우울증 등)? 시간과 보살핌이 부족하여 스스로 또는 가족들에게 어떤 부담이 생기는가?

자신과 가족 모두 중요하다. 시간과 노력, 돈 등 모든 자원을 환자에게만 쏟아서는 안 된다.

◀ 함께 살 것인가?

정신질환을 앓는 사람의 가족에게 가장 고통스럽고 어려운 일은 환자와 함께 살 것인지 결정하는 것이다. 폐쇄시설을 이용해야 할 형편이면 차라리 쉽다. 정신질환을 앓는 사람 중에도 혼자 살아갈 의지와 능력이 있어 가족과 따로 살면서 어느 정도 도움만 받는 경우도 있다. 문제는 중간에 해당하는 환자들이다. **사실 이 문제는 정부에서 재정을 투입하여 정신질환을 앓는 사람들에게 보다 광범위한 서비스를 제공하고, 최대한 독립적으로 살아갈 수 있는 공동체를 허용한다면 쉽게 해결될 수 있다. 가족은 정신질환을 앓는 사람과 관계를 유지하면서 행복하고 독립적인 삶을 누릴 수 있다.** 불행하게도 필요에 비해 지원이 너무나 부족해서 아직도 이 문제는 가정에서 각자 해결할 수밖에 없는 실정이다.

정신질환을 앓는 사람의 가족이나 친구가 맞서야 하는 수많은 문제와 마찬가지로 간단하고 뚜렷한 해결책은 없다. 모든 상황을 개별적으로 평가할 수밖에 없다. 관련된 모든 사람의 행복을 비교해봐야 한다. 가족이 길거리나 싸구려 여관을 전전하기를 바라는 사람은 없다. 그러나 정신질환을 앓는 사람과 함께 사는 것이 나머지 가족에게 엄청난 긴장을 유발하는 것 또한 사실이다. 모든 관계에 필연적으로 큰 영향을 미친다. 여기 필요한 노력을 과소평가해서는 안 된다. 이런 결정을 내릴 때 고려할 것들을 "함께 살아야 할까?"라는 빠른 길잡이에 정리해보았다. 어떤 결정을 내리더라도 시간이 지나고 주변 상황과 병세가 변하면 변경할 수 있다. 정신질환을 앓는 사람을 어디서 살게 하고 어느 정도까지 관계를 맺으며 살 것인지에 대한 결정을 정기적으로 재평가해볼 수 있다는 뜻이다.

 빠 른 길 잡 이 2 7

함께 살아야 할까?

일률적으로 답할 수는 없다. 대부분의 가족과 전문가의 경험상 따로 생활하면서 가족을 만나고 지원을 받을 때 기능수준이 더 높게 유지되고 가족과의 관계도 더 좋다. 결정을 내리기 전에 신중하게 상황을 평가해야 한다.

↘ 다음과 같은 경우는 함께 사는 편이 낫다.

1. 뚜렷한 증상이 많지 않고 상당히 높은 수준의 기능을 유지하는 경우
2. 정신질환을 앓는 사람에게 친구와 집 밖에서의 활동이 있는 경우
3. 여성인 경우
4. 함께 사는 형제가 없어 정신질환을 앓는 사람이 부정적인 영향을 미치지 않는 경우
5. 가족기술훈련(family skill training)을 받고, 정신질환을 앓는 사람에 대해 함부로 편협한 판단을 내리지 않으며, 분위기가 조용하고 긍정적이며 예의 바른 가족
6. 정신질환을 앓는 사람 스스로 치료와 체계적인 활동에 참여하는 데 동의한 경우

❱ **다음과 같은 경우라면 함께 사는 것을 권장하지 않는다.**
1. 증상이 파국적이어서 가족이 정상적인 생활을 할 수 없는 경우
2. 다른 형제가 있어 정신질환을 앓는 사람으로부터 부정적인 영향이 우려되는 경우
3. 가족들이 환자에 대해 분노하거나, 겁에 질리거나, 비판적인 경우
4. 부모의 결혼생활에 강력한 부정적 영향을 미치는 경우
5. 가족이 정신질환을 앓는 사람에 의해 통제되어 각자의 평소 활동 또는 일상을 영위할 수 없는 경우
6. 정신질환을 앓는 사람에게 집 밖의 활동이나 지지 시스템이 없는 경우
7. 편모 또는 편부가 혼자 사는 경우
8. 정신질환을 앓는 사람의 약물이나 알코올 남용이 심한 경우

환자를 돌보는 일에서 소금이라도 벗어나 남는 시간과 노력을 자신과 가족에게 돌리고자 안간힘을 쓰는 사람은 많다. 고통스럽고 어려워도 정신질환을 앓는 사람을 한 번 더 들여다보려고 애를 쓰기도 한다. 간혹 아예 관계를 단절하기도 하지만 고통스럽긴 마찬가지다. 어떤 방식을 택하든 언제나 모두의 필요에 똑같이 주의를 기울여야 한다는 점을 상기하기 위해 "함께 살거나 방문하는 경우 지켜야 할 규칙"이라는 빠른 길잡이를 준비했다. 무리하는 것보다 가능한 것을 편하고 자유롭게 제공하는 편이 보호자와 환자 양쪽을 위해 더 낫다.

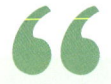

빠 른 길 잡 이 2 8

함께 살거나 방문하는 경우 지켜야 할 규칙

↘ 일반적인 원칙은 다음과 같다.

1. 정신질환을 앓는 사람의 필요에 대한 특별한 고려와 다른 가족들 역시 각자 권리가 있다는 사실 사이에서 균형을 찾는다.
2. 정신질환을 앓는 가족에 대해 현실적인 기대를 한다.
3. 함께 살 것인지 또는 얼마나 길게 방문할 것인지 당사자와 협의를 거치며 다음과 같은 점을 고려한다.
   - 정신질환을 앓는 사람의 필요와 희망
   - 보호자의 필요와 희망
   - 정신질환을 앓는 사람의 행동
   - 정신질환을 앓는 사람의 행동에 대한 보호자의 허용 가능 수준
4. 몇 가지 기본적인 규칙을 마련한다(폭력은 안 된다, 침대에서는 담배를 피울 수 없다, 밤 11시 이후에는 라디오나 TV를 켤 수 없다 등).
5. 모든 일을 최대한 예측 가능하게 진행한다.

↘ 방문하는 경우

1. 너무 긴 방문보다는 차라리 너무 짧은 방문이 낫다. 사랑과 따뜻한 마음을 직접 전하는 것이 가장 중요하다. 병원이나 폐쇄시설에 있다면 마음을 전하는 데 1시간 이상이 필요하지는 않다.
2. 정신질환을 앓는 사람의 전반적 또는 특정 행동에 따라 방문 시간을 조절한다.
3. 방문 중 너무 많은 일을 계획하지 않는다. 체계적인 활동 사이에 차분히 쉴 수 있는 시간을 마련해야 한다.

4. 정신질환을 앓는 가족이 집에 오래 머무른다면(1~2일 이상) 그 동안 자신의 일상을 소홀히 하지 않는다.
5. 함께 하는 시간을 어떻게 보내면 좋을지 정신질환을 앓는 사람 스스로 제안하도록 격려한다.
6. 정신질환을 앓는 사람뿐 아니라 다른 가족의 기호와 필요를 함께 고려한다.

❯ 집에 함께 사는 경우
1. 보호자와 정신질환을 앓는 사람이 따로 집을 나서 각기 다른 활동을 하는 시간이 있도록 계획을 세운다.
2. 규칙을 심각하게 위반하는 경우, 적절한 벌칙을 활용한다.
3. 가능하면 자연스러운 벌칙이 좋다. 예를 들어, 특권을 지나치게 남용한다면 그 특권을 제한한다.
4. 규칙과 벌칙은 정신질환을 앓는 사람의 상태에 따라 변경해야 한다.

◀ 즐거운 활동 및 명절 보내기

정신질환을 앓는 사람의 가족이나 친구는 막상 시간이 주어져도 환자와 더불어 어떤 활동을 할지 막막해한다. **항상 즐겁게 지낼 수 있는 것은 아니다.** 심하게 우울하거나 자기만의 내면세계 또는 망상에 사로잡혀 여가활동은 물론 웃기조차 어려운 경우도 있다. 이런 경우라면 가족의 사랑과 관심을 느끼도록 자주 만나면서 치료에 충실히 따르도록 격려해주는 정도가 최선이다.

그러나 많은 경우 조금만 주의와 관심을 기울이면 정신질환을 앓는 사람도 여가활동에 참여하여 즐거운 시간을 보낼 수 있다. "정신질환을 앓는 사람과 즐거운 시간 보내기"라는 빠른 길잡이에 몇 가지 방법을 설명했다. 가장 중요한 네 가지 원칙이 있다.

1. 현실적인 기대를 했을 때 일이 더 잘 풀린다.
2. 미리 구체적인 계획을 마련한다.
3. 정신질환을 앓는 사람이 집중할 수 있는 뚜렷한 임무와 활동을 제공한다.
4. 계획한 활동을 잘 따를 수 없는 날도 있다는 사실을 미리 염두에 둔다.

방문이나 외출을 계획할 때는 기능수준과 관심을 고려한다. 최근에 퇴원한 사람과 함께 스포츠 경기를 관람하러 간다면 평소 열렬한 스포츠팬이었더라도 관중의 열기에 압도당할 수 있다. 현재 상태에서 어떤 활동이 편안할 것 같은지 당사자와 미리 상의하는 것이 좋다.

보호자도 즐거워야 한다. 정신질환을 앓는 사람이 근사한 레스토랑을 가고 싶어 해도 평소에 몸을 잘 씻지 않고, 큰 소리로 떠드는 버릇이 있으며, 이상한 행동을 해서 당황스러운 적이 있었다면 보호자는 끔찍한 시간을 보내게 될 것이다. 차라리 조금 복잡하고 시끄러운 패밀리 레스토랑을 선택하거나, 공원이나 동물원으로 소풍을 가자고 제안해본다. 양쪽의 만족을 함께 고려하는 것이다. 약간 창의성이 필요하지만 충분히 시도할 만한 가치가 있다.

대개 정신질환을 앓는 사람은 모든 사람이 둘러앉아 일상적인 대화를 나누는 체계 없는 모임을 불편하게 생각한다. 주의를 집중할 거리도 없고, 그들의 삶에서 부족한 것이나 문제를 부각시키기 때문이다. 몇 분만 지나도 할 말이 없어지고 긴장의 수위가 높아진다. 이런 형태보다는 함께 즐길 수 있는 공통 관심사를 찾아야 한다. 게임, 영화, 스포츠, 산책 등 집중할 수 있고 자신의 생활에 대해 말해야 한다거나, 어색한 침묵을 채워야 한다는 부담감을 덜어줄 수 있는 활동이면 무엇이든 좋다.

얼마나 오래 함께 있었는지보다 얼마나 만족스럽게 시간을 보냈는지가 훨씬 중요하다. 대개 짧은 방문이 모든 사람에게 만족스럽다. 남는 시간에 아무것도 할 것이 없다면 모든 사람이 불편해진다. 정신질환을 앓는 사람에게 필요한 것은 자신을 돌보는 가족이 있음을 확인하는 것이다. 이런 목표는 정기적인 통화나 짧은 방문으로도 충분히 달성할 수 있다.

정신질환을 앓는 사람과 즐거운 시간 보내기

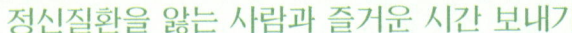

↘ 외출을 계획한다면,

1. 많은 사람으로 붐비는 환경, 자극 강도, 이동 시간 등을 어느 정도까지 견딜 수 있는지 생각해본다.
2. 스스로도 당황스러운 일이나 불안감, 정신질환을 앓는 가족과 보내는 시간을 어디까지 견딜 수 있는지 생각해본다.
3. 정신질환을 앓는 사람의 상태가 좋지 않다면 계획을 취소한다.
4. 사람들이 예외적인 행동이나 다른 점을 쉽게 받아들일 수 있는 장소(격식을 차릴 필요가 없는 음식점 등)를 선택한다.
5. 정상적인 행동 또는 가벼운 스트레스를 받았을 때 정신질환을 앓는 사람이 흔히 나타내는 행동 이상의 것을 기대하지 않는다. 완벽한 진행 역시 기대하지 말 것!

↘ 집에서 모임을 계획할 때는,

1. 정신질환을 앓는 사람은 물론 스스로 어디까지 견딜 수 있는지를 염두에 둔다.
2. 시간을 함께 보내는 가장 좋은 방법은 어떤 일을 함께 하는 것이다. 가족이 많다면 정신질환을 앓는 사람에게 구체적인 역할을 맡겨본다(음식과 수저 등을 상에 놓기, 사진 찍기, 어린이 돌보기 등).
3. 다른 사람에게 특수한 필요, 예상되는 반응이나 행동 등을 미리 알려준다.
4. 원할 때는 언제나 자리를 벗어나 휴식을 취할 수 있게 해준다.

> ↘ 예기치 못한 일을 막으려면,
> 1. 여럿이 함께 보내는 시간에 차차 적응할 수 있도록 천천히 진행한다.
> 2. 갑자기 깜짝 놀랄 일이 생기지 않도록 계획 시부터 최대한 많은 것을 상의한다.
> 3. 문제가 생기면 어떻게 할지 비상계획을 세워둔다.
> 4. 현실적인 기대를 한다.
> 5. 일이 생각대로 진행되지 않더라도 유연한 태도를 취한다. 오직 한 가지 계획에만 집착해서는 안 된다.

명절

명절은 정신질환을 앓는 사람의 가족에게 특히 어려운 때다. 흔히 명절을 맞아 한자리에 모이면 가족 모두 행복하고 즐겁고 멋진 시간을 보내야 한다고 믿는다. 이런 기대는 비현실적이다. 이런 기대 때문에 정신질환을 앓는 사람은 물론 다른 가족도 오히려 더 심한 우울과 절망을 겪을 수 있다. 이런 일을 피하기 위한 몇 가지 요령이 있다.

한 가지 원칙은 가족 모두 감정에 솔직해야 한다는 점이다. 예를 들어, 정신질환을 앓는 사람이 크리스마스에 사촌들이 한데 모이는 모습을 보고 싶지 않고, 선물을 살 돈도 없으며, 어디 쇼핑 나가기도 싫고, 모임에 갈지 말지도 확실치 않다고 털어놓는다면 아주 좋은 일이다. 모든 일에 기분이 매우 좋은 척해야 한다고 생각해서는 필경 일이 잘못되고 만다. 오히려 스트레스를 받아 증상이 악화될 가능성이 높다.

생일, 기념일, 명절이 오히려 고통스러울 수 있다는 점을 이해하고 받아들이면 정신질환을 앓는 가족과의 관계가 크게 향상된다. 가족은 그를 사랑하며, 명절 모임에 참여하면 다들 기쁘겠지만, 도저히 그럴 기분이 나지 않는다면 참여하지 않아도 괜찮다고 알려주자. 명절 스트레스로 가족관계가 상처받는 일을 피할 수 있다.

정신질환을 앓는 사람이 편하게 느끼도록 명절 즐기는 방식을 바꾸는 가족도 있다. 가족모임 참여자를 줄이거나, 행사를 짧게 하거나, 격식을 완화하거나, 술을 내지 않는 등의 방법이 있다. 정신질환을 앓는 사람이 참여하는 작은 모임과 참석하지 않는 큰 모임으로 구분하여 행사를 준비하기도 한다. 우리집에 맞는 창조적인 방법을 생각해보자. 정답이나 오답은 없다. 큰 행사를 앞두고 "명절에 대처하기"라는 빠른 길잡이를 참고하면 도움이 될 것이다.

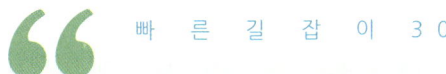

명절에 대처하기

- 명절은 정신질환을 앓는 사람에게 특히 스트레스가 된다. 그 이유는 다음과 같다.

1. 정신질환을 앓는 사람에게 불가능한 행동(선물 교환 등)이나 감정(행복감)에 대해 묵시적인 기대가 존재한다.
2. 많은 사람이 모이는 것 자체가 자극이 되거나 혼란스러울 수 있다.
3. 모든 상황이 좋았던 과거를 상기시켜 상대적으로 현재의 장애가 부각된다.
4. 정신질환을 앓는 사람 스스로 삶과 질병에 대해 어떻게 생각하는지가 화제에 오를 수 있다.
5. 능력 있고 유망한 친척(대개 더 어린)과 자신을 비교하게 된다.

❧ 다음과 같은 방법을 통해 정신질환을 앓는 사람이 느끼는 스트레스를 줄일 수 있다.

1. 계획을 미리 상의한다.
2. 정신질환을 앓는 사람의 상반된 감정을 인정하고, 그의 행동이나 감정을 미리 추정하지 않는다.
3. 정신질환을 앓는 사람이 얼마나 긴 시간 동안 모임을 견디면서 어느 정도 참여할 수 있을지에 대해 현실적인 기대를 한다.
4. 참석 여부, 어떤 방식으로 참석할지에 대해 선택과 결정을 존중하고 지지해준다.
5. 가족과 정신질환을 앓는 사람의 한계를 인정한다.
6. 정신질환을 앓는 사람이 행사와 자신의 감정에 대해 상의하고 싶어하면 잘 들어주고 스트레스에 대처하는 방법을 찾도록 돕는다(질문에 어떻게 답할지, 어떤 일을 주로 할지, 얼마나 머물지, 잠시 쉬고 싶을 때는 어디로 가야 할지 등). 계획을 확정하기 전에 모든 가족의 필요와 선호 및 한계를 돌아본다.

가족 문제의 해결 및 의사결정

　모든 집단은 구성원이 의사결정 및 문제해결 방법에 합의해야 원활한 기능을 수행할 수 있다. 이 부분이 분명치 못하면 스트레스가 커지고 관계가 악화된다. 가족도 마찬가지다. 정신질환을 앓는 사람이 있으면 문제도 많고, 의사결정을 내려야 할 일도 많으며, 스트레스도 커지므로 건설적인 의사결정 및 문제해결 방법을 마련하는 것이 특히 중요하다.

　"가족 문제의 해결"이란 빠른 길잡이에 도움이 될 내용을 실었다. 각 가족에 맞도록 변형시켜도 좋다. 어쨌든 문제를 해결하는 효과적인 방법을 찾아내고 불필요한 스트레스를 받지 않는 것이 중요하다. 문제해결 방법만큼 중요한 것은 모든 사람이 참여하는 데 익숙하고 편안해야 한다는 점이다. 이렇게 되려면 시간과 연습이 필요하다. 모두가 문제를 인정하고 접근하는 방법에 합의할 수 있다면 해결책을 찾기도 쉽다. '누군가 문제가 있다고 느낀다면 실제로 문제가 있는 것'이라는 원칙을 세워두는 방법도 있다.

　무엇이 문제인지 아는 데만도 긴 시간과 노력이 필요할 수 있다. 사람들은 종종 자신만의 특이하고 제한된 시각으로 사물을 바라보기 때문이다. 예를 들어 어떤 사람은 누군가가 항상 자기만 무시한다고 느낄 수 있다. 이런 감정을 분명히 말해야 비로소 그 사람 역시 항상 자기만 욕을 먹는 것 같다는 얘기를 꺼낼 수 있다. 문제를 표현할 때부터 양쪽의 관점을 모두 고려하고, 모두 자기 의견이 충분히 반영되었다고 느낄 수 있는 해결책을 찾아야 한다.

다음 단계는 가능한 한 많은 해결책을 마련하는 것이다. 떠오르는 생각은 무엇이든 말해본다. 이 단계에서는 얼마나 현실적이고 논리적인 방법인지 따질 필요가 없다. 모두가 참여하여 대처 방법을 가능한 한 많이 제안하는 것이 우선이다. 놀랍지만 처음에 말도 안 된다고 생각했던 방법에서 종종 현실적인 해결책이 나온다.

이후 모든 의견을 합리적인 관점에서 검토한다. 토의 과정 내내 최대한 긍정적인 태도를 유지한다. 문제를 다루는 과정이 해결책 자체보다 더 중요하다. 모두가 참여하도록 독려하고, 각자 능력껏 참여한 데 대해 칭찬을 아끼지 않는다. 정신질환을 앓는 사람이 가장 현실적인 의견을 내놓지는 못할지 몰라도 창조적이고 흥미로운 의견을 내놓는 경우는 많다. 전반적인 과정이 즐겁고 협동적인 분위기에서 이루어지도록 노력한다.

최선의 대안 또는 해결책을 선택할 때는 어떻게 실행에 옮길 것인지 구체적인 태도를 취할 필요가 있다. 누가 언제, 어디서, 무엇을, 어떻게 할 것인지 명확히 해야 한다. 미루어 짐작하는 부분을 최대한 줄인다.

해결책을 마련했다면 항상 시험 기간을 갖는다. 평가 시간을 미리 마련해두면 좋다. 경험에 따라 방법을 개선하거나 변경하는 데 모두가 개방적인 태도를 갖도록 한다. 모든 가능성을 미리 예측할 수는 없다. 모두가 한 팀이 되어 문제를 바라보고 팀으로서 반응하고 평가해야 한다는 사실을 깨달으면 문제해결이 쉬워진다.

빠른길잡이 31

가족 문제의 해결

1. 가족모임을 마련한다. 되도록 많은 사람이 참여하도록 한다.
2. 문제를 정의한다. 얘기를 나눠본다. 주의 깊게 듣고, 질문하고, 모두의 의견을 모은다. 그 후 문제가 무엇인지 정확히 글로 적는다.
3. 가능한 모든 해결책의 목록을 만든다. 좋든 나쁘든 모든 아이디어를 적는다. 모든 사람이 적어도 한 가지 이상의 해결책을 제안하도록 한다.
4. 각각의 해결책에 대해 토론한다. 목록을 보며 각각의 장점과 단점을 생각해본다.
5. 최선의 해결책 또는 해결책의 조합을 선택한다.
6. 최선의 해결책을 실행에 옮길 계획을 세운다. 단계별로 차근차근 진행해야 한다.
7. 필요하다면 해결책을 수정한다. 효과가 없는 해결책을 포기하고 처음부터 다시 시작하는 것을 두려워하지 않는다.

모든 문제에 대해 이런 과정을 거치는 것이 탐탁치 않을 수도 있겠지만 문제해결 과정에 보다 체계적으로 접근할수록 성공 가능성이 높아진다.

해결책에 대해 합의를 보지 못했거나, 모든 과정을 실행에 옮길 시간이 없다고 해도 의사결정을 어떻게 해야 하는지 이해할 필요는 있다. "합의를 이루지 못했을 때는 어떻게 해야 할까?"라는 **빠른 길잡이**는 의견이 일치하지 않을 때에도 차이를 극복하기 위한 방법을 찾아야 함을 강조하고 있다.

시간이 지나면 같은 논쟁이 반복될 수도 있다. 자신과 다른 가족에게 최대한 인내심을 발휘해야 한다. 모든 관점은 나름대로 타당성이 있다. 장단점은 시간이 지나면 드러나게 마련이다. 누군가는 전화 받기를 더 편하게 생각하는 반면, 다른 사람은 위기를 다루는 데 능숙할 수 있다. 어느 누구도 비난하지 말고 모든 사람의 장점을 활용할 수 있도록 힘쓴다.

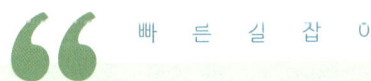

합의를 이루지 못했을 때는 어떻게 해야 할까?

우리 가족에게 가장 알맞은 의사결정 방법은 무엇일지 미리 생각해 두어야 한다. 민주적인 방법(한 사람당 한 표의 결정권), 다수의 의견에 따르되 타협하는 방법, 권위있는 한 사람이 모두의 의견을 들어 결정하는 방법 등을 생각할 수 있다.

정신질환을 앓는 사람이 어느 정도까지 혼자 해야 할지, 어디서 살아야 할지, 요청이나 합의된 사항을 어떻게 꾸준히 지키도록 할지, 특정한 상황이 얼마나 심각한지, 위기에 어떻게 대처해야 할지 등의 문제에 가족 각자 다른 의견을 갖는 것은 당연하다. 이런 차이를 해소하는 과정에 정답이나 오답은 있을 수 없다. 우리 가족과 정신질환을 앓는 사람에게 어떤 방법이 가장 효과적일지 생각해야 한다.

과거의 경험을 토대로 각각의 해결책을 택했을 때 최악의 경우 어떤 상황이 벌어질지 생각하고 상의한다. 이미 시도했지만 효과가 없었던 방법을 유용한 정보로 삼는다. 이 과정은 어려운 문제를 연구하는 것과 같다. 모든 노력을 다해보지 않고는 답을 얻을 수 없다.

부모 자식 사이의 문제 해결

정신질환을 앓는 사람의 부모와 형제 사이에는 종종 특별한 긴장이 생긴다. 많은 부모와 자녀가 어디까지 개입할 것인지를 두고 길고 힘겨운 싸움을 벌인다. 부모들은 자녀가 정신질환을 앓는 형제의 문제에 적극적으로 개입하지 않는 데 강한 불만을 느끼는 반면, 자녀는 부모가 지나치게 감싸고 도는 데 강한 불만을 느낀다.

NAMI의 소모임 형제 및 성인자녀 네트워크Sibling and Adult Children Network에서는 정신질환을 앓는 사람의 부모와 건강한 자녀 사이에 흔히 존재하는 골을 메우기 위해 많은 노력을 기울여 왔다. "정신질환을 앓는 사람의 형제자매를 위해 부모가 할 수 있는 것과 할 수 없는 것"이라는 빠른 길잡이에 이런 노력을 정리했다. 이 가이드라인은 모두 함께 맞서야 하는 상황을 해결하는 우리의 능력이 고통스러울 정도로 제한적이라는 사실을 강조하지만, 다른 가족 간의 차이를 극복하는 데도 응용할 수 있다.

공동의존codependency에 관한 글이 도움이 될 수도 있다. 정신질환을 앓는 사람의 형제 및 성인 자녀를 위해 씌어진 줄리 존슨Julie Johnson의 《감춰진 희생자Hidden Victims》나 다이앤 마쉬Diane Marsh와 렉스 디킨스Rex Dickens의 《힘든 여정Troubled Journey: Coming to Terms with the Metal Illness of a Sibling or Parent》 같은 책에는 형제는 물론 다른 가족 구성원에게도 도움이 될 내용이 담겨 있다. CoDACo-dependents Anonymous나 Al-Anon 등의 12단계 프로그램에서 큰 도움을 얻은 부모들도 많다.

> **빠른 길잡이 33**
>
> **정신질환을 앓는 사람의 형제자매를 위해 부모가 할 수 있는 것과 할 수 없는 것**
>
> ↘ **할 수 있는 것**
> 1. 모든 가족이 심각한 영향을 받고 있다는 사실을 인식한다.
> 2. 격리 또는 밀착 등 자녀들이 취할 수 있는 대처 전략을 인지한다.
> 3. 자신의 감정을 터놓고 얘기하고, 자녀들 역시 그렇게 하도록 격려한다.

4. 질병에 대해 배움으로써 가족의 불안감을 감소시킨다.
5. 모든 일이 정신질환을 앓는 사람을 중심으로 진행되지 않도록 한다. 다른 가족뿐 아니라 당사자에게도 해롭다.
6. 퇴원 후 다양한 사후 관리 서비스가 가능하도록 정신보건 시스템을 향상시키기 위해 노력한다.
7. 형제로서 겪는 경험을 보다 잘 이해하기 위해 형제 관계에 관한 책이나 논문을 읽고, 아이들이 관심 있다면 그런 자료를 제공한다.

❱ 할 수 없는 것

1. 자녀들이 정신질환으로 인한 영향을 전혀 받지 않도록 할 수는 없다.
2. 정신질환에 대해 언급하지 않고 그 영향을 줄일 수는 없다.
3. 자녀들 스스로의 감정으로부터 당사자를 보호할 수는 없다.
4. 각 자녀가 스스로 택하는 대처 방식을 결정할 수는 없다.
5. 형제로서 겪는 애도과정을 대신할 수는 없다. 모든 사람은 대개 부정, 우울, 분노 및 최종적으로 수용에 이르는 애도과정을 자신만의 방식과 속도로 겪는다.
6. 부정 단계를 겪는 동안 억지로 자녀가 도움을 찾도록 할 수는 없다.
7. 자녀가 죄책감, 공포, 슬픔, 불쾌함, 질투 등 부정적 감정을 겪지 않게 할 수는 없다.

◀ 가족의 강인함을 유지하기

모든 가족은 심각하게 장애를 겪는 사람과 다른 구성원의 필요를 조화시키는 과정에서 갈등을 겪는다. 정신질환으로 인한 스트레스와 불확실성을 고려한다면 의견 불일치가 생기는 것은 불가피하다. 문제가 생길 때마다 대처 방법에 대한 합의를 이끌어내고, 최선의 대처 방법에 대한 불일치가 있을 수 있다는 점 역시 인정하는 것이 최선이다.

가족의 강인함을 유지하는 방법은 판단을 내릴 때 모든 사람의 기호와 한계를 고려하는 것이다. 일요일에 몇 시간을 함께 보내며 무엇을 할 것인지, 정신질환을 앓는 사람을 어디서 살게 할 것인지 등을 결정할 때 모든 사람의 필요에 특별한 주의를 기울이면서 합리적인 수순에서 모두가 만족할 수 있는 방법을 찾으려고 노력해야 한다. 어느 누구도 항상 원하는 것을 다 얻을 수는 없다. 모든 사람은 인간관계를 유지하기 위해 타협과 조정을 해야 한다. 더욱이 정신질환이 연관되어 있다면 타협과 조정의 필요성은 두말할 필요도 없다.

8장

정신보건 전문가와 관계 맺기 및 시설 선택하기

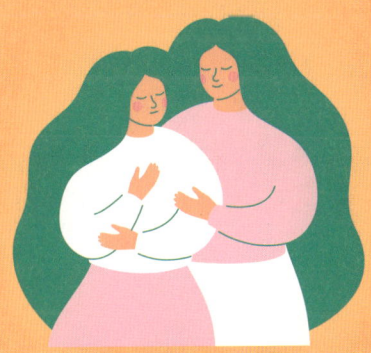

미로 같은 정신보건 시스템 속에서 올바른 방향을 잡기는 쉬운 일이 아니다. 가족들은 흔히 정신보건 전문가 및 시설에 대해 혼란과 절망에서 분노와 모욕감에 이르는 갖가지 감정을 겪게 된다. 상황이 왜 이토록 복잡한지 이해하려면, 정신보건 시스템의 간략한 역사와 다양한 유형의 치료가 언제, 어떻게 개발되었는지, 그리고 법적, 정치적, 경제적 요인이 정신보건 시스템에 미치는 다양한 영향에 대해 알아보는 것이 중요하다.

정신보건 시스템의 간략한 역사

정신질환을 앓는 사람을 위한 미국의 서비스 체계는 심사숙고 끝에 만들어진 것이 아니다. 지난 세기, 정신질환을 앓는 사람들은 대규모 시설에 수용되어 '보지 않으면 마음도 멀어진다'는 식으로 관리되었다. 그러다 1950년대에 항정신병 약물이 발견되면서 많은 환자의 기능수준이 향상되었고, 이에 따라 정신질환을 앓는 사람이 수용시설보다 훨씬 낮은 수준의 보살핌 속에서도 살아갈 수 있을 가능성이 대두되었다.

1960년대 케네디 행정부 시절에 수용시설을 폐쇄하고 지역사회 내의 가정과 같은 환경을 갖춘 곳에서 정신질환을 앓는 사람을 보다 인간적으로 돌보자는 계획이 수립되었다. 불행하게도 지금까지 이렇게 고귀한 계획의 절반만이 실행에 옮겨졌다. 수많은 수용시설이 폐쇄된 것은 사실이다. 그러나 독립주거시설, 직업치료, 증례관리 및 사회화 프로그램 등을 통해 정신질환을 앓는 사람을 지역사회 내에서 돌볼 수 있다는 사실이 널리 알려졌음에도 실제 운용되는 프로그램은 거의 없고 새로운 프로그램을 추진하기 위한 예산도 배정되지 않고 있다.

불행한 상황을 더욱 악화시키는 것은 **환자의 권리에 관한 법률**이다. 20세기 중반만해도 누군가를 정신병원에 보내기가 그리 어렵지 않았다. 이런 법 체계의 희생자도 많았다. 환자, 병에서 회복된 사람들, 이들의 권리를 옹호하는 이들이 법을 바꾸기 위해 힘을 모으기 시작했다. 그들은 성공을 거두었지만 세상 일이 항상 그렇듯 부당한 법률 대신 이번에는 지나치게 극단적인 법률이 만들어져 새로운 문제를 일으키기 시작했다.

좋은 소식은 비로소 환자의 권리가 제대로 보호되기에 이르렀다는 점이다. 나쁜 소식은 이제 누군가를 스스로의 의지에 반해 치료하기가 거의 불가능하다는 점이다. 약을 복용하는 편이 훨씬 행복하고 삶의 질이 높아진다는 증거가 뚜렷한 사람이 많다. 정신병 증상이 진행 중이며, 약을 복용하거나 병원에 짧게 입원하면 증상의 심한 정도나 지속 기간을 감소시킬 수 있는 사람도 많다. 그러나 이런 때도 치료를 시작할 수 없다. 대부분의 주에서는 스스로 또는 타인에 대한 뚜렷하고도 현존하는 위험이 없는 한, 누구나 치료를 거부할 수 있는 권리를 보장한다. 이로 인해 정신보건 종사자나 가족이 절망하는 모습을 쉽게 볼 수 있다. 법 개정 여부는 현재 검토 중이다.

1950년대와 1960년대를 풍미했던 정신질환에 대한 심리학적 이론 또한 정신질환을 앓는 사람의 친구나 가족들에게 씻을 수 없는 충격을 남겼다. 그레고리 베이트슨Gregory Bateson, 제이 할리Jay Haley, 돈 잭슨Don Jackson, 존 위크랜드John Weakland 등 이론가들은 가족, 특히 엄마가 문제를 일으킨다고 비난했다. 아직도 정신질환의 원인이 가족에 있다고 믿거나, 환자의 가족을 경멸하는 태도를 취하는 전문가들이 있다. 이런 태도는 많은 가족들에게 깊은 상처를 남겼다.

이런 경향은 확연히 변했다. 현재 대부분의 전문가, 특히 중증 정신질환을 앓는 사람과 직접 접촉하는 사람들이 정신질환은 생물학적 원인에 의해 발생하며, 가족 환경에 의해 일어나는 것이 아니라고 믿는다. 가족들을 존중하고, 공감하며, 보다 개방적인 태도를 취한다. 전반적으로 예산 부족에 시달리는 부적절한 시스템 내에서일망정 비극적인 질병에 맞서 함께 싸우는 동지로 생각하는 것이다.

정신보건 팀의 구성

정신질환을 앓는 사람에게 접근하는 가장 진보된 방법은 환자, 가족, 다양한 전문분야와 배경 및 교육을 지닌 전문가가 팀을 이루는 것이다. 여기서 전문가란 다음과 같은 사람들이다.

- **정신과 전문의** – 이전에는 자연스럽게 팀의 리더가 되었던 이들은 전문의, 즉 의과대학을 마치고 정신과 수련을 받은 의사다. 오직 의사만이 약을 처방할 수 있다. 그러나 정신과 전문의라고 해서 모두 중증 정신질환을 앓는 사람을 치료한 경험이 많거나, 특별히 중증 정신질환에 대한 수련을 받은 것은 아니다.
- **심리학자** – 대학을 마치고 6~8년간 추가적인 수련을 받은 사람이다. 학위가 있으므로 역시 '박사'라는 호칭으로 불린다. 대개 의뢰를 받아 환자를 보며 심리검사를 시행한다. 약은 처방할 수 없지만, 많은 프로그램에서 정신과 의사와 같은 역할을 담당한다.
- **사회복지사** – 보통 대학 졸업 후 최소 2년간 수련받고 사회사업 석사학위를 소지하고 있다. 대부분의 주에서 관련 학위와 결혼 및 가족치료사 면허제도를 시행한다.

이들은 모두 개인 진료실을 열어 정신치료를 제공할 수 있다. 그러나 특정 전문가가 받은 수련이 중증 정신질환을 앓는 사람에게 적절할 수도 있고 그렇지 않을 수도 있으므로 주의해야 한다. 이들 외에도 병원이나 주거프로그램, 주간치료센터에서 협동치료 팀의 일원으로 일하는 전문가들은 직업치료사occupational therapist, 오락치료사recreational therapist, 정신과 간호사, 정신의료 기사psychiatric technician, 상담사 등이 있다. 상담사는 대개 심리학, 상담 또는 관련 분야의 학사 또는 준학사(2년제 대학) 학위가 있다.

다른 질병은 의사가 전반적인 치료 과정을 감독하지만, 정신질환은 그렇지 않은 경우도 종종 있다. 담당의가 병원과 연관되어 일하긴 하지만 환자가 퇴원하면 질병의 경과를 추적할 수 없거나, 그럴 의향이 없는 것이다. 대안은 정신질환을 앓는 사람이 계속적인 도움이 필요하다는 것이 확실해진 후, 치료과정 전반을 관리하는 **증례관리자**를 두는 것이나. 증례관리자는 사회복지학, 심리학, 상담 또는 관련 분야 학사나 석사 자격을 갖춘 전문가나 이 분야에서 현장 수련을 거친 보조전문인이다. 이들은 정신질환을 앓는 사람이 한 가지 프로그램이나 서비스에서 다른 과정으로 옮겨가는 과정을 관리하고 원활한 이동을 돕는다. 프로그램의 관계자들은 직업적, 사회적, 현실적으로 필요한 기능(주거, 돈 관리, 체계적 활동 등)을 습득하도록 돕는다. 환자가 독립적으로 살 수 있는 경우, 증례관리자는 생활의 기본적인 필요 사항들을 지원하고, 치료사, 의사, 치과의사 등 보건 전문가를 지정하고, 투약 및 재정적 지원을 얻어내며, 정신질환을 앓는 사람이 더이상 입원이나 집중치료를 받지 않고 지역사회에서 안정적으로 살아갈 수 있는 자원들을 동원한다. 미국 내 많은 곳에서 운영되는 집중 증례관리 프로그램의 성공은 인상적이다. 숙달되고 정성스러운 증례관리자는 중증 정신질환을 앓는 사람의 삶을 크게 변화시키고, 삶의 질을 극적으로 향상시키며, 위기와 입원의 빈도를 최소한으로 유지한다.

그러나 일이 이렇게 순조롭게 진행되는 경우는 드물다. 현재 증례관리 서비스는 매우 부족하며, 정신질환을 앓는 사람 중 다수가 병원이나 응급 정신치료를 거부한다. 많은 사람이 치료를 제대로 받지 못하는 것이다. 이런 경우 가족이나 친구는 물론 의사, 치료사를 비롯한 어느 누구도 개입할 수 없기 때문에 나빠지는 모습을 무력하게 바라볼 수밖에 없다. 가족들이 병원 관계자나 프로그램에 분통을 터뜨리는 일도 비일비재하다. 하지만 뭔가 해줄 수만 있다면 병원 관계자들로서도 더 바랄 것이 없다. 그들도 대부분 충분한 재정적 지원을 받지 못하는 프로그램에 종사하면서 일손이 달려 과로한 상태인데다, 보수 또한 변변치 않다. 사회적 서비스의 부족함에 가족들만큼 절망과 분노를 느낀다.

중증 정신질환을 앓는 사람이 질병 때문에 스스로 또는 다른 사람에게 위험을 초래할 가능성이 있거나, 의식주에 대한 기본적 필요를 스스로 해결할 수 없을 때는 누군가 이런 문제를 돌봐주고 환자의 삶과 때로는 재산에 대한 결정을 내릴 수 있는 법적 권리를 위임

받을 수 있다. 이런 법적장치를 **보호** 또는 **후견**이라고 하며, 권리를 위임받은 사람을 **보호자** 또는 **후견인**이라고 한다. 후견인은 지역사회의 피고용인이나 가족 중 한 사람일 수 있으며 법원에서 결정한다. 후견인은 정신질환을 앓는 사람이 어디서 살 것인지, 입원하거나 치료 프로그램을 시작할 것인지, 누가 돈을 관리할 것인지 등은 물론 주에 따라 여행, 운전 또는 계약에 대한 사항까지 결정할 수 있다. 당사자의 뜻에 관계없이 누군가를 치료할 수 있는 것은 오직 후견인 제도를 통해서만 가능하다.

스스로를 돌볼 수 없는 사람을 위해 후견인을 지정하는 데도 장단점이 있다. 가족 가운데 한 사람이 후견인이 될 것인가의 문제는 정신질환을 앓는 사람과 함께 살 것인지 만큼이나 어려운 결정이다. 반드시 각 가정의 개별적인 상황을 주의 깊게 검토해야 한다.

"정신질환을 앓는 사람의 삶과 치료에 있어서 책임분배"라는 **빠른 길잡이**에 모든 서비스가 최선의 상태로 계획되었을 때 관련된 사람들의 역할을 요약했다. 물론, 대부분의 시스템은 이상적인 상태와 거리가 있다. 중요한 역할을 하는 사람 중 누군가는 사실 다른 사람이 해야 할 역할을 떠맡는 수가 많다. 지원 부족으로 증례관리자를 구할 수 없는 경우도 많다. 결국 가족, 프로그램 담당자 또는 의사가 한꺼번에 다양한 역할을 하게 된다. 어떤 역할을 할 사람이 없어 전체 치료가 엉망이 되는 수도 있다. **빠른 길잡이**를 참고하면 우리가 목표로 하는 시스템이 어떤 것인지, 현재 살고 있는 지역에서 이용 가능한 서비스의 수준이 어느 정도인지 평가하는 데 도움이 될 것이다.

빠른길잡이 34

정신질환을 앓는 사람의 삶과 치료에 있어서 책임분배

❱ 정신질환을 앓는 사람
1. 자신의 삶과 행동에 최대한 많은 책임을 진다.
2. 만족스러운 삶을 누리기 위해 최선을 다한다.
3. 목표를 정하고 이를 성취하기 위해 서비스 제공자 및 가족과 함께 노력한다.

❱ 가족
1. 현실적인 범위 내에서 사랑과 지속적인 지원을 제공한다.
2. 정신질환을 앓는 가족이 치료와 기타 서비스에 참여하고 협조하도록 격려한다.
3. 치료를 도울 방법을 찾는다.
4. 정신질환을 앓는 사람이 심각한 위험에 처하지 않도록 최선을 다한다.
5. 모든 구성원이 정신질환과 정신보건 시스템에 대해 배운다.

❱ 의사 또는 치료사
1. 장기적으로 지속되는 치료적 관계를 제공한다.
2. 정신질환에 대한 진단, 예후 및 경과를 설명한다.
3. 약을 처방하고 반응을 관찰한다.

4. 약에 대한 교육을 제공한다.
5. 필요한 경우 입원을 주선한다.

❱ **증례관리자**
1. 환자가 기본적인 필요를 충족하고 지역사회에서 안정적으로 살도록 돕는다.
2. 다양한 프로그램과 자원을 이용하고, 프로그램이나 서비스를 옮기는 과정을 돕는다.
3. 서비스 제공자에게 병력 정보를 제공하고, 환자가 정신보건 시스템 및 지역사회 자원을 이용할 때 연속성을 제공한다.
4. 다른 치료 관계자가 개입하지 않는 경우 위기를 관리한다.

❱ **치료 프로그램 관계자는 다음과 같은 치료 환경을 제공한다.**
1. 지속적 지지, 치료적 관계 형성 및 현실적인 목표와 계획 수립 지원
2. 생활 기술, 직업적 목표, 대인관계 기술, 증상 대처 및 한계 인정에 대한 교육, 훈련 또는 상담
3. 위기 관리
4. 치료 과정 및 호전에 대한 기록
5. 투약 감독

어느 누구도, 심지어 가장 사랑에 넘치고 충분한 교육을 받은 가족이나 가장 노련한 전문가라도 타인의 삶이나 행복에 대해 모든 책임을 떠맡을 수는 없다. 이상적으로는 치료 팀 모두가 정기적으로

의견을 주고받으며 치료에 대한 사항을 조정해야 한다. 이런 과정은 전화나 정기적인 치료계획 회의를 통해 가능하다. 프로그램에 따라 이런 회의에 가족을 초대하기도 한다. 여기서 어떤 일을 하는지 "치료계획 회의"라는 빠른 길잡이에 정리했다. 이런 회의에 참석하는 경우, 미리 알아두면 도움이 될 것이다.

> 빠른 길잡이 35

치료계획 회의

치료계획 회의를 언제, 어디서, 왜 할 것인가?

1. 이런 만남의 목표는 치료에 관계된 모든 사람이 정신질환을 앓는 사람에 대한 현재 및 과거의 모든 정보를 공유하고,
2. 정신질환을 앓는 사람의 치료에 있어 일관된 계획과 접근방법을 수립하는 데 있다.

이상적으로 회의는 모두에게 편한 장소와 시간을 정해 2~3개월마다, 또는 정신질환을 앓는 사람의 삶이나 상황에 현저한 변화가 있을 때 소집한다. 보통 최대 1시간 정도 걸린다.

누가 참석하는가?

1. 치료 담당 의사 또는 치료사
2. 정신질환을 앓는 사람이 참여하는 프로그램, 즉 거주 프로그램, 주간치료 프로그램, 직업 프로그램 등의 관계자 대표, 병원 또는 정신과 응급

서비스 관계자

3. 증례관리자

이상적으로 전체 회의 또는 일부라도 정신질환을 앓는 사람과 가족을 초대하여 참석시킨다.

❑ 어떤 일을 하는가?

1. 정보를 교환한다. 각 참석자가 지난번 회의 후, 또는 정신질환을 앓는 사람을 담당한 후 진전 상황(없으면 없는 대로)을 검토한다. 모두가 프로그램에서 제공하는 서비스와 과정에 친숙해져야 한다.
2. 각자가 파악한 정신질환을 앓는 사람의 역동, 장점, 문제 및 목표를 확인한다.
3. 정신질환을 앓는 사람이 참석한 경우, 2번 항목에 대한 당사자의 관점은 어떤지 물어보고 치료 팀의 당부나 권고를 전달한다.
4. 계획을 토의하고 다음과 같은 점에 대한 합의를 도출한다
   - 어떤 부분에 가장 주의가 필요하며 팀원들이 파악된 목표를 성취하기 위해 정신질환을 앓는 사람과 어떻게 협동할 것인지
   - 주거, 투약 등에 어떠한 변화가 필요하며, 어떻게 가능하게 할 것인지
   - 다음 회의는 언제 열 것인지

❑ 가족들은 치료계획 회의를 위해 어떤 준비를 하고, 어떻게 도움을 줄 수 있을까?

1. 참석자들이 미처 알지 못하리라 생각되는 중요한 병력이 있다면 알려준다.
2. 최근 행동, 특히 어떤 변화가 있다면 간략하게 설명한다.

3. 다음 사항을 간단히 얘기한다.
   - 정신질환을 앓는 사람 또는 현재 치료에 대한 의견
   - 가족으로서 권고

정신보건 종사자들과 관계 맺기

치료에 관련된 전문가들과 좋은 관계를 유지하는 것은 매우 중요하다. 가족이 그들을 어떻게 생각하는지에 따라 전문가들의 태도도 크게 달라질 수 있다. 항상 염두에 두어야 할 사항을 "정신보건 종사자 및 시설과 관계 맺기"라는 빠른 길잡이에 정리했다. 당연한 것 같지만 막상 위기나 어려운 상황이 닥치면 잊기 쉽다.

한 번의 사건으로 어떤 시설의 가치를 단정해서는 안 된다. 치료 역량과 민감성은 프로그램에 따라 큰 차이를 보일 수 있다. 더욱이 **가족과 치료진의 입장은 생각보다 공통점이 많다.** 무엇이 최선인지 의견이 다를 수 있지만 치료진 역시 최선을 다한다. 그들 역시 정신보건 시스템에 대해 똑같은 절망과 분노와 슬픔을 느낀다. 그들을 같은 편으로 바라보면 상호관계가 훨씬 만족스러울 것이다. 서로 협동하면 시스템을 최대로 활용할 수도 있다. 반면 분노와 절망을 치료진에게 투사한다면 서로 일이 더욱 어려워지고, 치료진 역시 가족에게 개방적이고 협조적인 태도를 취할 수 없다.

가족이 정신질환과 치료, 정신보건 시스템에 대해 잘 알고 있다는 것을 보여주면 더 자세하고 유익한 정보를 얻는 경우가 많다. 전문가인 척할 필요는 없다. 내용 있는 질문을 하면 된다. "우리 애는 좀 어떤가요?"보다 "이 증상이 일회적일까요, 아니면 조현병이나 양극성장애 같은 만성질환의 한 부분일까요?"라거나, "진단 결과가 나왔나요? 예후는 어떨까요?", "입원 기간은 어느 정도 예상하시는지요? 혹시 퇴원일이 정해졌나요?", "지금 쓰고 있는 약이 효과가 있나요?", "퇴원 후 스스로 자신을 돌보면서 지낼 수 있을 가능성은 얼마나 될까요?", "퇴원 후 재활프로그램이 필요할까요?", "선생님께서 보실 때 어떤 접근방법이 가장 효과적인가요?" 등의 질문이 훨씬 좋다.

빠른 길잡이 36

정신보건 종사자 및 시설과 관계맺기

▶ 정신보건 종사자 및 시설 제공자와 좋은 관계를 맺는 방법은 다음과 같다.

1. 예의를 지킨다. 서비스 이용자로서, 또 정신질환을 앓는 가족의 보호자로서 입지에 크게 도움이 된다.
2. 필요한 정보를 제공한다.
3. 상대방의 시간을 존중한다.
4. 어떻게 하면 보호자가 도움이 될 것인지 물어본다.

5. 필요한 경우 면담을 신청한다. 정신질환을 앓는 사람과 함께 할 것인지는 상황에 따라 결정한다. 정확한 진단과 치료계획, 약에 대한 정보 및 예후 등을 물어볼 수도 있다(정신질환을 앓는 사람의 동의가 필요한 경우도 있다).
6. 존중과 사려 깊은 대우를 기대한다.
7. 다음과 같은 경우 전문가들 역시 좌절감과 긴장을 느낀다는 점을 염두에 둔다.
   - 환자가 한사코 치료를 거부할 때
   - 사회적 낙인, 편견, 무지에 직면할 때
   - 가족의 비현실적인 기대(완치)
   - 정신질환에 대한 우리의 지식이 불완전하기 때문에 환자가 호전되지 않을 때
   - 환자의 기본적 필요 및 프로그램과 관계자에 대한 재정적 지원 부족
   - 기밀유지에 관한 법규

앞에서 현실적인 기대수준을 갖는 것이 정신질환을 앓는 사람은 물론 가족에게 얼마나 중요한지 강조했다. 정신보건 전문가와 프로그램 또는 시설도 마찬가지다. 제공할 수 있는 서비스는 제한되고, 정신질환 자체로 인한 한계도 있다. 프로그램에 참여했다면 증상이 줄어들리라 기대할 수는 있지만, 결코 완전히 없애지는 못한다. 거주 지역에서 이용 가능한 서비스를 알아보는 것은 대단히 중요하다.

"치료 환경과 서비스", "주거치료 프로그램" 등의 빠른 길잡이에 현재 미국에서 이용 가능한 서비스를 요약했다.

대부분의 프로그램은 정신질환을 앓는 사람이 한계를 받아들이고 기본적인 생활 및 인간관계 기술을 습득하도록 고안되어 있다. 이전에 알았던 기술을 다시 배워야 하는 사람이 있는가 하면, 어린 나이에 발병하여 한 번도 익히지 못했던 기술을 배워야 하는 경우도 있다. 위기가 닥쳤을 때, 스트레스와 정신질환의 증상을 보다 빨리 인지하고 관리하는 방법도 배운다. 좋은 프로그램은 스스로 현실적인 계획을 세우고, 이를 성취하기 위해 작은 단계를 구상하는 방법을 가르쳐주기도 한다. 프로그램에 참여함으로써 얻게 되는 일반적인 효과는 사회적인 지원 시스템을 갖게 되는 것이다. 비슷한 사람들을 만나 친구가 되기도 한다.

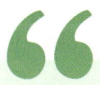

빠른길잡이 37

치료 환경과 서비스

▶ **주거 프로그램(정신질환을 앓는 사람이 시설에서 사는 경우)**
1. 병원 - 24시간 감독. 기본적인 필요(의식주)를 충족하는 데 환자의 책임은 거의 없음. 장기 치료시설과 사립 또는 공공 단기 치료시설로 나뉨. 폐쇄병동과 개방병동이 있을 수 있음.
2. 전문 요양원 - 24시간 감독. 기본적인 필요를 충족하는 데 환자가 최소

한의 책임을 짐. 대개 장기 폐쇄시설.

3. 사회복귀시설(halfway house) 및 주거치료 프로그램 - 대개 머물 수 있는 기간에 제약이 있음.

4. 기숙보호시설(board and care) - 소규모 가정과 비슷한 환경 또는 보다 규모가 큰 기숙사 같은 환경으로 시설 관리자가 기본적인 필요를 돌봐준다. 어느 정도 자기관리 능력과 증상 조절이 필요하다.

5. 보조독립생활(assisted independent living) 또는 보조주거(supported housing) 프로그램 - 개인 또는 공동으로 아파트나 기타 주거시설을 임대하여 다양한 프로그램을 운영. 높은 수준의 책임과 자기관리 능력이 필요하다. 관리자가 있어 순조롭게 생활하도록 돕지만, 24시간 상주하지는 않는다. 서비스는 한 업체 또는 "통합 서비스 팀"에 의해 제공된다. 후자는 간호, 물질남용, 정신보건 상담 등 특화된 서비스를 제공하는 여러 업체가 협동하는 형태다.

▼ 외래 서비스(정신질환을 앓는 사람이 다른 곳에 사는 경우)

1. 클리닉 - 개인 또는 자치단체에서 운영. 후자의 경우 지역사회 보건센터라고도 함. 개별, 집단 및 가족치료와 투약 감시를 제공.

2. 증례관리 서비스 - 공립 및 사립 서비스가 있음. 정신질환을 앓는 사람이 지역사회에서 살아갈 수 있도록 보조, 지원함

3. 주간치료 프로그램 - 다양한 환자들에게 치료적 활동, 모임 및 외출을 제공.

4. 직업 프로그램 - 지역사회에서 직업을 갖기 전 또는 갖고 있는 동안 교육, 상담, 조언을 제공. 프로그램 내에서 일자리 또는 보호작업장(sheltered workshop)을 제공하기도 함.

5. 사회화 프로그램 - 창의적 생활센터(creative living center) 또는 클럽하우스 모델 프로그램이라고도 함. 정신질환을 앓는 사람들이나 전문가들이 운영하는 경우도 있음. 여가 활동, 자조회 및 다양한 활동을 제공.
6. 응급 서비스 - 정신과 응급실(대개 지역병원), 응급 식사 및 주거 서비스, 자살 방지 응급전화 및 경찰.
7. 사회적 서비스 - 대부분의 지자체에 개설되어 있으나, 다양한 서비스를 제공하는 경우도 있고, 그렇지 않은 경우도 있음.
8. 법률 서비스 - 환자 권리옹호모임, 국선 변호인단, 법률구조회, 공적 후견인실 및 개인 변호사 등이 법률적 조언을 제공.

"

 가족의 가장 중요한 역할은 정신질환을 앓는 사람이 어떤 프로그램이든 최선을 다해 참여하고 협조하도록 격려하는 일이다. 가족의 지원은 프로그램의 성공에 큰 도움이 된다. 프로그램에 대해 상반된 말을 하거나 관계자들에 대해 험담을 늘어놓는다면 성공 가능성이 떨어진다. 스스로와 프로그램 관계자들을 모두 부모처럼 생각해야 한다. 한 쌍의 부모(보호자)가 다른 부모(프로그램 관계자)와 경쟁적인 태도를 취하거나 갈등을 겪는 것보다 두 쌍의 부모가 협조한다면 모든 일이 훨씬 순조로울 것이다. 어린이들이 해야 할 일을 하지 않으려고 부모의 대립을 부추기는 것처럼, 치료 프로그램에 참여한 사람이 가족과 프로그램 관계자들을 반목시키려고 하는 경우가 있다.

정신질환을 앓는 사람의 말을 그대로 믿고 화를 내기 전에 관계자에게 다시 한번 확인하는 것이 좋다. 양쪽의 말을 모두 듣고, 일이 벌어진 맥락을 파악하지 않고는 실제 어떤 일이 일어났는지 알기 어렵다. 좋은 의도를 가지고 있어도 정신질환을 앓는 사람은 현실을 혼동하거나 왜곡하는 경향이 있다는 점도 염두에 둔다.

주거치료 프로그램에 참여한 루스Ruth라는 여성이 부모에게 전화를 걸어 치료자가 이제 치료를 마치고 혼자 살아도 되겠다고 했으니 와서 자신을 데려가라고 했다. 부모가 확인해 보니 실제 대화 내용은 이랬다.

루스 난 여기가 싫어. 미친 사람들과 함께 지내면서 이것저것 잔소리 듣는 것도 지겹고. 나가서 혼자 아파트에서 살아야겠어.

담당자 아직 그 정도까지 준비가 된 것 같지는 않아. 침대 정리하란 말에 화가 난 거야?

루스 (소리를 지른다) 내가 하고 싶지 않을 때는 침대를 정리할 필요 없어! 혼자 하고 싶은 대로 하며 살 거야. 당신은 날 붙잡을 수 없어. 내가 서명하고 들어왔으니, 서명하고 나가면 돼, 그렇지 않아?

담당자 그래, 그렇지. 하지만 지금 당장 그렇게 하는 건 좋은 생각이 아닌 것 같아. 기분이 가라앉을 때까지 좀 앉아 있으면 어때? 그 후에 다시 얘기해보자고.

루스 좋아요. 하지만 우리 집에 먼저 얘기할래. 당장 전화를 해야겠어.

루스가 부모에게 얘기한 내용은 문자 그대로는 옳지만, 실제로 담당자가 얘기한 것과는 전혀 다른 의미다. 부모 입장에서는 담당자와 직접 얘기해 보지 않는 이상 알 도리가 없다. 정신질환을 앓는 사람의 불평이나 걱정은 근거가 없으니 무시해도 좋다는 뜻은 아니다. 사실과 다를 수 있으므로 보호자가 확인해야 한다는 것이다. 불평의 내용을 알아보고, 필요하다면 프로그램 책임자나 다른 관계자에게 알린다. 단, 최대한 정확하게 알아보아야 한다.

빠른길잡이 38

주거치료 프로그램

▾ 다음과 같은 서비스를 제공한다.
1. 24시간 관리자 상주. 대개 정신질환을 앓는 사람을 위해 일하는 데 관심이 있고, 훈련을 받은 사람이 근무한다. 교육 수준 역시 대졸에서 박사학위 소지자에 이른다.
2. 지역사회 내에 있으며 가정과 비슷한 분위기
3. 장 보기, 음식 만들기, 청소 등 가정의 일상적인 기능을 수행할 수 있도록 돕는다.

4. 개인적 문제, 질병을 인정하고 받아들이기, 위생, 돈 관리 및 직업이나 교육적 관심에 관한 개별 상담
5. 위기 관리
6. 의사, 증례관리자 및 기타 관계자와 협조하여 치료계획 수립 및 조정
7. 투약 관리
8. 동료들과 어울리며 사회적 기능을 배우고 연습해볼 수 있음
9. 체계화된 활동

❥ **다음과 같은 서비스는 제공하지 않는다.**
1. 개인에 대한 지속적인 주의
2. 주거시설을 떠나 있는 거주자에 대한 감독
3. 폐쇄시설 수준의 안전 및 보안
4. 거주자의 행동과 태도에 대한 완벽한 통제. 예를 들어, 약을 제때 복용하고 일정에 맞춰 진찰을 받는지 확인하지는 않는다.
5. 성공에 대한 보장
6. 개인실

각 프로그램마다 거주자가 지켜야 하는 최소한의 조건이 있다. 대개 폭력과 불법적인 약물 사용 금지 및 일정한 집안일을 맡는 것이 포함된다.

기밀보장

　기밀보장 문제는 가족과 치료자에게 종종 골치 아픈 주제다. 가장 좋은 방법은 특정 인물 또는 시설에서 치료, 진단, 예후에 대한 정보를 보호자에게 공개하도록 허락한다는 문서에 정신질환을 앓는 사람이 직접 서명하는 것이다. 이런 서류를 확보해두면 전문가들이 법적인 문제에 말려들 걱정을 하지 않고 환자에 관한 정보를 가족에게 알려줄 수 있다.

　물론 정신질환을 앓는 사람이 협조하지 않는 경우도 많다. 이때 치료 관계자는 환자에 대한 기밀을 유지해야 한다. 그러나 꼭 알려야 한다면 일반적인 예를 든다거나, 모호하게 얘기하는 식으로 정보를 제공할 수 있다. 예컨대 의사가 부모에게 이런 질병을 앓는 사람은 종종 LSD 같은 약물 문제를 겪는다는 식으로 얘기할 수 있다. 환자의 기밀을 유지한다는 원칙을 어기지 않는 범위에서 보호자에게 중요한 정보를 전달하기 위한 방법이다.

　한편, 치료자와 환자 간의 관계는 반드시 존중되어야 한다. 정신질환을 앓는 사람이 피해망상이 있거나 남을 믿지 못한다면, 치료자가 가족과 얘기를 나누었다는 사실 자체가 의사-환자 관계를 해칠 수 있다. 이때도 전문가가 의사소통이 중요하다고 생각하면 몇 가지 방법이 있기는 하다. 하지만 가족과 환자 양측이 모두 차분하고, 분위기가 좋을 때 미리 서면 동의를 얻어 두면 보다 많은 정보를 공유할 수 있어 큰 도움이 된다.

병원이나 프로그램 관계자에게 전화로 전반적인 경과를 물어봐도 좋다. 이때도 서면 동의를 얻어두었다고 알려주면 아주 편리하다. 시설 측에서 먼저 전화를 하지 않아도 망설일 필요는 없다. 관계자들이 바빴거나 가족 중 누구에게 연락해야 하는지 몰랐을 수도 있다. 성가시게 하려는 것이 아니라, 가족이 정신질환을 앓는 사람의 문제에 관심을 갖고 있으며 치료에 도움이 되도록 정기적으로 경과를 알고 싶다고 하면 된다.

치료 기록 보관

이상적으로는 정신질환을 앓는 사람마다 단 하나의 기록이 존재해야 할 것이다. 또한 치료 관계자라면 누구나 즉시 열람할 수 있어야 한다. 그러나 현실은 이상과 다르다. 이런 기록이 존재하는 경우는 드물다. 비슷한 것이 있어도 항상 즉시 열람이 가능한 것은 아니다. 어떤 치료기관에서 다른 기관으로 기록을 넘기는 데는 시간이 걸리게 마련이다.

가족의 중요한 기능이 바로 이런 기록을 보관하는 것이다. 모든 가족에게 강력히 추천한다. 입원하거나 프로그램을 시작할 때마다 빠짐없이 지켜본 사람이 없을 수도 있다. 그래도 최선을 다해 만든 기록을 보관했다가 새로운 프로그램을 시작하거나, 치료자를 만나거나, 계속 치료를 맡고 있는 사람이 필요할 때 제공해준다면 비길 데 없이 귀중한 자료가 된다(치료자가 반드시 고마움을 표하지 않을 수도 있겠지만). 길거나 자세하지 않아도 좋다. 전체적인 개요를 알려주면 족하다. "자신만의 치료기록 보관하기"라는 **빠른 길잡이**에 반드시 포함해야 할 사항을 정리했다. 이런 기록은 치료 또는 후견인의 필요성을 입증할 때도 유용하다.

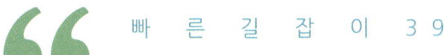

자신만의 치료기록 보관하기

◥ 치료 기록에는 다음 정보를 포함시킨다.

1. 병을 앓기 전 기능수준. 끝까지 마친 학년, 취업 경험, 기본 생활기술 수준(조리, 청소, 돈 관리, 독립생활 경험), 사회적 기술 및 친구관계, 특기 및 두드러진 성취.

2. 증상. 언제 어떻게 시작했고, 가장 효과적으로 대처할 수 있는 방법은 무엇인지, 심하게 악화된 시점은 언제인지.

3. 치료. 처음 정신과 치료를 받거나 입원한 날짜. 얼마나 치료를 받았고, 진단은 무엇이었는지, 얼마나 호전되었는지, 어떤 약물을 썼으며, 효과는 어땠고, 부작용은 어떤 것이 있었는지. 이후 입원 또는 치료 프로그램에 대해서도 비슷하게 기록한다.

4. 입원 또는 치료 프로그램 사이의 기능수준.

5. 치료에 관여했던 의사, 치료사, 서비스 제공자의 이름, 주소 및 전화번호.

◀ 함께 노력하기

프로그램은 물론 병원도 치료진과 가족의 만남에 대해 명확한 철학이나 규정을 마련해둔 곳은 별로 없다. 공동의 목표를 성취하고자 함께 노력하는 과정에서 가족이 어떤 역할을 할 수 있는지 고민하는 곳은 더욱 드물다. 하지만 모든 사람은 정신질환을 앓는 사람의 기능이 향상되고 가족들과 좋은 관계를 유지하기 원한다. 이런 목표는 치료 프로그램이나 병원이 가족과 함께 다음과 같은 노력을 기울였을 때 성취될 가능성이 가장 높다.

1. 입원 시 가능하다면 항상 환자에게 가족과 연락하는 데 대한 규정을 알려준다.
2. 입원 동의서에 이런 규정을 반영한다.
3. 입원 시 반드시 가족에게 연락한다. 서면 양식과 가족 오리엔테이션을 통해 프로그램에 관한 정보와 함께 가족의 참여 기회가 어떻게 제공되는지 알려준다.
4. 가족을 통해 배경 정보를 얻는다.
5. 가족에게 정신질환에 대한 교육, 지원모임 및 환자와 함께 생활하는 훈련을 제공하거나, 가족을 그런 교육과 지원을 제공하는 곳으로 의뢰해야 한다.
6. 가족과 치료진이 정기적으로 의견을 교환해야 한다. 이때는

이런 일을 한다.
- 현재 치료의 주안점과 가족이 도울 수 있는 일을 알려준다.
- 환자의 경과에 대한 의견을 교환한다.
- 서로 상의하여 퇴원 계획을 세운다.

7. 치료계획 회의에 가족을 초대하거나, 의견이 전달되도록 배려한다. 가족이 참석하지 않은 회의에서 중요한 사항이 결정되었다면 반드시 가족에게 알려야 한다.
8. 환자 상태에 중요한 변화가 있는 경우 항상 가족에게 알려야 한다.

이런 과정은 개인 또는 집단치료 시 환자가 스스로 제공한 개인적인 정보를 공개하지 않고도 얼마든지 가능하다. 가족들은 보통 그런 정보를 원하지 않으며, 알 필요도 없다. 어떤 치료나 서비스를 받고 있으며, 가족들이 도울 수 있는 방법은 무엇인지, 언제 퇴원할 것인지 등 전반적인 정보를 얻으면 족하다. 치료진 입장에서는 정신질환을 앓는 사람과 가족 사이의 상호관계가 어떤지 알 수 있으므로 큰 도움이 된다. 기밀정보 공개 허가서를 얻어 두면 치료기관과 가족 간에 기밀보장 문제를 다루는 데 큰 도움이 된다.

9장

현실적인 문제
주거, 직업, 돈,
사회적 낙인

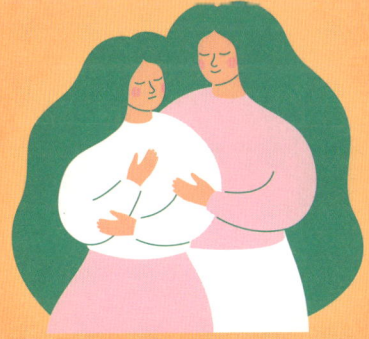

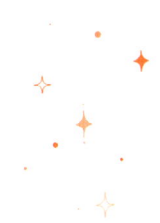

정신질환만으로도 환자와 가족이 겪는 고통은 말로 다할 수 없다. 그러나 문제는 거기서 그치지 않는다. 가족의 질병을 친구나 친척, 이웃, 직장 동료들에게 어떻게 설명해야 할지를 비롯하여 현실적으로 해결해야 할 것이 한두 가지가 아니다. 돈 문제, 장기적으로 살 곳과 할 일을 마련해주는 것 또한 쉬운 일이 아니다. 어떤 영역에서든 정신질환을 둘러싼 멸시와 편견, 사회적 낙인을 겪는 일 역시 다반사다. 이번 장에서는 이런 문제에 대처하는 방법을 알아본다.

◀ 주변에 알리기

정신질환을 둘러싼 고정관념이나 편견은 정확한 정보나 직접적 경험이 없어서 생긴다. 따라서 외부인에게 정신질환에 대해 얘기하는 가장 좋은 방법은 지식을 전달하는 것이다. "사회적 낙인에 맞서 포용을 이끌어내기"라는 빠른 길잡이에 일반 대중의 그릇된 관념을 바로잡는 데 도움이 될 정보들을 요약했다. 다른 문제도 많은데 사람들에게 정신질환 교육까지 하기란 쉬운 일이 아니다. 이미 엄청난 스트레스를 겪고 있기에 이런 일까지 해낼 힘이 없을 수도 있다. 그러나, 자신이 겪는 일차적인 경험 덕분에 권위와 연민을 지니고 말할 수 있는 입장인 것 또한 사실이다. 진정 관심이 있는 사람이라면 귀를 기울일 것이다.

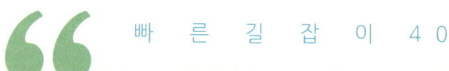

사회적 낙인에 맞서 포용을 이끌어내기

편견과 사회적 낙인은 무지와 그릇된 통념으로 인해 생긴다. 최선의 방법은 교육과 직접 경험이다. 공포를 가라앉히고 오해를 해소하여 정신질환과 힘겹게 싸우는 사람들에게 마음을 열도록 기본적인 정보를 제공하는 데 정신질환을 앓는 사람의 보호자만큼 적절한 사람도 달리 없을 것이다.

❱ 정신질환에 대해 이야기를 나눌 때는 다음과 같은 점을 염두에 둔다.
1. 정신질환에는 강력한 생물학적 요소가 있다.
2. 정신질환은 사고와 행동, 감정 및 판단에 영향을 미친다.
3. 정신질환을 앓는 사람의 기능은 각자 크게 다를 수 있다.
4. 정신질환은 전염되거나 위험하지 않다.

5. 정신질환은 놀랄 정도로 흔하다. 미국에만 6백만 명의 환자가 있으며, 입원 환자 수는 암, 당뇨병, 관절염과 심장병을 모두 합한 것보다 많다.
6. 정신질환에 관한 많은 것이 아직 밝혀지지 않은 상태다. 원인과 치료, 예방법 어느 것 하나 확실히 알려진 것은 없다.
7. 암이나 당뇨병처럼 환자에 따라, 또는 경우에 따라 치료를 받으면 증상이 줄어든다.
8. 정신질환은 극히 심각한 질병이며 재발이 잦다.
9. 정신질환은 가족은 물론 국가적으로도 엄청난 정서적, 경제적 부담이 된다.
10. 정신질환의 연구와 치료, 서비스 제공 기관에 대한 재정적 지원은 터무니없이 적다.

자신과 정신질환을 앓는 가족이 처한 상황을 얼마나 잘 설명할 수 있는지는 경우에 따라 다르다. 모든 사람에게 문제의 모든 측면을 설명할 필요는 없다. 환자의 가족은 공감과 지원을 받아야 한다. 스스로 질병을 받아들이는 자세를 보여준다면 주변의 친구와 친척 또한 같은 마음가짐을 갖는 데 도움이 된다.

❱ **다음과 같은 행동을 통해 편견과 사회적 낙인에 대처하며 상황을 개선시켜 보자.**
1. 스스로 배우는 것은 물론 주위 사람들을 계속 교육한다.
2. 최대한 수용적이고 공감하는 태도를 유지하고 표현한다.
3. 친구나 친척은 물론 매체를 통해 전달되는 편견과 그릇된 정보에 적극 대처한다.
4. 입법기관에 예산 증액과 보건의료 환경개선을 촉구하는 편지를 보낸다.

5. 정신질환을 앓는 사람을 위한 기관, 가족이나 친구들의 지지모임에 자원봉사한다.
6. 비슷한 환경에서 힘겹게 싸우는 다른 가족들을 지원한다.
7. 자신만의 특별한 재능이나 자원(글쓰기, 영화제작, 예술작품 등)이 있다면 정신질환에 대한 교육이나 공감을 얻기 위한 활동을 지원한다.

"

자신의 입장을 설명할 수 있는 방법을 몇 가지 미리 마련해두면 큰 도움이 된다. 그때그때 기분과 상황에 맞는 방식을 선택하기만 하면 된다. 아주 가까운 친구나 친척이라면 정신질환을 앓는 사람에게 어떤 일이 있었는지, 그로 인해 가족들에게 어떤 영향이 있는지 자세히 설명할 수 있다. 필요하다면 진단이나 예후, 정신질환에 대해 그간 알게 된 정보는 물론 자신이 겪고 있는 혼란, 상심, 슬픔 등을 나눌 수도 있을 것이다.

아주 친한 사이가 아닌 사람이나 이웃에게는 간단히 요약해서 얘기한다. 이들은 정신질환을 앓는 사람이 간혹 행동방식에 영향을 미치는 일종의 생물학적 질병을 앓고 있다는 사실을 아는 정도면 족하다. 결코 위험한 존재가 아니란 점을 확신시키고, 간혹 마주치면 혼잣말을 하고 있더라도 그저 가볍게 인사를 건네달라고 부탁할 수 있을 것이다.

정신질환을 앓는 사람이 전화를 했을 때 대화를 나누게 될 수도 있는 직장 동료라면 어떻게 할까? 대개는 그가 질병을 앓고 있으며, 간혹 상태가 좋지 않을 수도 있으므로 전화를 받으면 바로 바꿔달라고 얘기하도록 한다. 자신이나 환자의 옛 친구를 만난다면 그때그때 자기가 원하는 만큼 정보를 주면 된다. 환자가 많은 어려움을 겪었지만 지금은 자세히 얘기하고 싶지 않다고 해도 좋고, 진단명을 알려준 후 그간 있었던 일을 자세히 얘기할 수도 있다.

대개 사람들은 어느 정도까지 얘기를 나눌 것인지에 있어 당신의 의향을 존중할 것이다. 말을 꺼내지도 않으면서 남들이 물어봐주기를 기대해서는 안 된다. 사람들은 이런 문제에 예민하게 행동하려고 노력하지만, 대부분 어떻게 해야 할지 모른다. 정신질환을 앓는 사람의 가족은 친구들이 상황을 거북스러워하거나, 좋은 의도에서라도 그릇된 말이니 행동을 했을 때 감정에 상처를 받는 일이 많다.

친구나 동료, 친척들에게 올바른 정보를 전달하는 것 또한 부담스럽지만 적어도 중요한 몇 사람에게는 꼭 그렇게 해둘 것을 강력히 권한다. 그러지 않으면 더 심한 소외감을 느끼며 친구와 친척들을 원망하게 되는 상황으로 스스로를 몰아가게 된다. 이런 일은 너무도 흔하지만, 자신의 삶에서 가장 중요한 사실을 아무에게도 알리지 않겠다는 생각은 필연적으로 문제를 일으킨다. 대부분의 친구나 친척에게는 빠른 길잡이에 정리한 기본적인 사항 이상을 알릴 필요는 없다. 더 자세히 알고 싶어 한다면 이 책이나 다른 정보를 제공할 수 있다.

다른 사람에게 어떻게 하면 환자와 가족에게 도움이 되는지 알리는 일도 중요하다. 친구나 친척들이 상황에 대해 물어봐주기를 원하는지 확실히 일러두자. 사람들이 이러쿵저러쿵 조언하는 것이 도움이 되지 않는다면, 역시 그렇다고 확실히 일러줘야 한다. 주위 사람의 노력이 실질적인 도움이 되는지 알려줘야 한다는 뜻이다.

다음과 같은 방법으로 정신질환에 대처하는 것이 당뇨나 암에 대처하는 것과 다르지 않다는 점을 설명하는 것도 좋다.

- 증상이 간헐적으로 나타날 수 있다.
- 정확한 원인이 무엇인지 알 수 없다.
- 암이나 당뇨병처럼 정동장애나 조현병에도 수많은 유형이 있다.
- 어떤 사람은 다른 사람보다 훨씬 심하다.
- 유전적인 요소가 상당히 작용한다.
- 아직 완치법은 없다.
- 일부 환자에게 도움이 되는 치료법은 있다.
- 치료에 따르는 부작용이 때로는 극히 불편하다.
- 질병의 경과는 매우 심각하여 환자뿐 아니라 가까운 사람들의 삶에도 파국적인 영향을 미치는 경우가 많다.
- 따라서 정신질환을 앓는 사람과 가족은 많은 지원과 이해가 필요하다.

오늘날 암이나 당뇨병에 익숙하지 않은 사람은 아무도 없으며, 사회적으로 이런 질병에 대해 터놓고 얘기하는 것이 용인된다. 사람들은 암이나 당뇨병을 앓는 사람과 가족에게 어떻게 하면 도움을 줄 수 있는지 알고 싶어한다. 그러므로, 정신질환을 암이나 당뇨병에 빗대어 얘기하면 어떤 어려움이 있고, 어떻게 하면 도움이 되는지 이해하기 쉽다.

정신질환을 둘러싼 멸시, 사회적 낙인, 편견에 맞서는 또 한 가지 방법은 옹호단체를 만드는 것이다. 미국의 NAMI를 참고할 만하다. 이 단체는 전국적인 차원에서는 물론 수많은 지역 지부를 통해 정신질환에 대한 사회적 낙인을 없애려는 노력을 계속한다. 매체 감시팀을 구성하여 TV, 라디오, 잡지 및 신문에 실리는 부정확하거나 왜곡된 정보를 바로잡는 활동도 한다. 또한 대중과 전문가를 대상으로 정신질환에 관힌 교육을 제공한다. 입법위원회에서는 정신질환을 앓는 사람과 가족을 위한 법안을 개발하고 로비를 벌이기도 한다.

친구, 친척, 대중을 변화시키는 데는 한계가 있다는 사실을 명심하는 것도 중요하다. 정신질환을 앓는 사람의 권리를 위한 투쟁에 적극적인 사람은 종종 다른 가족도 자신과 똑같이 행동하기를 원한다. 그러나 모든 가족이 각자 현재 상황에 대처하는 방식을 존중해야 한다. 아무리 정신질환을 앓는 사람과 거리를 두려고 노력해도 결국 그 영향에서 완전히 자유로울 수는 없다는 점을 결코 잊어서는 안 된다. 저마다의 여정을 통해 정신질환을 앓는 사람과 관계를 맺을 수

밖에 없다. 어떤 길을 어떤 속도로 갈 것인지는 사람에 따라 다르다.

◀ 직업 및 주거

미국에는 장애인을 비롯한 다양한 집단이 고용 및 주거에 있어 차별받지 않도록 마련된 다양한 법안이 있다. 정신질환을 앓는 사람의 가족이 반드시 알아야 할 두 가지 법안은 1968년의 공민권법 제8조(공정주거법)와 1990년 제정되고 2008년에 개정된 장애복지법 Americans with Disabilities Act, ADA이다. 대부분의 정부 규정에서 장애인이란 신체적 또는 정신적 장애로 인해 보행, 담화, 청력, 시력, 학습, 손을 이용한 작업, 자기 돌보기, 사고, 집중 및 타인과의 관계 등 한 가지 이상의 중요한 생활능력이 현저히 제한된 개인으로 정의한다.

ADA는 장애인에 대한 부당한 차별과 편견이 존재하여 동등한 조건에서 경쟁이 이루어지지 않으며, 이로 인한 의존과 생산력 상실로 수십억 달러에 이르는 재정적 부담이 생긴다는 사실을 적시한다. ADA의 목적은 장애에 대한 차별을 금지하고, 기회균등을 보장함으로써 장애인이 최대한 경제활동에 참여하여 독립적인 생활과 경제적 자립을 이루도록 하며, 이를 위해 차별에 대한 명확하고 강력하며, 일관성있고 감시 가능한 판정기준을 제공하는 것이다.

정신장애인에게 가장 중요한 조항은 15인 이상을 고용한 개인사업자, 주정부 및 지방정부, 정부 자금으로 제공되는 서비스, 직업소

개소 및 노동조합에 적용되는 ADA 제1조이다. 법안에 따르면 해당 사용자는 지원 과정, 채용, 해고, 승진, 보상, 직업훈련 및 기타 고용조건과 특전에 있어 장애를 지닌 **유자격자**를 차별할 수 없다. 또한 ADA는 사업에 **심한 장애**가 되지 않는 한 사용자는 장애를 지닌 유자격자의 신체적, 정신적 한계에 대해 **합리적 편의**를 제공하도록 규정하고 있다.

장애를 지닌 **유자격 피고용자** 또는 지원자란 합리적 편의가 제공되거나 제공되지 않는 상태에서 해당 업무의 핵심적인 기능을 수행할 수 있는 사람을 가리킨다. 정신적 장애를 지닌 사람에게 제공되는 **합리적 편의**는 업무 재구성, 파트타임 또는 작업일정의 조정, 결원 직무의 재배정 또는 시험, 교육자료, 원칙의 적절한 조정 및 수정 등을 예로 들 수 있다. 각급 대학에는 보통 장애 학생을 위한 사무실이 따로 있어 과정을 이수하는 데 필요한 수준의 합리적 편의를 제공한다. **심한 장애**란 사업체의 고용 규모, 재정적 자원 및 특성 등의 요소를 고려할 때, 현저한 어려움 또는 비용을 필요로 하는 행동으로 정의된다. 사용자가 편의를 제공하기 위해 품질이나 생산 기준을 낮출 필요는 없다.

사용자는 구직 지원자에게 장애 여부나 장애의 성격 또는 심한 정도를 질문할 수 없다. 특정 업무 기능을 수행할 능력에 대한 질문은 할 수 있다. 현재 불법적인 약물을 사용 중인 피고용자 또는 지원자는 ADA의 보호를 받을 수 없다.

공정주거법은 소유주가 거주하는 소규모 건물 등 일부 예외를 제외하고는 거의 모든 주거시설에 적용된다. 이 법안은 임대 또는 매매의 거부, 임대 또는 매매 시 다른 조건 또는 특전의 적용, 임대 또는 매매할 주거지가 없다는 거짓 고지 및 주거지의 임대 또는 매매에 관련된 서비스의 멤버십이나 접근 거부 등의 차별을 금지한다. 주거 또는 고용에 있어 차별을 당했을 경우, 주거 및 도시개발부 또는 고용기회균등위원회에 정식 제소를 할 수 있다.

정신질환을 앓는 사람을 위해 필요한 재원을 마음껏 쓸 수 있다면 가족이나 친구들이 직업과 주거를 얻어주려고 그토록 노력할 필요가 없을 것이다. 증례관리자, 사회복지사 또는 직업상담사가 이런 문제를 해결해 줄 수 있을 것이다. 실제로 일부 지역에서는 이런 자원을 이용하기도 하지만, 아직까지는 가족이 발벗고 나서야 하는 경우가 대부분이다. "직업 및 주거 지원서 작성"이라는 제목의 빠른 길잡이에 이런 상황에서 필수적인 정보를 요약했다.

정신질환을 앓는 사람을 지원 과정에 최대한 참여시키는 것이 좋다. 직업이나 아파트를 얻으러 다니는 것이 아니라 코치 역할을 한다고 생각해보자. 정신질환을 앓는 사람은 이런 과정을 불안해하거나 겁낸다. 주변에서 많은 격려와 확신을 줘야 한다. 정신적 안정감을 위해 면담 장소까지 함께 가주는 것도 좋다. 실제 상황과 비슷한 환경에서 연습을 해보면 큰 도움이 된다. 보호자가 집주인이나 고용주 역할을 하는 것이다. 처음 만나는 순간부터 최종 승인 또는 거절

시까지 모든 과정을 연습해본다. 결과가 좋지 않더라도 노력을 기울인 부분에 대해 아낌없이 칭찬해준다. 그렇게 하지 않으면 아예 포기해 버리는 수가 있다.

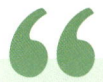
빠 른 길 잡 이 4 1

직업 및 주거 지원서 작성

정신보건 시스템의 이용자로 고용 경력에 공백이 있고, 입원 경력도 있으며, 현재 약을 복용 중인 사람이 취업을 위한 질문에 답한다는 것은 매우 예민하고 어려운 일이다. 많은 부분이 개별적인 상황과 어떤 부분을 편하게 생각하느냐에 따라 달라진다.

법적으로 고용주는 장애가 업무 기능을 저해하는지만 물어볼 수 있다. 따라서, 장애에 대해서는 업무 기능을 저해할 때에 한해 설명하면 된다. 이력서 또한 '접시 닦는 일에 1년간 경험이 있음'하는 식으로 구체적인 날짜를 적지 않아도 된다.

↘ 단, 직업을 가진 기간이 어느 정도인지, 어떤 위치에 있었는지 등을 속이는 것은 다음과 같은 이유로 권하지 않는다.
1. 발각되면 즉시 고용계약 해지 사유가 된다.
2. 거짓말을 하면 불안과 혼란을 겪게 되고, 결국 곤란한 지경에 이르게 된다.

❥ 다음과 같은 질문을 받았을 때 가능한 대답을 아래 요약했다.
1. 입원: "예, 의학적 질병으로 입원했습니다. 회복하는 데도 시간이 필요했습니다."
2. 경력의 공백: "재활프로그램에 참여했습니다", "몇 가지 직업기술을 배웠습니다", "훈련 프로그램에 참여했습니다", "몇 가지 코스를 이수했습니다."
3. 수입(임대 신청 시): "장애인 수당이 있습니다." 더 자세한 질문을 받는 경우, 의학적 장애가 있는 사람에게 더 자세한 질문을 하면 상처가 될 수 있다고 대답한다.
4. 투약: 긴장이나 불안을 해소하거나(많은 항정신병 약물은 강력신경안정제로 분류된다), 힘을 내는 데 도움을 주기 위해(항우울제) 대부분의 약물을 처방할 수 있다.

어딘가 달라 보인다거나, 정신질환 병력을 이유로 사람을 차별하는 고용주 또는 임대인은 처음부터 그런 태도를 드러낸다. 먼저 전화로 접촉해보면 면전에서 거절당하거나, 상처받는 일을 피할 수 있다.

직업 또는 임대를 지원하기 전에 교육을 받고 연습을 하면 큰 도움이 된다. 정신질환을 앓는 사람은 적절한 옷차림이나 행동을 쉽게 파악하지 못하는 경우도 많다. 지원서도 현장에서 작성하는 것보다 미리 작성해 간다. 여러 장이 필요하거나 분실 및 손상, 갑자기 다른 기회가 생길 경우에 대비하여 한 부 더 준비해 가는 것도 좋다. 장애인 수당을 받는다니 도대체 낮에는 뭘 할까 궁금해하던 집주인도 학교나 직업훈련 프로그램에 다닌다고 하면 대개 수긍한다. 가까운 친척이 꼬박꼬박 집세를 지불할 능력이 있다거나, 책임감이 있다는 점을 입증해주는 것도 좋다.

◀ 돈 문제

정신질환을 앓는 사람에게 가장 어려운 문제가 바로 돈을 다루는 일이다. 응당 받아야 할 돈을 받기도 어려울 수 있거니와, 일단 돈을 받은 후에도 관리를 못하는 경우가 흔하다.

보조소득보장Supplemental Security Income, 사회보장 장애보험Social Security Disability Insurance, 일반보조General Assistance, 메디케이드Medicaid 등 정신질환을 앓는 사람의 생활비 및 치료를 돕기 위한 공적보조는 다양하다. 유감스럽게도 정부는 이 자금에 쉽게 접근할 수 있는 방법을 마련하지 못했을 뿐 아니라, 정신질환의 본질적인 측면을 고려하지 않고 있다. 정신질환으로 사고, 판단 및 뭔가를 챙기는 능력이 결여되어 있기 때문에 자격이 있지만 혜택을 받지 못하는 사람이 너무 많다. 예를 들어, 보소소득보장금을 수령하려면 위증 시 처벌을 감수한다는 조건하에 정신질환으로 현재는 물론 향후 12개월간 일을 할 수 없다는 사실을 선서해야 한다. 스스로 정신질환이 없다고 믿는 사람이 이렇게 할 수 있을까? 정신질환을 부끄럽게 생각하거나 자존심 때문에 보조금을 받지 않는 사람도 있다. 또한 증상이 매우 심해 혼란상태에 있으면 선서를 할 수 없다. 향후 12개월은커녕 1시간 후에 어떻게 될지도 모르는 것이다.

완벽하게 건강한 대졸자도 정부의 관료주의에 넌더리가 나고 짜증스러운 경우가 있다. 하물며 대개 참을성이 없고 복잡한 신청 과정을 감당할 만큼 정신이 맑지 못한 사람에게는 도저히 넘을 수 없는 장벽이다. 서식을 작성하고 면담을 하는 과정 또한 복잡하고 혼란스럽다. 게다가 보조금을 수령하려면 일정한 주소가 필요하다. 거리를 떠돌거나 자주 주거지를 옮기는 정신질환자가 안정적으로 우편물을 수령할 주소를 댄다는 것이 항상 가능한 것은 아니다. 이상적인 경우라면 사회복지사나 증례관리자가 이런 어려움을 도와주어야 하지만, 현실적으로 불가능한 경우가 많다. 결국 보호자가 직접 관청을 찾아 어떤 경제적, 의료적 지원이 있는지, 신청하려면 어떻게 해야 하는지 알아봐야 한다. 환자와 함께 모든 과정을 진행해야 하는 것은 물론이다. 정신질환을 앓는 사람이 주위의 도움을 받지 않고 지원을 신청하거나 공공의료 프로그램에 참여할 수 있는 경우는 극히 드물다. 빠른 길잡이에 생활비와 치료비 보조제도와 프로그램을 요약했다.

  돈 관리 문제는 다른 모든 분야와 마찬가지로 스스로 최대한 책임지도록 하는 것이 좋다. 물론 위험성이 크므로 주위의 도움이 필요하다. 돈을 적절히 관리하지 못하면 주거지를 확보하거나, 치료 프로그램에 참여하거나, 규칙적으로 약을 복용하는 일이 불가능하다. 스스로 돈 관리를 제대로 할 수 없다면 반드시 주위의 도움이 필요하다. 적절한 치료 서비스를 위한 재원 부족, 저렴한 주거시설 부족과 함께 돈 관리의 어려움과 갖가지 관료주의적 제한은 정신질환을 앓는 사람들이 거리를 떠돌게 되는 가장 중요한 원인이다.

어떤 가족이든 공적지원을 원한다. 가정의 재원을 정신질환을 앓는 사람을 위해 더 많이 쓰고 싶기 때문이다. 인간적이지만 항상 쉬운 일은 아니며, 아주 세심한 재정계획이 필요하다. 집안에 어느 정도 여유가 있다면 보호자 생전과 사후에 안정적으로 재정지원을 받을 수 있도록 적절한 정보를 알아보고 전문적인 식견을 지닌 변호사를 만나보는 것이 좋다. 법규는 지역마다 다르다. 선천적 기형 환자의 가족들은 수십 년간 이 분야에 노력을 기울여왔으므로 참고로 삼을 만하다. 미리 심사숙고하여 계획을 세워두면 엄청난 돈을 쏟아 붓고도 정신질환을 앓는 사람에게 아무 것도 남지 않는 상황을 피할 수 있다.

빠른 길잡이 42

생활비와 치료비용을 마련하는 방법

❱ **생활비를 마련하는 방법에는 다음과 같은 것들이 있다.**

1. 보조소득보장 - 정신질환을 비롯한 장애로 인해 12개월 이상 근로할 수 없는 사람
2. 사회보장 장애보험 - 기존에 근로경험이 있으나, 현재 근로할 수 없는 사람
3. 상이군인 연금(상이군인의 경우)
4. 저축 또는 신탁
5. 가족의 지원

✎ **치료비를 마련하는 방법에는 다음과 같은 것들이 있다.**
1. 메디케어(65세 이상), 메디케이드 등 주 또는 연방 의료보장 프로그램
2. 지역 의료보장 프로그램(주 프로그램의 수혜를 받을 수 없는 사람)
3. 개인 의료보험(민간보험 회사는 정신질환을 보장하지 않는 경우가 많음)
4. 상이군인 연금(상이군인의 경우)
5. 주 정부 보조 정신보건 프로그램
6. 사설기관 또는 지방정부와의 계약하에 운영되는 기관
7. 개인 자금

✎ **돈과 생활 및 치료에 대한 결정은 다음 요소의 영향을 받는다.**
1. 지정 수령인이 누구인가?
2. 정신질환을 앓는 사람의 돈과 치료를 관리할 후견인 또는 법적 보호자가 있는가?

✎ **재정 관리 방법의 예를 들면 다음과 같다.**
1. 부모나 배우자(또는 책임 있는 기관)가 모든 돈을 관리한다. 위험성은 가장 적으나, 의존성과 인간관계의 문제가 발생할 소지가 가장 크다.
2. 친척 또는 지정 수령인이 필수적인 부분(임대료 등)을 지불하고, 일정 액수를 환자 스스로 관리하도록 허용한다.
3. 정신질환을 앓는 사람이 모든 돈을 관리한다. 독립성과 위험성 모두 가장 크다.

대개 1번의 방법으로 시작하여 정신질환을 앓는 사람이 책임 있게

돈을 관리하는 능력이 생기면 아주 천천히 3번 쪽으로 진행할 것을 권장한다.

> ❭ 정신질환을 앓는 사람의 미래에 대비하는 방법에는 다음과 같은 것들이 있다.
> 1. 정신질환을 앓는 사람이 쓸 돈을 적당한 사람에게 맡겨둔다.
> 2. 친척이나 친구에게 신탁기금의 관리를 부탁한다.
> 3. 비영리기관에 신탁기금의 관리를 맡긴다. NAMI에서는 후견인 및 신탁 네트워크(Guardian and Trust Network)를 설립했다. 또한 주변에 보살필 가족이 없어졌을 때 재산관리 및 환자관리 서비스를 제공하는 기관에 대한 정보를 확보하고 있다. NAMI에 연락하여 사는 곳 근처에 이런 기관이 있는지 알아본다.
> 4. 은행 신탁을 설정한다.
> 5. 정신질환을 앓는 사람에게 집을 물려준다.

정신질환을 앓는 사람의 가족들을 생각하면 한없이 마음이 아프다. 일상생활에서 꼭 필요한 일만 하려고 해도 엄청난 용기와 정성이 필요하다. 스스로의 삶이 보통 사람보다 훨씬 힘들다는 점을 꼭 염두에 두기 바란다. 당신은 진정으로 많은 지원과 도움이 필요하고, 당연히 그것을 누려야 한다. 부디 자존심이나 수치심 때문에 수많은 문제를 더불어 얘기할 수 있는 사람과 장소 찾기를 포기하는 일이 절대로 없기 바란다.

또한 정신질환에 대해 자신이 실제로 아는 것보다 적게 안다는 착각에 빠지지 않기 바란다. 최근까지도 이런 지식을 얻는 일은 쉽지 않았다. 아는 것이 너무 적다는 사실에 기분이 상하거나 화가 난다고 자책하거나 주변에 화를 내지 않아야 한다. 할 일은 한없이 많고 당신은 이미 충분히 고통받고 있다. 필요한 사람과 지식을 나누거나, 정신질환을 연구하거나, 정신질환을 앓는 사람을 위한 서비스에 더 많은 예산이 배정되도록 투쟁하는 데 정신적 에너지를 승화시켜 보면 어떨까?

관심있는 사람들이 모여 목소리를 높여야 한다. 어떤 병보다도 수수께끼에 둘러싸여 있으며 비참하게 사람을 황폐화시키는 정신질환이라는 현상을 연구하고, 환자들을 돌보는 데 사회적 자원을 우선적으로 사용해야 한다고 주장해야 한다. 그래야만 정신질환을 앓는 사람과 그 가족들의 삶을 개선시킬 수 있다.

10장

정신질환의 회복 및 이중진단에 대한 이해와 대책

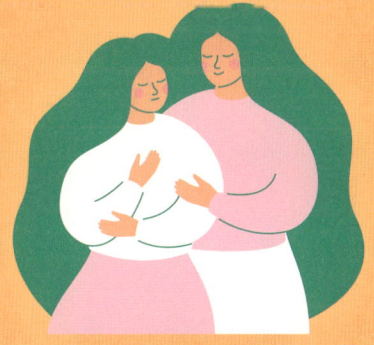

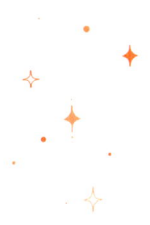

◀ 정신질환의 회복

  삶을 최대한 보람 있고 충만하게 살기 위해 친구, 가족, 치료 서비스 제공자들이 어떻게 하면 좋을지 정신질환을 앓는 사람들 역시 많은 논의와 기록을 남겨왔다. 이렇게 되려면 태도의 전환이 필요하나. 정신질환을 앓는 사람을 질병에 의해 황폐화된 존재로만 바라봐서는 안 된다. 많은 점에서 특별한 필요를 지니고 있지만 남들과 똑같이 보람된 삶을 누리고자 최선을 다하는 존엄한 인간으로 바라보아야 한다. 다른 사람과 똑같이 신체적 건강뿐 아니라 영적, 사회적, 문화적, 심리적 행복에도 관심을 기울여야 한다. 이들은 회복에 대해 보다 전체적인 관점을 원하며 사람들이 회복 모델을 이해하고 지원할 때 가장 도움이 된다는 사실을 알고 있다.

  정신질환에서 '회복'이란 용어는 물질남용의 회복과 다른 의미를 갖는다. 두 가지 질병에서 회복된 사람은 두 가지 정의에 모두 해당

될 수 있다. 정신보건 시스템 이용자들은 회복해야 할 정신질환의 경험으로 다음 다섯 가지 영역을 꼽는다.

1. 정신질환의 증상
2. 증상이 생기기 전 또는 진행 중 발생한 외상. 이런 외상은 때때로 치료 과정 중 겪는 신체적 구속, 체포 또는 부당한 취급에 의해 반복되기도 한다.
3. 부적절하거나 그릇된 치료를 받거나 적절한 치료를 받지 못한 데 따른 부정적 영향
4. 사회적 낙인 및 차별
5. 위 네 가지 문제에 맞서는 과정에서 생겨난 비효율적인 행동 패턴

정신질환의 회복에는 내적 및 외적 요소가 있다. 환자는 자부심, 자긍심 및 보다 높은 수준으로 성장할 잠재력을 지닌 존귀하고 유일한 인간으로서 정체성을 회복해야 한다. 균형 잡힌 관점에서 내적 변화는 동료 환자, 치료 제공자, 사랑이 넘치는 가족 또는 친구와의 지지적 상호관계에 의해 촉진된다. 가장 중요한 요소는 곁에 있으면서 전체적인 인간 존재를 봐주고, 긍정적이고 희망적이며 공감하는 태도로 이를 반영하여 스스로를 바라보게 하는 것이다. 신체적, 정신적, 정서적으로 고통받는 사람이 스스로조차 확신할 수 없는 가장 암울한

때에도 자신을 믿어주고, 좋은 때나 어려운 때나 오래도록 곁에 있어줄 누군가가 있다는 사실을 깨닫는 것은 엄청난 변화를 일으킨다.

많은 사람들에게는 영성靈性, 즉 자신과 질병을 넘어 보다 큰 존재와 연결되어 있다는 느낌이 회복에 필수적인 요소가 되기도 한다. 자신의 모습 그대로 받아들여진다면 종교나 종파는 그리 중요하지 않다. 지지적 믿음 공동체의 일부라는 사실은 비길 데 없는 평안과 긍정적인 시각을 유지하는 데 도움이 된다.

회복의 외적 요소는 직업이나 다른 의미 있는 활동, 친구, 주거, 질병 때문에 상실한 물질적인 것들과 연관된다. 정신질환을 앓는 사람은 삶에 있어 의미 있는 영역과 보다 큰 공동체의 일원이 되는 길을 찾는 것이 회복에 필수적이라고 생각한다. 또한 음식 만들기, 청소, 은행계좌 관리, 의사소통, 숙면을 취하는 능력 등 생활기술을 비롯하여 회복해야 할 여러 가지 기능도 있다.

정신질환을 앓는 사람은 질병에서 회복되기를 간절히 바란다. 태도와 접근방법이 이렇게 변하면 자긍심과 희망과 미래에 대한 꿈으로 가득한 삶으로 돌아가거나 새롭게 출발하는 계기가 된다. 그간 겪어온 고통과 어려움이 배우고 성장할 수 있는 기회가 되는 것이다. 질병의 증상과 이로 인한 한계에도 불구하고 자신의 존재와 남아있는 능력을 재발견하는 전환점이 되기도 한다. 여기서 사회의 낙인과 부정을 극복할 수 있는 힘이 생긴다.

스스로 삶의 의미를 재구축하고 발견하는 방법을 찾아낸 사람도 많다. 창조적인 예술에 정열을 쏟는가 하면, 자신의 경험과 회복 과정을 다른 사람들과 나누기도 한다. 학문에 정진하거나, 자원봉사 또는 직업에서 삶의 목표를 발견하기도 한다. 중요한 것은 생산적이며, 의미 있고, 사회에 도움이 되는 길을 찾는 것이다. 독특한 소질을 보이는 분야를 찾아 이를 실현할 수 있도록 도와주는 것이 좋다.

환자권익운동의 가장 중요한 부분은 자기책임, 권리회복, 자기결정이다. 정신질환을 앓는 사람이 삶을 최대한으로 누리려면 질병이나 문제가 있다는 사실을 받아들이는 것만으로는 충분하지 않다. 자신의 삶과 치료를 스스로 관장할 길을 찾아야 한다. 가족과 친구가 가장 큰 도움을 주는 길은 그를 믿고, 희망적인 태도를 유지하며, 스스로 삶을 책임질 수 있도록 격려를 아끼지 않는 것이다. 다른 환자 또는 환우회를 만나보는 것도 좋은 방법이다.

회복이란 극히 개인적인 과정이다. 자신만의 길을 자신만의 속도로 걸어가는 여행이다. 매우 미묘하고 점진적으로 회복되는 사람이 있는가 하면, 급작스럽고 극적인 과정을 거쳐 좋아지는 사람도 있다. 이 여정은 곧은 길이 아니다. 많은 굴곡과 부침을 겪는다. 특히 초기에는 혼란과 절망, 소외감, 뭔가 잘못하고 있다는 느낌이 들 수 있다. 정신질환을 앓는 사람을 믿고, 희망을 잃지 않으며, 꿈과 목표를 상기시키고 유지하도록 돕는 것이 매우 중요하다.

재발이나 악화를 막을 수는 없지만, 스스로 삶을 책임지는 방법을 배울 수는 있다. 스스로 대처 기술을 개발하고 질병을 관리하는 방법을 배우기 시작하는 순간, 진보를 향한 큰 걸음을 내딛는 것이다. 삶의 질을 개선하기 위해 스스로 무엇을 할 것인지 생각하는 때야말로 모든 것이 좋아지기 시작하는 순간이다.

보호자가 할 수 있는 최선은 정신질환을 앓는 사람 스스로 세운 목표를 달성할 수 있도록 다른 사람들과 협조하는 일이다. 이런 노력을 기울이는 동안에도 정신질환을 앓는 사람은 힘겨운 싸움에 대한 인간적인 배려와 존중을 받으며 치료를 계속해야 한다. 도울 수 있는 또 다른 방법은 정신질환, 물질남용, 회복, 이용 가능한 치료 서비스, 약물 및 기타 치료 방법과 그 장단점 등에 대한 교육을 제공하는 것이다. 이를 기반으로 충분한 정보를 가진 상태에서 자신에 대한 결정을 내릴 수 있기 때문이다.

이런 일들 사이에는 섬세한 균형이 필요하다. 우선 정신질환을 앓는 사람을 힘없는 질병의 희생자로 보는 시각에서 벗어나야 한다. 스스로의 삶에 책임을 지고 자신에게 영향을 미칠 중요한 결정을 내리도록 격려해야 한다. 그러나 동시에 외부의 도움을 전혀 받지 않고 항상 최선의 결정을 내릴 수 있다는 암시를 주어서는 안 된다. 그런 사람은 없다.

지각 기능에 문제가 있는 질환을 앓는 사람이 항상 스스로 최선의 선택을 할 수 있는지에 대해 많은 논의가 있었다. 대부분의 성인은 스스로 결정을 내리고 그 결과를 누릴 권리가 있다. 환자들이 주장하는 이른바 "고결한 위험과 실패할 권리"다. 하지만 달리 생각하면 사회와 가족이 스스로 돌볼 능력이 없는 사람을 보호하고 중요한 결정을 대신 내려줘야 한다는 데도 일리가 있다. 간단한 해답은 있을 수 없다. 법규를 어떻게 정비하고 운용할 것인지, 정신질환을 앓는 사람에게 어떤 서비스를 어떻게 제공할 것인지 계속 논의해야 함은 물론이다. 자신에게 영향을 미칠 수 있는 일에 대해 모든 결정을 내릴 수 있어야 한다고 주장하는 사람은 높은 수준의 기능을 일관성 있게 유지하는 경우가 많다. 가장 강력하게 반대하는 사람들은 스스로를 돌볼 수 없고, 삶의 질을 최대화하는 방법을 결정할 수 없을 정도로 기능수준이 낮은 환자의 가족들이다. 이들에게 권리를 줄 경우 모든 치료를 거부하고 길바닥에서 삶을 꾸려가게 될 수도 있다.

모든 사람, 모든 상황에 맞는 한 가지 해결책은 없다. 가장 먼저 고려할 것은 정신질환을 앓는 사람의 기능수준이 어떤지, 증상은 얼마나 심한지, 병식은 어느 정도인지, 안전할지, 제공되는 치료와 서비스의 질과 접근성은 어떤지이다. 병과 증상을 이해하고 혼자 살아갈 수 있는 사람이 약을 중단하겠다고 결정하는 것과 자신의 병을 이해하지 못하고 증상도 심하여 스스로를 돌볼 수 없는 사람이 모든 치료를 거부하는 것은 전혀 다르다.

정신보건 시스템은 이용자의 필요에 맞춰 확대 개편돼야 한다. 정신질환을 앓는 사람과 가족, 보호자들이 할 수 있는 일은 정신보건 서비스와 연구에 보다 많은 예산을 배정할 것을 주장하는 것이다. 계속 개선되고 있지만 여전히 갈 길이 멀다. 시스템 설계와 서비스 제공에 더 많은 환자들의 목소리를 반영시킬 방법을 찾아야 한다. 몇몇 국가에서는 정신질환을 앓는 사람을 동료 카운슬러 또는 컨설턴트로 채용하기 시작했다. 이제 막 스스로 회복하는 법을 배우는 사람을 위해 정신질환을 앓는 사람이 멘토나 역할 모델이 되어 주는 것이다.

막연히 기존 프로그램에 예산을 쓰는 것보다 주거나 의미 있는 고용 등 지원이 필요한 사람을 중심으로 시스템을 운용해야 한다. 정신질환을 앓는 사람 스스로도 가족이나 치료 제공자가 오래 전 의사들이 선호했던 "의학적 모델" 시스템처럼 전지전능한 아버지 역할보다 코치나 가이드, 선생님 역할을 해주는 것을 더 높게 평가한다. 치료 제공자가 가족, 친구는 물론 환자 지원 시스템상의 모든 사람과 협조하는 것도 중요하다. 자신들의 참여가 중요함을 알리기 위해 정신질환을 앓는 사람과 가족들은 이런 슬로건을 만들었다. "우리를 빼놓고 우리 문제를 결정할 수는 없다." 또한 정신질환을 앓는 사람은 치료 제공자가 자신과 가족의 문화적 배경에 대해 세심하게 고려해 줄 것을 원한다.

문화적 배려

국가마다 다양한 공동체 또는 하위문화가 존재한다. 미국의 경우

아시아계, 아프리카계, 히스패닉, 미국 원주민을 비롯한 많은 하위문화가 있다. 문화마다 정신질환, 물질남용, 환자에 대한 책임, 종교성에 대한 관념이 각각 다르다. 문제해결 방법이나 권위자와의 관계도 마찬가지다. 의료 서비스 제공자는 마땅히 이런 문화적 배경을 존중해야 한다. 그러나 서비스 제공자가 정신질환을 앓는 사람이 속한 문화에 항상 익숙하여 이런 문제를 다루는 최선의 방법이 무엇인지 아는 것은 아니다. 다문화 가정에서 태어난 환자의 가족은 서비스 제공자에게 문화적 배경과 가치에 관해 미리 알리는 것이 좋다.

가족 내 상호 독립 및 의존 정도는 문화마다 크게 다르다. 주류 미국 문화만큼 개인성과 독립성을 존중하는 태도는 다른 나라는 물론 미국 내 하위문화에서도 찾아볼 수 없다. 의료 서비스 제공자는 다른 문화에서 가족의 개입 수준이 미국과 크게 다르다는 점을 염두에 둘 필요가 있다. 많은 문화권에서 가족은 삶에 있어 가장 중요한 핵심가치이자 기준이다. 핵가족의 구성원이 환자를 돌보는 주된, 때로는 유일한 보호자인 미국에 비해 가족의 범위 또한 매우 넓다. 혈연관계가 아닌 사람도 가족에 포함되는 대가족의 개념도 흔하다.

많은 아시아 및 히스패닉 계열의 문화에서는 성인이라고 해도 결혼하지 않았다면 부모와 함께 살면서 여러 가지 보살핌을 받는다. 미국에서는 흔하지 않은 일이다. 도시에서라면, 정신질환을 앓는 사람이 가족과 떨어져 사는 편이 치료를 위해 더 낫다고들 말한다. 그러나, 가족 입장에서 이런 선택을 배신이나 모욕으로 생각하며 크게 불편해하는 경우도 있다.

의료 서비스 제공자는 문화에 따라 각기 다른 문제해결 방식을 이해해야 한다. 문제를 민주적으로 해결하는지, 모권이나 부권 또는 다른 의견 결정권자가 단독으로 결정하는지, "어르신"들의 모임에서 결정하는지, 또 다른 방식이 있는지 확인해야 한다. 또한 가족의 위계를 파악하여 중요한 결정을 내릴 때 항상 가족 내에서 가장 중요한 사람들을 참여시키기 위해 각별한 노력을 기울여야 한다. 이런 노력이 없다면 어떤 계획도 수포로 돌아갈 수 있다.

많은 가족들이 극복해야 할 두 가지 중요한 터부가 있다. 첫째는 가족 내에 심각한 정신질환과 물질남용 문제가 있다는 사실을 받아들이는 것이다. 두 가지 모두 치료 가능한 질병으로 받아들여지지 않는 경우가 있다. 많은 문화권에서 정신질환과 물질남용 문제는 엄청난 불명예와 수치로 간주된다. 두 번째 터부는 외부의 도움을 찾는 데 대한 인식이다. 이런 태도가 나약하거나, 용납할 수 없거나, 기껏해야 최후의 수단으로 생각되는 경우가 있다.

정신질환과 물질남용을 약령이나 악마에 들린 것, 또는 신의 뜻이라고 생각하는 문화도 있다. 히스패닉의 경우 정신질환의 증상을 "신경 문제"로 간주한다. 성격이 나약한 탓으로 돌리고 감추거나 가족 내에서 조용히 해결해야 한다고 생각하는 수도 있다. 한편 많은 아시아인들은 정신질환과 물질남용이 스트레스나 나쁜 친구의 영향

등 외부적 요소 때문에 생겼다고 이해하는 경향이 있다. 가족이 제 구실을 못하는 것을 극도로 수치스럽게 생각하며 체면이 깎일까 걱정하기도 한다. 증상을 나타내는 가족을 격리시키거나 야단치는 경우도 흔하다. 고향으로 내려 보내거나, 아예 관계를 끊기도 한다. 이들이 모든 장애를 극복하고 의학적 치료를 받아들이려면 시간과 존중과 배려가 필요하다.

외부의 도움을 찾는 경우에도 아시아계 가정에서는 일차적으로 한약이나 소위 전인적 접근을 시도하는 경우가 많다. 히스패닉 가정은 "curandero(민간 치료사 또는 셔먼-역주)"를 찾아가고, 아프리카계라면 자신들의 성직자에게 의지한다. 이 모든 요소를 치료계획에 포함시킬 수 있다. 이해할 수 있는 일이지만, 많은 아프리카계 또는 기타 소수 문화권 가정은 '시스템'을 신용하지 않는다. 과거에 겪었던 문화적 푸대접이나 인종차별적 경험으로 인한 반응이다. 의료 서비스 제공자는 이들이 자신을 시험하거나 도전적인 태도를 보이더라도 기분이 상하거나 피하지 않으려고 노력해야 한다. 과거에 겪었던 나쁜 경험이 반복될 것인지 가늠해보려는 행동일 수 있기 때문이다.

모든 사람이 처음부터 서비스 제공자의 노력을 기꺼이 받아들이는 것은 아니다. 가족은 전에 만났던 서비스 제공자와 좋지 않았던 경험이 있었다면 그 사실을 미리 알리는 것이 좋다. 아시아계 가정이라면 서비스 제공자에게 눈 마주침과 개인 간 거리에 대해 어떤 방식이 편한지 미리 알려줄 필요도 있다. 서양 사람들은 대부분 가까이다가서서 눈을 자주 마주친다. 그러나 아시아인에게 이런 태도는 무례한 것으로 받아들여질 수 있다. 또한 가족들은 모든 서비스 제공자가 각 문화에 고유한 종교나 영성의 중요성을 고려하지는 않는다는 사실을 이해해야 한다. 서비스 제공자 입장에서는 영성이 힘과 평안함과 치유의 원천이 될 수 있다는 사실을 염두에 둘 필요가 있다. 정신질환을 앓는 사람의 토착 종교에 대해 알아 두는 것은 매우 현명한 일이다. 서비스 제공자와 만나는 자리에 지역 교회 지도자 또는 해당 공동체의 중요 인물이 함께 있어야 치료에 응하는 가족도 많다.

미국의 몇몇 대도시에는 특정 문화에 특화된 정신보건 센터가 있다. 이곳에는 정신질환을 앓는 사람의 모국어로 말하고, 문화를 이해하는 서비스 제공자들이 근무한다. 그러나 이는 이상적인 경우다. 이런 시설을 이용할 수 없을 때 정신질환을 앓는 사람과 가족은 그들의 기본적인 가치를 배려하지 않는 시스템에서 소외감을 느낄 수 있다. 나는 가족들에게 어떤 서비스 제공자도 완전히 배제하지는 말라고 권고한다. 그들이 환자의 문화에 대해 배울 점이 많은 것은 사실이지만, 여전히 뭔가를 제공해 줄 수 있기 때문이다. 서비스 제공자 역시 서비스와 권고 사항 등을 가족의 문화에 맞춰 특별히 조정해야 할 필요가 있다.

서비스 제공자와 가족의 문화적 배경이 다르다면 양자 모두 서로의 가치와 믿음을 이해하려는 노력을 기울여야 한다. 서로의 문화를 존중하고 열린 마음으로 배워가야 한다. 문화적 차이를 인정할 때 비로소 서구적 치료가 다른 문화적 틀에서도 효과적으로 작용할 수 있는 길을 찾을 수 있다. 가족이야말로 심각한 문제를 겪는 개인에게 힘과 지지를 제공할 수 있는 가장 소중한 원천이다. 각 가족은 서비스를 이용하는 한편 가족이 제공할 수 있는 것들을 어떻게 제대로 제공할 수 있을지 생각해야 한다. 가족과 서비스 제공자가 서로를 알고 신뢰를 쌓는 데는 시간이 필요하지만, 그 시간은 최선의 결과를 위해 불가피하고 소중한 시간이다. 서비스 제공자, 가족 및 친구는 정신질환을 앓는 사람이 현실적이고 긍정적인 목표를 달성할 수 있도록 듬직한 파트너가 되어야 한다.

WRAP

메리 엘런 코플랜드Mary Ellen Copeland는 정신질환을 앓는 사람들이 점점 많이 사용하는 도구를 개발했다. 스스로 회복 상태와 삶을 평가하는 데 유용한 이 도구의 이름은 '행복을 되찾기 위한 행동계획 Wellness Recovery Action Plan, WRAP'이다. 코플랜드 여사는 이를 이용하여 어떻게 신체적, 정서적 증상에 대처할 수 있는지 책을 쓴 바 있으며, 이중진단 환자들을 위해 따로 소책자를 발간하기도 했다. WRAP은 당사자가 직접 작성해야 하지만, 도와주는 사람의 역할 또한 중요하다. 따라서 가족이나 보호자도 익숙해질 필요가 있다.

WRAP에서 기반으로 삼는 몇 가지 기본적인 가치가 있다. 우선 행복을 미리 정의하지 않고, 각 환자 스스로의 규정이 중요함을 강조한다. 또한 WRAP은 어떤 형태의 치료나 서비스와도 함께 사용할 수 있다. 다른 치료를 대체할 목적이 아니라는 뜻이다. 모든 사람은 독특하고, 특별하며, 회복에 있어 한계가 없다는 것이 기본 전제다. WRAP은 환자 스스로 적극적으로 삶을 개선하고, 치료에 참여하는 능력을 키우기 위해 고안되었다. 문제와 증상과 위기에 대처하는 방법을 마련함과 동시에, 시종일관 각자의 역량을 강조하는 회복 및 환자 권익 운동의 아름다운 발현이라고 할 수 있다.

WRAP에는 5개의 기본적인 부분이 있다. 우선 환자는 증상이 없고 기분이 좋을 때 자신이 무엇을 하고, 어떤 상태인지 죽 적는다. **행복 도구상자**를 만드는 것이다. 운동, 친구와 수다를 떠는 등의 '도구'를 이용하면 좋은 상태를 유지하고, 증상을 조절하는 데 도움이 된다. 일상 유지 계획도 마련한다. 유지 계획은 환자가 지닌 모든 긍정적인 소질과 기능을 나열하는 것으로 시작한다. 또한 상황이 좋았을 때의 모든 일상적 활동이 포함된다. 상황이 나빠질 때, 이 목록을 떠올려보면 도움이 된다. 결국 스스로 계획을 적어보는 행위가 어떤 도구가 유용하며, 언제 얼마나 사용하게 될지를 정하게 된다.

두 번째는 **악화요소 목록**이다. 지금까지 환자를 자극하여 증상이나 물질남용 상태를 유도했던 외부적 사건, 경험, 또는 감정 등을 포함시킨다. 친구 또는 가족과의 말다툼, 신체적 질병 또는 생일 등의 기념일이 해당될 수 있다. 악화 시 계획도 세운다. 일기를 쓰거나,

재활프로그램에 나가는 등 대책을 적어 두는 것이다.

세 번째는 질병의 **초기 경고 증상**을 적는다. 외적인 사건과 연관 지을 수 없는 내적 사건인 경우가 많다. 스트레스를 조절하려는 노력이 소용없는 수도 있다. 대처 행동을 필요로 하는 미묘한 또는 명백한 변화가 모두 포함된다. 사람을 만나기 싫다거나, 일상 유지 계획에 있는 일을 피하게 된다거나, 짜증이 난다거나, 수면 또는 식사 습관이 변하는 것 등이다. 여기에 대한 행동 계획 역시 자세히 적는다. 약을 추가하거나, 하기 싫어도 억지로 일상 유지 계획에 있는 일을 하는 등 상태가 더욱 악화되지 않도록 하려면 어떻게 해야 하는지 떠올리기 위한 것이다.

다음은 **상태가 악화되었을 때 나타나는 증상**을 적어 볼 차례다. 증상이 완전한 위기로 치닫지 않도록 즉각적인 행동이 필요한 시점이다. 보통 몇 가지 증상 또는 의존성 물질을 남용하거나 치료약을 아예 끊어버리는 등 문제 행동이 포함된다. 마찬가지로, 환자 스스로 위기를 피하기 위해 할 수 있는 행동을 열거해본다. 보통 자신을 정상적인 상태로 돌려 줄 수 있으리라 신뢰하는 사람을 만나는 일이 들어간다.

마지막으로 **위기 계획**을 적는다. 반드시 상태가 좋을 때 마련해 두어야 한다. 환자 상태가 위기를 맞아 (일시적으로) 스스로를 돌볼 수 없을 때 원하는 지원 시스템을 다른 사람에게 알리는 역할을 한다. 우선 상태가 좋을 때 자신이 어떤지 묘사한 후, 다른 사람의 보살핌이 필요한 상황임을 알리는 증상을 나열한다. 대개 이 부분이 가장 어렵다. 마지막으로, 연락을 취하기 바라는 사람, 치료받고 싶은 장소, 다른 사람의 개입을 원하는 정도 등을 적는다. 더이상 도움을 필요로 하지 않는다는 사실을 알려주는 징후도 적는다. 밤에 잘 자게 된다거나, 개인 위생을 돌볼 수 있다거나, 문제없이 대화를 나눌 수 있는 등의 기준이 포함될 수 있다. 마찬가지로, 이 부분 또한 매우 개인적일 수 있다. 똑같은 환자는 없다.

　정신질환을 앓는 사람이 WRAP를 작성하도록 지원하고 격려하는 것은 좋지만, 스스로 자신의 삶을 책임지는 것을 목표로 만들어진 이 도구를 사용하라고 압력을 가해서는 곤란하다. WRAP은 뒤에서 다룰 재발 방지 계획 및 물질남용 프로그램에서 오래도록 사용되었던 방법과 많은 유사점을 지니고 있다. 어떻게 주요정신질환과 물질남용 장애를 일관성 있게 다룰 것인지에 대한 좋은 예라고 할 것이다. 더 자세한 정보는 메리 엘런 코플랜드의 웹사이트 www.mentalhealthrecovery.com을 참고한다.

11장

이중진단 정신질환과 물질남용

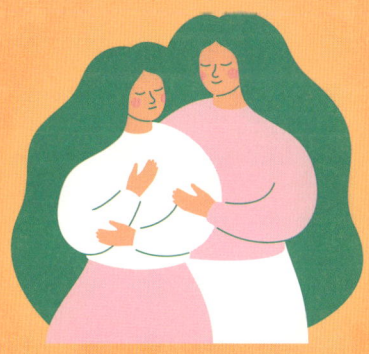

물질남용의 정의

자신의 가족에게 물질남용 문제가 있는지 어떻게 알 수 있을까? 많은 전문가들은 심각한 정신과적 장애로부터 회복된 사람의 경우, 모든 마약과 알코올 및 처방되지 않은 약물의 사용이 남용에 해당한다고 믿는다. 이런 행위가 정신과적 증상을 일으키거나 악화시킬 가능성이 높기 때문이다. 주요정신질환을 앓는 사람이 심각한 물질남용 문제를 함께 지니고 있는지 결정하는 것은 많은 요소들로 인해 상당히 어려울 수 있는데, 특히 다음 두 가지가 중요하다. 첫째, 물질남용 문제를 겪는 모든 사람은 사실을 부정하거나 축소하거나 감추려는 경향이 있다. 둘째, 정신병, 우울증, 조증 및 불안장애 등 주요정신질환의 모든 일차적 증상이 약물 및/또는 알코올의 남용 또는 갑작스러운 중단 때문에 생길 수 있다. 심각한 정신질환을 앓는 사람 가운데 소수는 전혀 부정적인 문제없이 사교적 목적으로, 또는 어쩌다 한 번씩 술을 즐기는 경우가 있다. 그러나, 대다수는 이익에 비해 위험성이 훨씬 크다.

물질을 남용하는 사람이 동시에 정신질환을 앓고 있는지 평가하기 또한 어렵다. 장기적 약물 및 알코올 남용자가 독립적으로 진단 가능한 정신질환을 앓고 있는지 알 수 있는 유일한 방법은 적어도 1년 이상 사용하지 않은 상태에서 관찰하는 것이다. 이후에도 증상이 계속되어야 정확하게 진단을 내릴 수 있는 것이다. 그러나 장기 사용자라면 1년은커녕 6개월도 끊지 못하는 경우가 많으므로 확실한 정신과적 진단을 받지 못한다. 그럼에도, 정신과적 증상이 나타난다면 적절한 치료를 받아야만 한다.

어떤 사람이 물질남용과 정신질환을 모두 앓고 있는지는 양쪽 영역에 걸쳐 충분한 수련과 경험을 지닌 전문가가 진단을 내리는 것이 최선이다. 이중진단 환자를 다룬다는 많은 프로그램과 전문가들이 사실 물질남용 문제를 지닌 사람을 성격장애 또는 기타 정신과적 질병을 앓는 사람들과 함께 치료한다. 조현병, 조현정동장애 및 양극성장애에 대한 경험이 별로 없는 것이다. 마찬가지로, 정신보건 프로그램 담당자 가운데 다수가 완전한 물질남용 평가를 어떻게 하는지, 심각한 물질남용 문제를 어떻게 치료하는지 알지 못한다.

가족 스스로 이런 진단을 내린다는 것은 대개 비현실적이다. 그러나, 가족이나 보호자가 물질남용 문제에 대해 어느 정도 알고 있다면 매우 도움이 된다. 본 장의 목표는 가족과 보호자에게 물질남용 및 회복에 대한 기본적인 정보를 제공하는 데 있다.

물질남용 및 회복이란 분야는 나름대로 독특한 문화와 언어를 발달시켜 왔다. 가족과 보호자가 이런 용어에 익숙해지면 도움이 된다. 따라서, 먼저 흔히 사용되는 용어와 개념을 소개하고자 한다. "약물 및 알코올"이라는 용어는 모든 종류의 불법적인 약물과 맥주, 와인을 포함한 모든 종류의 알코올은 물론, 처방약을 처방대로 복용하지 않거나 다른 방식으로 남용하는 경우와 처방없이 구입할 수 있는 약물을 권고된 것과 다른 방식 또는 용량으로 복용하거나 혼용하는 경우를 모두 포함한다. 물질남용 질환을 앓는 사람은 손에 넣을 수 있는 것이라면 무엇이든, 심지어 다른 사람들이 그런 물질로 "극치감"을 얻을 수 있다고 상상조차 못하는 것까지 남용한다. 일부 생약제제, 접착제, 페인트, 청소용 화학제품까지 남용한다는 애기를 들으면 놀랄 사람들이 많을 것이다. 시럽이나 정제로 된 감기약이나 구강세정제도 예외는 아니다. 경험이 많은 물질남용 상담자들조차 기분이나 사고를 변화시키기 위해 사람들이 발견해내는 화학물질이 갈수록 얼마나 다양해지는지 놀라곤 한다.

처방약을 남용하는 사람은 의사에게서 원하는 약을 처방받는 데 도가 튼다. 보통 병력을 숨긴 채 매번 다른 의사나 치과의사를 찾아가 처방을 받은 후 과량을 복용한다. 진통제나 항불안제가 "최선호 약물"이다. 대부분 한두 가지 약물을 선호하지만, 쉽게 구할 수만 있다면 어떤 약물이든 사용한다.

물질남용이란 정확히 무엇인가? 가장 간단한 정의는 5장에서 언급했다. 여기서는 부정적인 효과에도 불구하고 어떤 물질을 계속 사용하거나 마시는 경우를 남용이라고 정의한다. 보다 포괄적으로는 "일생에 걸쳐 진행하며, 재발하는 경향을 보이는 가족성 부정denial 질환"으로 정의하며, 이는 중독에 대해 알아야 할 다음과 같은 6가지 중요한 사항을 포함한다.

1. **재발 가능성**이 높으므로 약물 및 알코올 중독자는 평생 중독 가능성에 대해 경계를 늦춰선 안 된다. 오랫동안 회복 및 금주 상태를 유지하는 경우도 마찬가지다.
2. **진행성**이라는 말은 시간이 지나면서 점점 심해진다는 뜻이다. 내성이 생기는 것이다. 같은 효과를 얻기 위해 점점 많은 양을 마시거나 사용한다. 중간에 약을 끊거나 금주를 해도 마찬가지다. 재발하면 처음부터 다시 시작되는 것이 아니라 끊었던 시점부터 다시 시작한다. 대학에 다닐 때부터 밤에 맥주 한두 잔을 마셨다고 하자. 25세가 되자 하룻밤에 6캔들이 두 팩을 마시게 되었다. 30세에는 여기에 보드카 반 병이 추가되었다. 이후 금주하여 10년간 술을 마시지 않았다. 그때 재발하면 원하는 효과를 얻기 위해 하룻밤에 12캔의 맥주와 보드카 반 병을 마셔야 한다.

3. 물질남용은 가족과 사랑하는 사람들에게 영향을 미친다. 가족이 남용에 책임이 있다는 말이 아니다. 가족이 물질남용에 대해 알고, 가족의 반응에 따라 어떻게 상황이 악화 또는 호전되는지 알아야 한다는 뜻이다. 물질남용의 가족력이 있다면, 중독자가 되기 쉬운 **유전적 소인**이 있다고 생각해야 한다.

4. 질병이라는 말은 **뇌에 생리적 변화**가 생긴다는 뜻이다. 약물이나 알코올을 남용하면 자제 능력이 생리적으로 저하된다. 뇌에서 심지어 식사나 다른 필수적인 활동도 뒤로 미루고 계속 그 물질을 남용하려는 충동이 생긴다. 물론 이성적으로는 그래선 안 된다는 사실도, 계속 사용했을 때의 결과도 알고 있다. 부정적인 결과에도 불구하고 뇌의 보다 충동적인 영역에서 그 물질을 탐닉하게 만드는 것이다.

5. 어떤 물질에 **의존 또는 중독되었다는 사실 자체, 또는 심각성을 부정하는 것**이 병의 특징이다. 일반적인 원칙상 사용했다고 주장하는 양에 5배를 곱한 것이 실제 사용량에 가깝다. 잘 알려진 놀라운 현상은 **반복되는 부정적 결과에도 불구하고, 환자는 매번 다른 결과를 기대한다**는 점이다. 환자는 이번만큼은 스스로 또는 주위 사람들에게 안 좋은 일이 생기지 않도록 조절할 수 있다는 믿음을 유지한다.

6. **중독은 참으로 끈질긴 질병이다.** 다시 고개를 들 기회만을 노리며 언제까지나 기다리고 있는 것 같다. 오랜 기간 남용한

사람일수록 더 자주 재발한다. 단번에, 영원히 끊을 수 있는 사람은 거의 없다. 정신질환과 마찬가지로, 가족들은 물질남용의 회복 과정 중에도 자주 재발할 수 있다는 점을 알아야 한다. 회복 프로그램을 진행 중인 경우, 재발을 통해 새로운 것을 배우고 성장하는 계기가 되기도 한다.

심각한 문제인지 아닌지 결정하는 것은 물질남용이 한 개인과 그의 삶에 미치는 영향이지, 소비량이나 사용 기간이 아니다. 다음은 물질남용에 대해 사람들이 지니고 있는 흔한 오해들이다.

- 저녁까지 기다렸다 사용할 수 있다면 심각한 문제가 아니다.
- 맥주나 와인만 마시는 사람은 알코올 중독이 아니다.
- 업무나 다른 일에 차질이 없다면 알코올 중독이 아니다.

물질을 남용하는 사람은 조만간 사용량 또는 음주량을 조절할 수 있는 능력을 잃는다. 아무리 마음이 있어도 딱 한 잔을 마신 후에는 중단할 수 없다. 한 잔만 마시고 더이상 마시지 않거나, 약물 사용을 제한할 수 있는 능력은 물질남용을 평가하는 데 중요한 기준이다.

물질남용의 징후

어떤 사람이 물질을 남용하고 있다는 사실을 가족이나 보호자는 어떻게 알 수 있을까? 간헐적으로 사용하면 처음에는 대수롭지 않아 보이고, 별 문제가 되지도 않는다. 그러나 지속적으로 점점 많은 양을 사용한다면, 필연적으로 문제가 생긴다. 이때 가족이 외모나 행동에서 미묘한 변화를 알아차리는 수가 있다. 다음은 물질남용 시 나타나는 징후들이다.

- 행동 변화
- 외모 또는 개인 위생의 변화
- 친구 관계의 변화
- 수상쩍은 행동
- 책임이 요구되는 활동을 피함, 책임감이 없어짐
- 거짓말
- 갑작스러운 금전 문제
- 접촉한 사람의 돈이나 귀중품이 없어짐
- 안구 충혈, 동공 확대 또는 축소
- 약물 투여 장비 소지
- 가족 관계 악화
- 정신과적 증상의 악화

블랙홀

　물질남용 문제를 겪는 사람을 이해하려면 어떤 물질에 신체적, 심리적으로 중독된다는 것이 무엇인지 알아야 한다. 가장 중요한 점은 스스로 알든 모르든, 남용하는 물질 또는 "극치감"을 맛보는 것이 점차 삶에서 가장 중요한 일이 된다는 것이다. 시간이 지나면 음주나 약을 사용하는 일이 모든 것에 우선하고, 시간과 정열과 돈을 남김없이 빨아들이는 블랙홀이 되어버린다. 오직 더 많은 술과 약을 살 돈을 버는 일이 삶의 중심이 된다. 중독자는 하루 종일 다음에는 무엇을, 언제, 어디서 사용할 것인지만 생각한다. 다른 활동이나, 중독되지 않은 사람들과 어울리는 일에는 거의 흥미를 잃기도 한다. 결국 약을 사기 위해 몸을 파는 등, 가족은 물론 스스로도 상상할 수 없었던 일까지 하게 된다.

　물질남용에는 단계가 있다. 의존성이 점차 커져간다. 스스로 제한하는 능력을 잃으면서 삶의 모든 것이 하나 둘 무너져 내린다. 마지막 단계에서는 약이나 알코올을 계속하지 않으면 금단 증상에 시달린다. 이제 극치감이나 좋은 기분을 느끼기 위해서가 아니라 금단 증상으로 인한 끔찍한 고통을 피하기 위해 물질남용을 계속한다. 사회적, 신체적, 정신적 행복의 상실은 피할 수 없다.

　물질남용이 심해지면 질병의 일부라고 생각되는 일련의 증상이 나타나 가족, 친구, 보호자에게 심각한 문제가 된다. 보통 **"중독 행동**

addict behavior"이라고 하는 이 증상들은 약물을 구하는 일에 모든 힘과 시간을 바쳐야 할 필요와 문제의 심각성을 숨기려는 욕구 때문에 생겨난다. 중독 행동은 감추고, 속이고, 거짓말하고, 훔치고, 사람을 어떤 방향으로 조종하려는 것 등이다. 환자는 이런 행동에 매우 능숙해진다. 가족들은 한때 정직하고, 성실하고, 믿음직한 존재였던 사람이 이런 행동을 하는 것을 보고도 믿지 못하는 경우가 많다.

마약 또는 알코올 중독자가 증상이 심할 때는 책임감을 기대할 수 없다. 항상 "남을 탓하고, 불평하고, 변명한다." 약 또는 알코올을 사용한다는 사실과 이로 인한 모든 문제를 축소하거나 부정한다. 물질남용이 아닌 다른 이유로 문제가 생겼다고 변명하거나, 남을 탓한다. 자신은 항상 결백하며, 아무도 억울함을 알아주지 않는 희생자라고 생각한다.

"**약물 추구 행동**drug-seeking behavior"이라는 또 다른 유형도 있다. 화가 나거나, 지루하거나, 불편한 감정을 느낄 때 "**빠른 해결책**"을 찾는 경향을 가리킨다. 이때는 즉각적이고, 거의 자동적으로 기분을 전환해줄 물질을 손에 넣기 위한 행동에 몰입한다. 종종 은밀한 요소를 동반하는 특별한 유형의 흥분이 따르며, 점차 절대로 포기하려 들지 않는 규칙적인 생활습관이 된다.

물질남용과 연관된 이런 행동, 사람, 장소 또는 사물 가운데 일부는 실제로 물질남용과 비슷한 생리적 반응을 일으키기도 한다. 예를 들어, 마약 주입용 기구만 봐도 "쾌감"이나 "극치감"을 느끼는 사람들이 있다. 옛 술친구를 만나거나, 누군가로부터 술 냄새를 맡기만 해도 약물이나 알코올을 탐닉하는 경우도 있다. 이런 탐닉과 신체적 반응은 약물, 알코올 또는 이를 얻을 수 있는 사람이나 돈을 손에 넣으려는 행동을 유도한다.

왜 약물에 빠지는가

왜 누군가는 이런 생활습관에 빠져들까? 사람들은 다양한 이유로 물질남용을 시작한다. 시작하면서 나중에 어떻게 될지 생각하는 사람은 없다. 젊은 사람은 보통 고등학교나 대학 때 호기심에서, 재미 삼아, 또는 친구를 사귀거나 관계를 지속하기 위해 약물이나 알코올을 시작한다. 특히 정체성을 고민하는 청소년기에 동료들의 압력은 매우 강력한 요인이다.

스트레스를 조절하고 기분이 좋아지려고 시작하는 사람도 있다. 직장에서의 어려움, 가정 문제, 돈 걱정, 건강 문제 등 스트레스에는 다양한 이유가 있다. 반복되는 성적, 신체적, 정신적 학대 또는 과거의 상처 같은 고통스러운 경험을 잊으려고 손을 대는 경우도 있다. 상이군인의 경우, 군 생활 또는 전쟁의 공포를 겪고 난 후 물질남용에 빠진 사람들이 많다.

정신병 증상 또는 기분장애를 겪는 사람이 증상을 줄이려고, 또는 정신질환일지 모른다는 공포를 이겨내려고 약물에 의존하기도 한다. 이런 방법으로 정신병적 증상을 가라앉히는 사람은 대부분 약물 및 알코올과 정신질환 사이의 관계를 모른다. 단기간 증상이 좋아지는 줄로만 알지 결국 증상이 악화된다는 사실은 모르는 것이다.

약물이나 알코올이 증상을 가라앉히는 유일한 방법이라고 생각하는 사람도 있다. 현재 쓰이는 약이 모든 사람에게 효과가 있는 것은 아니기 때문이다. 증상이 너무 심하거나, 치료 체계가 너무 복잡해서 적절한 진료와 처방을 받을 수 없거나, 꺼리는 사람도 많다.

이유가 어떻든 일단 약물이나 알코올에 중독되면 전혀 다른 생리적 과정을 거친다. 중독되지 않은 사람은 시간이 지나면서 사용량을 줄이거나 중단하고 다른 대처방법을 찾거나, 도움을 얻거나, 삶에서 책임이 늘어나면서 이런 단계를 "극복하고 보다 성숙해"진다. 반면, 중독자는 점점 사용량과 빈도가 늘면서 모든 노력과 시간과 삶 자체를 빨아들이는 블랙홀이 되고 만다.

◀ 가족과 보호자의 반응

제6장에서 정신질환을 앓는 사람의 가족들이 겪는 정상적 감정 유형을 알아보았다. 이중진단 환자의 경우 또 다른 감정과 문제가 생긴다. 소위 "중독자 행동"에 대한 반응일 수도 있고, 사람들이 보이는 태도에 대한 반응일 수도 있다. 약물이나 알코올 중독자는 종종 신뢰를 잃는다. 자꾸 거짓말에 속거나, 물건을 도난당하거나, 감정적으로

조종당하다 보면 화가 나고, 믿지 못하는 것이 당연하다. 가족 전체가 환자와 떨어져 있는 시간이 필요할 수도 있다. 약물이나 알코올 남용 증상이 심할 때는 미리 접촉을 줄이는 현명한 가족들도 있다.

신뢰를 회복하는 데는 시간이 걸린다. 치료 프로그램을 시작한 이중진단 환자는 이 점을 배운다. 자신이 변하고 있으며, 더이상 중독자 행동 따위를 보이지 않을 것임을 입증하는 것은 전적으로 환자에게 달려있다. 환자는 자신의 행동으로 인해 상처받은 사람들이 충격에서 헤어나 신뢰를 회복하기까지 오랜 시간이 걸린다는 사실을 깨닫게 된다.

가족은 종종 환자의 행동 변화가 물질남용으로 인한 것인지, 정신질환의 증상인지 확신하지 못한다. 어떻게 대처해야 할지도 혼란스럽다. 이런 상황을 미리 예상해야 한다. 보호자가 배워야 할 것 중에도 특히 어려운 부분이다. 두 가지 증상의 차이는 매우 알아차리기 어려울 수 있다. 시간과 경험이 쌓여야 상황을 정확히 보고 어떤 반응이 효과적일지 판단할 수 있다. 두 가지 질병을 함께 앓는 경우, 한쪽이 나빠지면 다른 쪽도 곧 악화되는 일이 흔하다.

◀ 재발 방지

재발 방지 요령은 이중진단에서 회복 중인 환자가 배워야 할 가장 중요한 기술이다. 제4장에서 "재발을 최소화하는 법"을 알아보았지만, 환자와 보호자 입장에서 더욱 깊은 논의가 필요하다. 정신질환 및 물질남용의 재발에도 비슷한 접근이 가능하다. 재발을 방지하는 데 가족과 보호자의 역할은 절대적이다. 회복 중인 환자는 가족과 많은 부분을 공유해야 한다.

재발 방지에는 **재발 원인 파악, 조기 경고 증상 알아차리기, 효과적인 대처법 개발** 등 세 가지 필수적인 부분이 있다. 각각을 좀더 자세히 알아보자. 우선 재발이란 하나의 과정이며, 독립적인 사건이 아니란 점을 염두에 두기 바란다. 경고 증상을 잘 알수록 대처 방법의 폭이 넓어진다. 사람들은 종종 왜 갑자기 재발했는지 모르겠다고 한다. 술집 옆을 지나다, 혹은 "옛 친구"를 보자 갑자기 습관이 되살아났다는 식이다. 잘못된 생각이다. 이는 부분적인 묘사일 뿐이다. 효과적인 재발 방지 기술을 터득한 사람은 결코 이렇게 말하지 않는다. 재발 과정을 학습하고 나면 사고, 감정, 행동의 초기 변화를 알아차릴 수 있다.

물질남용이 재발하는 데는 **내적 및 외적 원인**이 있다. 특히 이 과정을 잘 요약한 12단계 프로그램에서는 두 가지 표현을 사용한다. 하나는 영어 머리글자를 따서 HALT라 하고, 다른 하나는 "그냥 지나칠 수 없는" 사람, 장소, 사물 등이다.

HALT라는 말은 hungry(굶주림)◆, angry(분노), lonely(외로움),

◆ 여기서는 신체적인 배고픔뿐 아니라 애정, 성취감, 타인의 이해 등이 결핍된 상황을 함께 의미함 – 옮긴이

tired(지루함)✦라는 낱말의 머리글자를 딴 것이다. 물질남용이 종종 이런 감정 때문에 재발한다는 뜻이다. 분노, 고통, 슬픔 등 견디기 어려운 감정은 물질남용이 재발하는 내적 원인이 된다. 이런 감정이 들면 뭔가 대처방법이 필요하므로, 회복 상태에 있는 사람은 항상 경계를 늦춰선 안 된다.

가장 흔한 외적 원인으로는 "그냥 지나칠 수 없는" 사람, 장소, 사물 등 세 가지를 꼽는다. 물질남용에 빠졌을 때 함께 어울렸던 사람, 자주 이용했던 장소, 자주 사용했던 물건을 가리킨다. "옛 친구"를 만나거나, 과거에 자주 찾던 술집을 지나치기만 해도 습관이 도지는 수가 있다. "그냥 지나칠 수 없는" 것들을 피하려면 그런 장소에 가거나, 사람들과 어울리는 일을 피하고, "그냥 지나칠 수 없는" 물건들을 주변에 두지 않아야 한다.

시간과 돈을 아무렇게나 관리하는 것도 중요한 재발 원인이다. 대부분의 회복 프로그램이 엄격한 체계를 고수하는 이유다. 시간을 무질서하게 관리하면 재발하는 경우가 많다. 대개 바쁘게 살 때 상태가 좋다. 할 일이 없고, 외로움이나 공허감, 지루함을 느끼면 뭔가에 탐닉하고 싶어진다. 정신질환을 앓는 사람은 질병 때문에 할 수 있는 일이 제한되기 때문에 더욱 문제가 된다. 또 한 가지 재발 원인은 봉급이나 정부 보조금, 누군가의 호의 등으로 상당한 돈을 갖게 되

✦ 마찬가지로 지루함과 신체적, 정신적 피로를 함께 의미함 – 옮긴이

었을 때다. 중독자들은 돈과 약물 사용 사이에 강한 연관성을 발달시킨다. 따라서 이중진단 환자에게 돈 관리는 매우 중요하다. 독립적으로 살 수 있을지 판별하는 가장 중요한 기준이 된다. 반드시 환자와 함께 상의하고 관찰할 필요가 있다. 질병을 앓는 가족에게 경제적인 보조를 할 때는 어떤 방법으로 할 것인지 세심하게 고려해야 한다. 큰 돈을 한꺼번에 주는 것은 물론, 몇 만원 이상도 해로울 수 있다. 음식이나 옷을 사주거나, 특정 상점에 일정 액수를 예치한 후, 거기서만 사용하게 하는 것도 방법이다. 이조차 어떻게든 돈으로 바꿔 약물이나 알코올을 구입하는 사람도 있지만 위험이 줄어드는 것은 사실이다.

가족이나 보호자가 돈 관리를 돕는 방법도 다양하다. 우선 누군가에게 환자의 돈을 일괄적으로 관리하도록 위임할 수 있다. 집세를 비롯한 필수적인 비용은 다른 사람이 관리하고, 남는 돈을 환자에게 쓰도록 하는 방법도 있다. 이때 가족이 환자의 돈을 관리하면 으레 갈등이 생긴다. 중립적인 입장에 있는 제3자의 도움을 받는 편이 낫다. 타인이 끼어드는 것이 내키지 않을 수도 있지만, 실제로 도움이 된다. 가족은 정서적 지원을 제공하는 데만 집중할 수 있기 때문이다. 돈 문제와 다른 관계를 구분하라는 격언에 귀를 기울일 필요가 있다.

이중진단 환자가 재발하는 또 하나 흔한 원인은 정신질환의 증상이 재발하거나 심해지는 것이다. 약물이나 알코올은 치료약의 효과를 떨어뜨리므로 결국 악순환이 시작된다. 어떤 환자는 이 과정이 매우 빨리 진행하기도 하고, 조금 더 시간이 걸리는 수도 있다. 관찰하는 입장에서 어떤 일이 선행했는지 알기 어려울 수 있다. 중요한 것은 약이나 진료, 입원 등 우선 필요한 조치를 취하는 것이다. 감옥이나 정신병원에 갈 때까지 적절한 조치가 이루어지지 않는 일도 있다. 약물이나 알코올을 중단하라고 설득하는 것도 도움이 된다. 월초에 환자가 보조금을 받아 여유가 생기면 커피나 담배를 평소보다 많이 사는 경우가 있다. 증상의 재발이 아닌지 잘 관찰하는 것이 좋다. 니코틴과 카페인은 정신질환 약물의 효과를 떨어뜨린다. 섭취량에 맞춰 약의 용량을 계속적으로 조절하기란 거의 불가능하다.

무작위적인 요_米 독극물 선별검사, 혈액검사 또는 호기 알코올 검사는 재발을 피하려는 사람에게 매우 유용하다. 실제로 이를 채택한 프로그램도 많다. 회복 초기의 일부 환자와 가족들은 이런 검사에 부정적인 태도를 취하곤 한다. 그러나, 회복 후기에 접어든 환자들은 검사가 큰 도움이 되었다고 얘기하는 수가 많다. 무작위 검사는 충동적인 행동 또는 탐닉을 막아 준다. 스스로 충동을 조절할 수 있을 때까지는 발각될 수 있다는 사실이 탐닉을 피하는 데 상당한 동기를 부여한다. 의사, 증례관리자 또는 가족이 검사를 시행하고 결과를 검토하는 데 참여할 수도 있다. 정신질환이 재발하는 원인 또한 반드시 기억하고 있어야 한다. 다음 빠른 길잡이에 요약해 두었다.

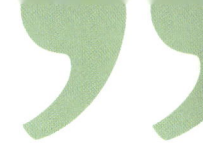

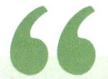 빠 른 길 잡 이 4 3

정신질환이 재발하는 주요 원인

1. 질병 중증도의 변화
2. 처방약의 효과 부족
3. 지시대로 약을 복용하지 않음
4. 불법적인 약물 또는 알코올 남용
5. 다량의 카페인 또는 니코틴
6. 스트레스(당사자가 스트레스를 느끼는 모든 것)
7. 사회적 지원 부족
8. 환자의 일상 또는 주거 환경의 현저한 변화

조기 경고 증상

제4장에서 정신질환의 재발 시 조기 경고 증상을 알아보았다. 이는 사람마다 다르다. 보통 우울, 조증 또는 정신병적 증상 등 처음 질병이 시작되었을 때 나타났던 증상이 다시 나타난다. 환자와 지원 시스템도 역시 물질남용 재발 시 조기 경고 증상을 알아둘 필요가 있다.

우선 "중독자 행동" 또는 약물 추구 행동 가운데 일부가 나타날 수 있다. 알아차리기 어려운 경우가 많지만 사고 및 감정의 변화를 반드시 환자 스스로 인지해야 한다. 바로 탐닉을 시작할 수도 있고, 약물이나 알코올에 대한 생각이 더 많아질 수도 있다. "옛 친구"를 그리워하거나, 분노가 표면화되거나, 치료 모임에 나오던 사람이 갑자기 나오지 않기도 한다.

훌륭한 이중진단 또는 물질남용 상담자 또는 프로그램은 환자마다 고유한 조기 경고 증상을 스스로 알아차리도록 돕는다. 처음에는 사고의 변화가 매우 미묘해서 환자나 지원 시스템 관계자가 거의 알아차릴 수 없는 경우가 많다. 이상적인 경우라면 환자가 도움 받기 원하는 사람에게 적절한 시간 내에 조기 경고 징후를 알리는 것이 가장 좋다. 지원 시스템 관계자 또한 그들이 인지한 모든 징후에 대해 논의할 수 있다. 그러나, 물질남용 또는 중증 정신질환이 재발할 때의 조기 경고 징후를 알아차리는 데는 상당한 시간과 경험이 필요하다.

대처방법

물질남용 또는 정신질환의 재발 방지에서 다음 단계는 조기 경고 징후가 나타났을 때 환자 스스로 대처할 수 있는 방법을 마련하는 것이다. 보통 시행착오를 거치며, 지원 시스템 관계자의 적극적인 도움이 필요하다. 증상이나 탐닉, 조기 경고 징후가 나타났을 때 회복 중인 환자와 주변 사람들이 고려해볼 만한 대처 방안을 열거해보았다.

- 가족, 친구, 12단계 후원자, 기타 상의할 만한 사람에게 연락한다. 어떻게 하면 물질남용을 피할 수 있을지 브레인 스토밍을 해본다.
- 종교적 활동, 12단계 프로그램 또는 기타 지원모임의 참석을 늘린다.
- 현재 약물이나 알코올을 남용하고 있거나, 과거 "무용담"을 떠벌리는 사람을 피한다.
- "그냥 지나칠 수 없는" 장소를 피한다.
- 사고 또는 감정의 변화를 글로 써본다.
- 명상 또는 다른 이완기법을 이용한다.
- 목욕을 한다.
- 낚시, 그림, 연주 등 자신이 좋아하는 일을 한다.
- 종교적, 영적 또는 회복에 관한 문헌을 읽는다.
- 운동을 한다.
- 스트레스 감소 운동법을 이용한다.
- 방이나 집안을 청소한다.
- 현재 하고 있는 계획적 활동의 정도를 조절한다.
- 물질남용의 부정적인 효과 목록을 다시 읽어본다.
- 자신을 도와줄 사람에게 함께 있어 달라고 하거나, 자동차 키

또는 돈을 맡겨둔다.
- 그 밖에 자신에게 효과가 있는 방법이 있다면 실행에 옮긴다.

치료약과 불법적인 약물의 영향

이중진단 환자, 가족 및 보호자가 약물이나 알코올의 영향과 정신질환의 증상 및 치료제 사이의 상호작용을 아는 것은 매우 중요하다. 대부분의 불법적인 약물과 알코올은 정신질환 치료약의 효과를 떨어뜨리거나, 아예 상쇄한다. 또한 대개 정신과적 증상을 악화시킨다. 환자가 급성 중독 상태 또는 대량의 불법적인 약물로 인한 영향을 받고 있을 때는 어떤 약도 투여하지 않는 편이 바람직하다. 그러나, 소량에서 중간 정도의 약물이나 알코올을 섭취했다면 다른 약을 추가적으로 투여해도 위험하지는 않다.

불법적인 약물의 영향은 대개 세 가지 범주로 분류한다. 우선 알코올을 비롯하여 진정 또는 억제효과를 나타내는 "다우너 downer"가 있다. 반대로 자극효과를 나타내는 "어퍼 upper", 즉 활력을 증강시키고 수면욕을 줄이는 물질이 있다. 보통 약물을 투여한 후에는 약의 효과와 반대되는 후유증이 따른다. 예를 들어, 어퍼인 "필로폰"(메타암페타민)을 오랫동안 투여한 사람이 이를 끊으면 우울 증상을 보인다. 반대로 알코올이나 아편 등 다우너 중독자가 이를 끊으면 불안, 초조감에 시달리며 안절부절못한다.

세 번째 범주에 속하는 약물들은 화학적 구조상 약간씩 차이가 있다. 공통점은 모두 "환각" 경험을 일으킨다는 것이다. 따라서 보통 환각제라고 불리며 정신병 증상과 비슷한 효과를 일으킨다. 조현병, 조현정동장애, 기타 정신질환을 앓는 사람에게 투여하면 정신병 증상이 악화된다. 이 범주에 속하는 약물로는 리서르그산 디에틸아마이드("애시드" 또는 약자로 LSD), 펜사이클리딘(PCP 또는 "엔젤 더스트") 및 암페타민과 비슷한 MDMA(속칭 "엑스타시")가 있다. 자극제 역시 정신병 증상을 악화시킬 수 있다.

자극제는 조증을, 억제제는 우울증을 악화시킨다. 반대 역시 어느 정도 들어 맞는다. 어퍼는 우울증의 증상을, 다우너는 불안감이나 조증의 증상을 일시적으로 경감시킬 수 있다. 그러나 이런 약물을 이용하여 증상을 조절하려 들면 반드시 다른 문제가 함께 생긴다. 약을 끊으면 대개 증상이 더욱 심해진다.

어떤 종류의 불법적인 약물을 계속 투여하는 경우, 도움이 되는 약물도 있다. 예를 들어, 항정신병약물은 LSD 등의 환각제를 상용하는 사람의 정신병 증상, 증상의 악화 또는 "끔찍한 환각 체험"등을 조절하는 데 도움이 된다. 증상이 아주 심하면 보통 용량으로 효과가 없을 수도 있지만, 해가 되지는 않는다. 한편, 어떤 약물은 불법적인 약물이나 알코올과 함께 사용하면 위험하다. 가장 위험한 조합은 알코올과 발륨, 아티반, 자낙스 등 항불안제를 함께 복용하는 것이다. 이 약물들은 알코올과 마찬가지로 중추신경계를 억제한다. 병용하면 호흡계와 심장을 억제하여 사망에 이를 수도 있다.

또 하나 위험한 조합이 일부 항우울제와 불법적 약물 또는 알코올을 병용하는 것이다. 선택적 세로토닌 재흡수 억제제selective serotonin reuptake inhibitor, SSRI는 자극제 또는 MDMA등 암페타민을 함유한 약과 함께 투여하면 독성이 나타날 수 있다.

항정신병 약물의 부작용을 감소시키기 위해 종종 처방되는 벤즈트로핀benztropine 등의 약물은 불법적 약물 또는 알코올과 함께 사용해도 대개 위험하지는 않다. 그러나, 이런 약물 자체를 남용하는 경우도 있다. 항정신병 약물을 복용하지 않은 상태에서 단독 투여하면 "극치감"을 유발할 수 있기 때문이다. 따라서, 항정신병 약물을 복용하지 않은 상태에서 복용하지 않도록 해야 한다.

정신질환의 증상은 사실 약물 또는 알코올 남용 시 증상과 정확히 같다. 약물 또는 알코올을 끊어도 같은 증상이 생긴다. 따라서, 증상이 갑자기 악화하는 경우 소변이나 혈액 검사를 해보지 않고는 물질남용 때문인지, 정신질환 자체가 악화된 것인지 알기 어려울 수 있다.

치료약과 불법적 약물에 대해 알아두어야 할 중요한 정보를 "불법적인 약물들의 효과와 정신질환 치료제에 대한 영향"이란 제목의 빠른 길잡이에 요약했다. 각 범주에 해당하는 불법적 약물의 효과와 사용 중단 시 어떤 증상이 나타날 수 있는지를 요약했다. 그

후, 각 범주의 약물이 네 가지 주요정신질환 치료제와 함께 일으키는 상호작용을 기술했다. 완벽한 기술보다 정신질환을 앓는 사람이 행동 변화를 보일 때 어떤 약물을 의심해볼 수 있는지와 어떠한 조합이 위험할 가능성이 있는지를 쉽게 알 수 있는 가이드 역할을 위한 것이다.

간혹 약 복용을 잊어버렸을 때 어떻게 해야 하는지 묻는 가족들이 있다. 가장 좋은 방법은 생각난 즉시 잊어버린 용량을 복용하고, 그 날 복용할 나머지 용량은 같은 간격으로 나누어 복용하는 것이다. 예를 들어, 하루가 8시간 남았는데 2회분을 복용해야 한다면 4시간 간격을 두고 복용하는 것이다. 그러나, 다음 약을 복용할 때에야 잊어버린 것을 깨달았다면, 그냥 넘어가는 편이 낫다. 용량을 두 배로 올려 복용하는 것은 권하지 않는다. 물론 치료약에 대해서는 처방한 의사에게 문의하는 것이 가장 좋은 방법이다.

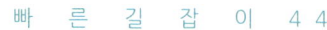

불법적인 약물들의 효과와 정신질환 치료제에 대한 영향

불법적인 약물	증상/효과	금단 증상	항정신병약물에 대한 영향/상호작용
• 다우너/진정제 • 알코올 • 바비트레이트 • 진통제 • 아편 • 헤로인	• 진정 • 행동이 느려짐 • 말이 느려짐 • 혼란 • 흐릿한 눈빛 • 동공 축소 • 자제력 감소 • 불안 해소	• 불안 • 초조 • 땀 흘림 • 떨림	• 진정 효과 증대. • 호흡이 느려질 수 있음. • 치료제 효과가 감소 또는 없을 수 있음.
• 어퍼/자극제 • 메타암페타민 • 코카인 • 카페인 • 니코틴	• 활력 증가 • 수면 감소 • 초조 • 불안 • 동공 확대 • 짜증	• 기분 저하 • 짜증	• 정신병 증상이 악화될 수 있음. • 치료제 효과 감소. • 니코틴은 치료제의 혈중 농도를 낮출 수 있음.
• 환각제 • PCP • 메스칼린 • LSD • 실로사이빈 • 엑스타시/아담/MDMA • 마리화나	• 환각 효과 증대 • 초조 • 동공 확대	• 대개 가볍거나 (약간의 피로), 없음. • 마리화나의 경우 불면증, 식욕 감소, 짜증.	• 정신병 증상이 악화되어, 치료제 효과가 감소하거나 없어질 수 있음.

항우울제에 대한 영향/ 상호작용	기분안정제에 대한 영향/ 상호작용	항불안제에 대한 영향/ 상호작용
• 알코올과의 병용은 위험할 수 있음. 기타: 치료제 효과 감소	• 과량의 알코올을 리튬과 병용할 경우, 리튬 독성이 생겨 위험할 수 있음.	• 가장 위험한 조합 • 중추신경계 억제 • 사망에 이를 수 있음.
• SSRI와 병용 시 위험할 수 있음. • 카페인, 니코틴은 약효를 감소시킴.	• 대개 약효를 감소시킴.	• 치료제 효과 감소 • 다우너와 어퍼를 교대로 복용하는 악순환이 생길 수 있음.
• MDMA와 SSRI 병용 시 위험할 수 있음.	• 치료제 효과 감소	• PCP와 병용 시 진정 효과가 증대되어 위험할 수 있음. • 호흡 느려짐.

◀ 문제가 있다고 생각하지 않는 사람 돕기

이중진단 환자 지원 시스템에서는 무슨 일을 할까? 상당 부분 **환자가 얼마나 병식을 지니고 있는가**와 연관된다. 자신에게 정신질환과 물질남용의 문제가 있다는 사실을 아는 사람이 있는가 하면, 모든 확고한 증거에도 불구하고 믿지 않는 사람도 있다.

문제가 있다고 믿지 않는 사람과는 논쟁을 벌이지 않는 것이 현명하다. 소용이 없다면 그나마 다행이다. 최악의 경우에는 심각한 불신과 함께 관계에 큰 손상을 입게 된다. 반드시 동의가 필요한 것도 아니다. 문제가 있으며 전문적인 도움을 받으면 좋을 것이라고 생각한다는 점을 분명히 해두면 된다. 동의하지 않는다면 그 의견도 존중하고 의견이 일치하지 않음을 인정하려고 노력한다. 환자가 삶의 목표를 달성할 수 있도록 돕고, 환자와의 관계는 물론 안전과 환자의 행동을 최대한 좋은 상태로 유지하는 데 집중하는 것이 최선이다.

정신질환 또는 물질남용 문제가 있다는 사실을 인정하지 않을 때, 관계를 유지하는 데 가장 좋은 방법은 제4장에서 제시한 '망상에 대처하는 방법'을 지침으로 삼는 것이다. 환자가 망상을 근거로 자신의 증상을 이해하는 것은 당연한 일이다. 예를 들어, 직장을 잡을 수 없거나, 다른 일을 할 수 없는 것은 자신을 둘러싸고 어떤 거대한 음모가 진행 중이기 때문이라는 식으로 생각할 수 있다. **가장 효과적인 방법은 망상적인 요소에 대해 논쟁을 벌이지 않으면서 환자의 감정과 고통, 걱정 등을 귀 기울여 듣는 것이다.** 설명에 동의하지 않지만, 감정은 이해한다고 알려준다. 친구가 없다, 직장이 없다 등 현재 겪는 고통에 공감해준다. 그들이 추구하는 삶의 목표에서 최대한 공통점을 발견하려고 노력한다. 그들의 행복과 상황은 물론, 다른 가족을 동시에 염두에 두고 있다는 사실을 알려준다. 가족이나 전문가가 정신질환을 앓는 사람의 삶의 질을 개선시키기 위한 최선의 방법은 스스로 삶의 긍정적인 목표를 세우고 이를 성취하도록 돕는 데 초점을 맞추는 것이다.

항상 현실적인 기대가 중요하다. 목표를 이루지 못할 수도 있다.

때로는 목표를 현실적인 작은 단계로 나누도록 도와줘야 할 수도 있다. 예를 들어 구직 등에서 자신의 선택에 대한 현실적인 벽을 겪어본 뒤에야 도움을 얻거나 상담자를 찾으려고 할 수도 있다. 어떤 경우라도 자기 기준을 내세워 이것은 틀렸고, 이것은 이렇게 해야만 한다는 식으로 끊임없이 "잔소리"를 해대서는 안 된다.

정신질환을 앓고 있다는 병식을 갖지 못하는 것 자체가 정신질환의 증상 가운데 하나일 수 있다. 자신의 가족이 그렇다면, 재이비어 아마더Xavier Amador의 《난 멀쩡해, 도움 따윈 필요 없어!I Am Not Sick, I Don't Need Any Help!》를 꼭 읽기 바란다. 질병인식불능증, 즉 병식의 결여 상태에 대한 연구를 요약하고 현실적인 권고를 담고 있는 좋은 책이다.

약물이나 알코올을 남용하는 사람도 문제를 축소하는 경향이 있다. 이때는 약물이나 알코올을 남용하는 것 같다고 얘기해도 좋다. 부정적인 결과가 걱정스럽고, 다시 병원이나 감옥에 들어가 고통받는 모습을 보고 싶지 않다는 말을 덧붙여도 상관 없다. **물질남용의 문제에 대해서는 강경한 태도를 취하는 편이 오히려 낫다.**

물질남용을 벗어나지 못하고, 용납하기 어려운 행동을 하는 경우 한계를 정하는 것도 중요하다. 부정적인 결과를 겪어보는 것도 필요할 수 있다. 약물이나 술을 살 돈 때문에 거짓말을 하거나 훔치는 일을 덮어두거나, 도와줘서는 누구에게도 도움이 되지 않는다. 그러나, 심한 정신질환을 겪고 있는 사람은 문제가 다르다. 정신질환의 급성증상이 나타날 때는 보다 많은 지지와 보살핌이 필요하다. 수많은 가족과 치료자들이 오랫동안 이 딜레마를 두고 고민해 왔다. 언제 엄격한 한계를 적용하여 약물이나 술을 살 돈이나 도움을 거부해야 할지, 언제 허용적인 태도를 취해야 할지 결정하는 일은 매우 복잡한 판단과 기술을 필요로 한다.

치료 역시 두 가지 문제와 대처방법에 모두 정통하고, 언제 어떤 방법을 써야 할지 아는 사람이 필요하다. 특정 시점에 어떤 문제가 더 두드러지는지 알기 어렵다면, 정신질환과 물질남용 문제에 모두 정통한 전문가를 만나야 한다. 가족 간에도 물질남용에 대해 보다 엄격한 태도를 취할 것인지, 정신질환에 대해 보다 허용적이고 지지적인 태도를 취할 것인지 의견이 엇갈리는 일이 흔하다. 경우에 따라 다른 전략을 구사해야 한다는 점을 이해한다면 다툼이 줄어들 것이다. 그러나 이를 결정하는 일은 매우 어렵다. 전문가들도 의견이 엇갈리는 일이 허다하다.

많은 프로그램에서 이중진단 문제를 인정하지 않는 사람에게 "피해축소" 전략을 이용한다. 약물남용, 음주, 치료되지 않은 정신질환으로 인해 환자가 겪는 피해를 줄이는 데 집중하는 것이다. 그렇다고 환자를 돌보지 않거나 스스로 문제를 인정하고 적절한 도움을 찾도록 하는 일을 도외시하는 것은 아니다. 이중진단 문제를 지닌 사람이 최선의 삶을 누리면서 위험에 노출되는 정도를 최소화하는 데 집중한다는 뜻이다. 이런 접근방법은 약물이나 알코올을 남용하지 않게 만드는 데 초점을 맞추는 "금욕 기반" 프로그램의 대안으로 생긴 것이다. 물론 피해축소 전략에서도 물질남용을 중단하는 것이 장기적 목표지만, 단기직으로 이를 강요하지는 않는다. 아래 **빠른** 길잡이에 피해축소 전략의 중요한 요소들을 정리했다.

매일 대마초를 피우고, 술을 마시며, 간혹 주사형 마약을 쓰는 남성 편집조현병 환자에게 어떻게 피해축소 전략을 적용하는지 예를 들어본다. 그는 보통 길거리에서 자며, 돈이 생기면 여관에 든다. 정신질환을 앓고 있다고 생각하지 않으며, 약물을 남용하는 것이 문제라고 생각해본 일도 없다. 항정신병 약물을 복용하거나 물질남용 프로그램에 참여한다면 큰 발전이 되겠지만, 피해축소 전략에서는 당장 이런 목표를 추구하지 않는다. 대신 주사를 맞을 때 다른 사람과 바늘을 함께 쓰지 않도록 하는 데 초점을 맞추고, 깨끗한 바늘을 제공히여 AIDS나 다른 전염병에 접촉하지 않도록 한다. 다른 건강 문제, 예를 들어 피부 감염이 있다면 의사를 소개해주겠다고 제안해본다. 절실히 필요한 것, 또는 스스로 문제라고 생각하는 부분을 도와줌으로써 신뢰 관계를 시작하는 것이다. 충분히 신뢰가 쌓이면 물질남용, 정신질환 또는 어떻게 주거 환경을 개선하고 다른 목표를 달성할 것인지 대화를 나눌 수 있다.

빠른길잡이 45

이중진단 문제가 있다고 생각하지 않는 사람을 돕기

1. 신뢰를 구축한다(귀 기울여 듣기, 공감, 그의 관점을 이해한다고 얘기해주기).
2. 단점이 아닌 장점을 보고 격려해준다.
3. 긍정적인 태도로 아주 작은 성공이라도 칭찬을 아끼지 않으며, 논쟁을 피한다.
4. 시급히 필요한 부분을 돌봐준다(의료, 음식 등).
5. 최대한 안전을 꾀한다.
6. 물질남용으로 인한 피해를 최소화한다.
7. 스스로 목표를 세우고 달성할 수 있도록 도와준다.
8. 목표를 달성하기 위한 행동과 그 결과에 집중한다.
9. 일관성 있는 태도를 취한다.
10. 현실적인 기대를 한다.

개입

자신의 물질남용 문제를 부정하는 사람에게 접근하는 또 다른 방법은 "개입"이다. 이 방법은 환자를 걱정하는 사람들이 한자리에 모여 환자를 만나는 것이다. 대개 환자는 이런 모임이 열린다는 사실을 미리 알지 못한다. 치료 시점과 계획은 경험이 풍부한 전문가와 함께 마련한다. 어떤 사람의 삶에 있어 다양한 측면에 관련된 많은 사람들이 한 방에 모여 사랑이 넘치는 태도로 간곡하게 현재 문제가 있으며 즉시 도움을 받아야 한다고 설득하는 과정은 매우 강력한 효과를 발휘할 수 있다.

이런 방법이 도움이 될 것인지 의구심을 갖는 가족도 있다. 이중진단 환자의 치료는 물질남용 문제만 지닌 경우와는 다르다. 특정 정신질환을 앓는 사람에게는 이 방법을 변형시켜 이용하는 수도 있다. 이는 부분적으로 해당 시점에 증상이 얼마나 심한가에 달려 있다. 조현병 또는 조현정동장애 환자는 많은 경우 이런 개입을 견디지 못한다. 오히려 증상을 일으키거나, 악화시킬 수도 있다. 약물 또는 정신질환으로 인한 정신병적 증상을 보이는 경우에도 권장하지 않는다. 특히 편집조현병의 경우, 사람들이 자신에 대해 모종의 음모를 꾸민다는 망상을 악화시킬 수 있으므로 피해야 한다.

개입은 정신과적으로 안정적인 상태에 있는 기분장애 환자에게 약물 또는 알코올 남용 문제가 재발했을 때 성공 가능성이 가장 높다.

바닥을 치다

물질남용 및 회복 분야에서 "바닥을 쳤다"는 것은 잘 확립된 개념이다. "바닥"이란 상황이 최악에 이르러 환자 스스로 삶의 중요한 변화를 생각하게 되는 시점을 가리킨다. 바닥을 치고 나서야 비로소 자신이 물질남용 또는 정신질환이란 문제를 지니고 있음을 받아들이는 경우가 종종 있다. 바닥이란 주관적인 경험으로 사람에 따라 크게 다르다. 어떤 사람의 "바닥"이 다른 사람에게는 비교적 안정적인 상태에 해당할 수 있다. 간호사로 별 문제없이 일하며 양극성장애 때문에 약을 복용하고 있는 A라는 여성을 생각해보자. 그녀는 여러 명의 의사에게 처방을 받아 약을 과용하고, 때로 자신이 일하는 병원에서 약을 훔치기도 한다. 하지만 자신에게 약물남용 문제가 있다고 인정하지 않는다. 그녀는 마침내 직장을 잃고, 간호사 면허도 취소되고, 친구들도 떠나고, 집을 잃어 노숙자 숙소에서 살게 되었다. 이 정도면 A로서는 "바닥"인 셈이다.

한편, 벌써 여러 해 노숙자 생활을 하는 B라는 여성이 있다. 조현병을 앓고 있지만 약을 거부하며, 기회가 있을 때마다 암페타민을 남용한다. 치료 프로그램도 모두 거부하던 끝에 다리 밑에 있던 임시 천막은 경찰에 의해 철거당하고, 마침내 폐렴에 걸려 죽을 고비에 처한다. 그제야 그녀는 노숙자 숙소에서 살면서 치료약을 복용하기로 한다. B에게 이 상태는 삶의 큰 전기가 마련된 셈이다.

◀ 이중진단 문제를 인정하는 사람이 물질남용에서 회복되는 단계

물질남용과 정신질환에 관한 대중적 인식이 개선되면서 조기에 발견하여 치료받는 경우가 점차 늘고 있다. 정신질환과 물질남용을 시사하는 경고 증상에 관한 정보가 널리 알려진 덕분이다. 조기 치료를 받으면 증상도 덜하고, 예후도 더 좋다. 사회적 낙인도 점차 줄고 있어 도움을 요청하는 일도 이전처럼 꺼리지 않게 되었다. 정신질환 치료제 역시 효능과 부작용이 개선된 약물이 계속 개발된다. "물질남용 회복 프로그램에 따라 생활한다"는 말의 의미도 점점 많은 사람들이 이해하고 있다.

보통 약이나 술을 끊으면 저절로 회복의 길에 접어든다고 생각한다. 그렇지 않은 경우가 더 많다. 물론 약물이나 알코올은 반드시 끊어야 한다. 그러나 이로써 모든 문제가 해결된다면 회복이 그토록 어렵지는 않을 것이다. 마약이나 알코올을 끊고도 삶에 다른 변화가 전혀 없는 사람을 가리켜 "마른 주정 dry drunk"이라고 한다. 오래도록 물질을 남용한 사람은 삶 자체가 약물이나 알코올을 중심으로 돌아간다. 약물이나 알코올을 끊은 뒤에는 삶과 사람과 다른 문제를 새로운 방식으로 다루는 방법을 배워야 하는데, 혼자서는 너무 어렵다. 새로운 생활방식을 확립하기에 필요한 기술을 익히고, 뭔가 변화를 일으키려면 대개 전문 상담가나 금주회 등 지원 프로그램의 도움을 받아야 한다. "마른 주정" 상태인 사람은 "프로그램에 따라 생활하는" 사람에 비해 재발할 가능성이 훨씬 높다. "프로그램에 따라 생활한다"는 것은 12단계 프로그램이나 다른 물질남용 회복 프로그램을 적극적으로 실천하며 인간관계, 책임, 탐닉, 감정 및 문제 등에 대처하는 새로운 방법을 배운다는 뜻이다.

물질남용에서 회복하는 과정은 각기 다른 문제를 해결해 나가는 몇 개의 단계로 이루어진다. **초기 회복 단계**는 약물이나 알코올을 끊고 최소 1년 동안 지속된다. 이 기간 중 얼마나 오래, 얼마나 많이 약물이나 알코올을 남용했는지에 따라 신체적 **금단 증상**이 있을 수 있다. 금단 증상은 극히 고통스럽고, 두렵고, 힘들다. 최선의 방법은 의사의 도움을 받거나, 해독 프로그램에 참여하는 것이다. 신체적인 금단 증상이 가장 힘든 것은 불과 며칠, 길어야 일주일 정도다. 이 시기가 지나면, **후기 급성금단증후군**post-acute withdrawal syndrome, PAWS을 겪는다. PAWS는 1년 이상 지속될 수 있다. 이 기간 중에는 감정 기복, 불안정, 기억장애, 명료한 사고의 어려움, 감정과민, 정서적 둔감, 수면장애, 스트레스에 대한 과민성, 단순한 삶의 문제를 해결하는 데조차 어려움을 겪는 등의 증상이 있을 수 있다.

초기 회복기에 있는 약물이나 알코올 중독자가 건강한 느낌 또는 "비로소 자기 자신이 된 듯한" 느낌이 들기까지는 오랜 시간이 필요하다. 10대에 약물이나 알코올을 남용하기 시작한 사람이라면 성인으로서 자신이 누구인지 거의 개념조차 없는 수도 있다. 초기 회복기 중에는 중독되었다는 사실을 받아들이고, 이로 인한 신체적, 정신적, 사회적 영향을 인식하게 된다. 약물이나 알코올이 중심이 되지 않는 삶을 살면서 생활인으로서 기능하는 법을 새로, 또는 다시 배우기 시작한다. 가족은 이 과정이 지극히 어렵다는 사실을 과소평가해서는 안 된다. 정신질환이 있는 사람은 더욱 어렵다. 대개 증상이 더 심해지므로, 여기 대처하는 방법도 개발해야 한다.

회복 과정은 언제나 기복이 있게 마련이다. 쉽고, 순조롭고, 꾸준히 진행되는 회복은 없다. 꽉 막힌 기분이 들거나, 낙담하거나, 절망하거나, 약물이나 술 생각이 간절하거나, 옛 습관으로 돌아가고 싶은 충동에 맞서 싸워야 하는 순간이 반드시 생긴다. 바로 이때 가족이나 보호자가 도와줘야 한다. 왜 이런 일을 겪고 있는지, 다시 약물이나 알코올을 남용하는 습관으로 돌아간다면 앞으로의 삶이 어떻게 될지 사랑에 넘치는 태도로 상기시켜줘야 한다. 거리에서 자야 했던 일, 감방을 전전했던 일, 약을 살 돈을 벌기 위해 몸을 팔았던 일 등 가장 고통스러웠던 순간들을 상기시키는 것도 도움이 된다. 약물을 끊는 고통에 맞서 싸울 때, 나름대로 대처방법을 익히기 전까지는 과거의 부정적인 경험을 잊어버리기 쉽다.

◀ 건강한 생활습관

회복의 중간단계에 접어들면, 균형 잡힌 생활습관을 들이는 것이 가장 중요하다. 대부분의 환자에게 이런 생활습관은 새롭고 생소하다. 일반적으로 당연하게 여기는 일조차 경험해보지 못한 경우도 많다. 이중진단 환자 중에 어떻게 약물을 쓰지 않고 즐거운 시간을 보낼 수 있는지 모르는 사람이 얼마나 많은지 안다면 사람들은 충격을 받을 것이다. 취하지 않은 맑은 정신으로 세상에 뛰어든다는 것 자체가 두려운 경험이다. 맨 정신으로 휴일이나 생일을 축하해본 기억이 없는 사람, 약물이나 알코올 없이 성적인 경험을 해보지 못한 사람도 많다.

균형 잡힌 생활이 갖추어야 할 요소는 무엇일까? 회복의 중간단계에 받아들여야 할 요소를 열거해보았다.

- 설탕과 카페인이 많지 않은, 균형 잡힌 건강 식단을 마련한다.
- 즐겁게 할 수 있는 운동을 찾아본다.
- 가족 및 친구들과 건강한 관계를 확립한다.
- 종교적인 습관을 갖는다.
- 직업, 자원봉사, 학교, 취미 등 생산적인 활동을 찾아본다.
- 느긋해지는 법을 배운다.
- 즐거운 활동을 한다.
- 스트레스와 분노를 조절하는 기술을 익힌다.
- 정신병 증상의 재발을 관리한다.
- 약물이나 알코올 탐닉 욕구를 관리한다.

- 예산을 세우고 돈을 관리한다.

이런 것들을 배우는 동안 가족과 보호자는 인내심을 발휘해야 한다. 가장 효과적인 약물의 조합은 각자 다르므로 정신병의 증상을 겪으면서 이런 노력을 기울여야 하는 경우도 있다.

회복의 후기단계에서는 배우고 연습한 것들을 통합한다. 복잡한 문제를 해결하는 방법을 찾아내고, 자신에게 맞지 않는 생활습관들을 바꿔 나간다. 정신질환의 증상이 심한 사람은 이 과정 또한 쉽지 않다. 질병 때문에 원하는 것을 모두 할 수는 없다는 현실과 적당히 타협이 필요한 것이다.

가족과 보호자는 어떻게 해야 할까?

이중진단 환자가 성공적으로 치료를 마칠 수 있을지 예측하는 데 가장 좋은 지표는 환자에게 공감하고, 긍정적인 태도를 지닌 지속적 인간관계를 통해 다양한 치료 경험의 통합 및 조정이 가능한 환경이 제공되는지 여부이다. 이런 일이 가능하려면 포괄적, 통합적, 지속적인 치료 시스템과, 그 시스템 안에서 환자를 장기적으로 보살필 수 있는 인력이 필요하다.

환자를 잘 알고 수많은 위기, 재발 및 입원 상황에서 지속적으로 보살펴온 증례관리자, 의사 또는 치료사가 이런 역할을 맡으면 가장 좋다. 그러나 적절한 서비스가 드문 데다, 있다고 해도 담당자들의 이동이 빈번하기 때문에 대개 가족이 이런 역할을 맡게 된다. 가족이 하기에 결코 쉬운 일이 아니다. 이중진단 환자를 관리하고 지속적인 관계를 맺는 일은 극히 어렵다. 그들의 많은 행동이 극히 불쾌하고, 화를 돋우며, 마음에 상처를 주기 때문이다. 가족조차 한걸음 물러서 있어야 하는 시기가 적지 않다.

물질남용 및 정신질환의 회복 과정을 아무리 잘 알아도 보호자가 할 수 있는 일에는 한계가 있다. 이중진단 환자가 어느 정도 따라와주면서, 스스로 자신의 삶을 변화시키려 들지 않는 한 곁에서 도울 수 있는 것은 거의 없다. 스스로 최소한의 노력을 하지 않는 한, 아무도 도움이 되지 않는다. 이런 사실은 사랑하는 가족의 삶이 조금이라도 개선되기를 바라는 주위 사람들에게 큰 절망을 안겨준다.

물질남용 또는 정신질환의 회복 과정에서 비할 바 없이 중요한 것은 **같은 길을 밟는 사람들의 공동체**에 참여하는 것이다. 12단계 프로그램은 이런 지원을 얻기에 매우 효과적이고 쉽게 접근할 수 있는 방법이다. 가족과 보호자가 12단계 프로그램에 친숙해지면 큰 도움이 된다. 우선 몇 차례 모임에 나가본다. 중독자가 아닌 사람에게도 '개방'된 모임이 많다. 모임에 나가보면 책으로 접하는 것보다 훨씬 깊게 이해하게 된다. 아래 12단계 프로그램의 중요한 측면을 요약했다. 중독자의 심리에 대한 통찰과 회복 과정에서 일어나는 변화를 이해할 수 있을 것이다.

12단계 프로그램은 같은 문제에 맞서 싸우는 사람들을 공동체로 묶어 회복 상태를 유지하도록 서로 돕고 격려하므로 단순한 모임보다 훨씬 많은 것을 제공한다. 자주 논의되는 개념, 철학, 새로운 생활 방식에 대해 많은 문헌이 있다. 그 철학은 많은 면에서 종교의 기본 원리와 비슷하다. 공동체에 도움이 되고, 정직한 삶을 살며, 스스로와 타인을 존중하는 것이다. 스스로 행동을 돌아보고, 실수에 책임을 지며, 자신으로 인해 상처를 입은 사람들에게 용서를 구하도록 격려한다. 12단계 프로그램의 중심 개념과 가치를 상기하기 위해 자주 이용되는 슬로건과 구호들을 모아 간단한 설명을 덧붙였다.

- "한 번에 하루만"(오늘 약물이나 알코올을 사용하지 않고 맑은 정신을 유지하려고 노력하라. 지나치게 먼 미래까지 생각하시 말 것.)
- "느긋해야 성공한다"(모든 것을 천천히, 스스로 처리할 수 있는 속도로 받아들일 것.)
- "완벽하지 않더라도 나아질 것"(조금씩 나아지는 것에 집중한다. 완벽한 기준에 집착하지 말 것.)
- "모든 것을 단순하게"(일을 다룰 수 없을 정도로 복잡하게 만들지 말 것.)
- "먼저 할 일 먼저"(앞으로 있을지도 모를 일에 대한 불안보다 지금, 여기의 우선순위에 집중할 것.)

- "고약한 생각"(음주, 약물 및 중독자 행동을 합리화하지 말 것.)
- "되가는 대로"(어떤 일은 위대한 존재에게 맡기자. 모든 것을 통제할 수는 없다.)
- "목록을 만들자"(스스로 저지른 실수와 이로 인해 상처받은 사람들을 잊지 말 것. 모든 환자에게 목록을 만들도록 권한다.)
- "용서를 구하자"(실수를 인정하고 이로 인해 상처받은 사람들에게 용서를 구한다.)
- "될 때까지는 되는 척이라도"(다른 생각이 들더라도 옳고 건강한 말과 행동을 할 것.)
- "자리를 옮기자"(생각이 흔들리면 직장이나 주거지를 옮겨 문제로부터 멀어질 것.)
- "돌려주자"(배운 것, 받은 것의 일부는 공동체에 돌려줄 것.)
- "말한 대로 행하라"(말로만 하지 말고, 실제 행동에 옮길 것.)
- "90점 만점에 90점"(재발 후 회복 시, 또는 재발이 임박했을 때 대처하기 위한 90일 간의 재집중 기간 동안 90번의 모임에 참석할 것.)

12단계 프로그램에는 필연적으로 한 명 이상의 "후원자"가 필요하다. 후원자를 찾는 것은 프로그램의 원칙이자 매우 중요한 부분이다. 후원자는 회복 프로그램에 경험이 있는 사람으로 "피후원자"가 "각 단계를 무사히 통과할 수 있도록" 도와줄 수 있어야 한다. 프로그램의 각 단계는 사람마다 다른 방식으로 적용되므로 후원자는 보통 각 단계를 적어주고, 피후원자와 상의한다. 또한 피후원자가 약물이나 알코올 생각이 날 때는 함께 이야기를 나눌 수 있어야 한다. 상담사나 치료자는 아니지만 후원자는 환자의 말에 귀를 기울이고, 자신의 경험을 들려주며, 약물이나 알코올을 대신할 건강한 대안을 제시해준다. 따라서 편하게 얘기를 나눌 수 있고, 환자가 존경하며, 배울 점이 있는 사람을 찾아야 한다. 12단계 프로그램은 거의 모든 모임에서 듣는 충고, 즉 흔한 문제를 해결하기 위해 경험과 요령과 희망을 서로 나눌 장소를 제공한다.

이중진단 환자의 12단계 모임에서 자주 제기되는 몇 가지 질문이 있다. 첫째는 모임에 나오면 정신질환의 증상과 치료약에 대해 얼마나 잘 알게 되느냐는 것이다. 모임에 따라 크게 다를 수 있다. 모임에 참여하기 전에 우선 편하게 느껴지는지 몇 번 나가 보는 것이 좋다. 참여자들의 나이가 많거나 적은 모임이 있는가 하면, 여자로만 구성된 모임도 있고, 알코올 중독자만 참여하는 모임이 있는가 하면, 다른 약물 상용자가 함께 참여하는 모임도 있다. 금주회 전국 본부에서는 "공식 입장"을 표명하지 않았지만, 적절한 경로를 통해 처방받은 정신질환 치료제를 복용하는 것은 이미 허용된 상태다. 모임에 나오는 사람 모두가 이 사실을 아는 것은 아니지만, 인지하는 사람은 점점 늘고 있다. 그러나 아직도 종류를 불문하고 약은 무조건 복용할 수 없다고 잘못 생각하는 사람도 많다. 이중진단, 특히 회복 과정 초기에 있는 환자가 이런 관념을 깨뜨리기란 매우 어렵다. 자신과 회복에 대한 신념이 보다 확고한 사람이 곁에서 잘못된 관념을 고칠 수 있도록 도와줘야 한다.

이중진단 환자들에게 전통적인 12단계 프로그램 대신 다른 대안을 제시하려는 움직임도 활발하다. 이중진단 환자 전용 12단계 프로그램이 그것이다. 예를 들어, 이중진단 환자 익명모임DRA, Dual Diagnosis Anonymous 같은 모임은 정신질환을 함께 앓는 사람에게 보다 적합하고 도움이 되도록 12단계를 변형시키는 작업에 성공한 바 있다. 12단계 프로그램 참여를 고려하는 사람이라면 근처에 이런 모임이 있는지 찾아보거나, 새로운 모임을 만드는 것도 좋다. 모임에 나가고 싶지 않은 이중진단 환자나 보호자, 가족을 위한 자료나 읽을 거리도 풍부하다. DRA 웹사이트 www.draonline.org를 참고한다.

전통적인 12단계 프로그램에서 사용하는 "기독교적 용어"는 이중진단 환자나 보호자에게 또 하나의 걸림돌이 될 수 있다. 그러나 기독교적 하나님 대신 어떠한 "초월적인 존재"를 생각해도 전혀 문제없다. 12단계 프로그램은 영성을 함양하고 명상을 적극 권하지만 특정 종교를 고집하지는 않는다. 약물이나 알코올을 남용하게 만드는 충동보다 더욱 강력한 어떤 존재를 상정함으로써 12단계를 모두 무사히 마칠 수 있다. 그 존재는 자연 등 외적인 것일 수도 있고, "보다 높은 수준의 자신"과 같은 내적인 것일 수도 있다. 취하지 않은 맑은 정신으로 지낼 수 있게 도우면서 신의 존재를 개입시키지 않는 Rational Recovery(이성적 회복) 같은 모임도 있다. 종교적 망상이나 집착과 관련된 정신과적 증상이 있다면 이런 환경이 나을 수도 있다.

가족은 자신에게 맞는 모임을 찾으려는 노력에 지원을 아끼지 않아야 한다. 마약 상용자 익명모임NA, Narcotics Anonymous이나 마리화나 상용자 익명모임MA, Marijuana Users Anonymous 등 특정 물질 사용자를 위한 12단계 프로그램도 있다. 그러나, 어떤 물질을 남용하는지가 반드시 중요한 것은 아니다. 회복에 대해 편하게 얘기를 나누고, 도움을 주고받을 수 있는지가 가장 중요하다. 그 밖에도 가족과 보호자가 이중진단 환자를 도울 수 있는 길은 많다. 이런 방법들을 "물질남용을 최소화하기 위해 가족들이 할 수 있는 일"이란 제목의 빠른 길잡이에 정리했다.

가족과 보호자가 환자 주위에서 약물이나 알코올을 사용해서는 안 된다. 약물이나 알코올을 쉽게 접근할 수 있는 곳에 두는 일도 삼가야 한다. 알코올은 그 사람의 문제일 뿐 다른 사람까지 습관을 바꿀 수는 없으므로 주위 사람들의 음주에 익숙해져야 한다고 주장하는 사람도 있다. 그러나, 이는 담배를 끊으려고 노력 중인 폐기종 환자의 얼굴에 대고 연기를 뿜는 것과 다를 바 없다. 대부분의 문화권에서는 어디를 가더라도 약물이나 알코올을 사용하는 모습을 쉽게 접할 수 있다. 진정 사랑하는 사람들이 안전한 안식처를 만들어줘야 하는 이유다. 회복단계에 있는 사람에게 약물이나 알코올을 사용하지 않고도 삶을 소중하게 여기고, 즐겁게 지내며, 사람들과 어울리는 모습을 보여주어야 한다. 하지만, 이런 모습을 보여줄 수 있는 친구나 가족을 찾기 어려운 경우도 종종 있다.

회복단계에 있는 사람 곁에서 약물이나 알코올을 삼가는 것이 매우 어렵게 느껴진다면, 그 사람 또한 약물이나 알코올 문제가 있을 가능성이 높다. 알코올 문제가 전혀 없는 사람이라면 맥주나 와인 없이 저녁을 들거나, 식전에 칵테일 한 잔을 참는 것을 그다지 큰 희생으로 생각하지 않는다. 이런 일이 매우 어렵다면 자신이 약물이나 알코올과 어떤 관계를 맺고 있는지 서둘러 점검해봐야 한다. 재발의 중요한 요소 가운데 하나는 주위에 "그냥 지나칠 수 없는 사람"이 있는 것이다. 특히 약물이나 알코올을 사용하는 것이 일종의 가족 전통이라면 회복단계에 있는 사람이 가족과의 관계를 지속하기를 원한다면 상당히 어려운 지경에 처하게 된다. 취하지 않은 맑은 정신으로 안정적인 상태에 있고 싶다는 희망과 가족과 계속 만나고 싶다는 희망 사이에서 하나만 선택해야 한다는 것은 대단히 어려운 일이다.

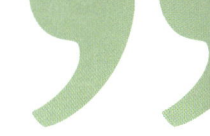

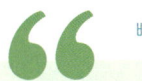

물질남용을 최소화하기 위해 가족들이 할 수 있는 일

1. 당사자가 부정하더라도 우려되는 바를 얘기한다.
2. 스스로 지식을 쌓는다.
3. 약물이나 알코올을 끊는 것이 얼마나 어려운 일인지 인식한다.
4. 약물이나 알코올과 증상 및 치료약과의 상호관계에 대해 배운다.
5. 치료를 받고, 지지모임에 나갈 것을 권한다.
6. 마음의 평화를 위해 망상과 관계없는 종교활동을 권한다.
7. 명확한 한계를 유지한다.
8. 약물이나 알코올 사용을 돕거나, 가능한 환경을 만들지 않는다.
9. 재발을 관대하게 포용하되, 다시 습관적으로 사용하는 것과는 구별한다.
10. 스트레스가 심할 때도 약물이나 알코올 말고 건강한 대안이 있다는 사실을 상기시킨다.
11. 약물이나 알코올 사용의 부정적인 결과를 상기시킨다.
12. 환자를 자신의 뜻대로 통제하려고 하지 않는다.
13. 환자 주위에서 약물이나 알코올을 사용하지 않는다.
14. 약물이나 알코올을 쉽게 접근할 수 있는 곳에 두지 않는다.
15. NAMI 등 가족 지지모임에 참석한다.
16. 자신을 탓하거나 수치스러워 하지 않는다.
17. 스스로를 격리시키지 않는다.
18. 응급 상황에서 어떻게 할 것인지 자신만의 계획을 마련하되, 가능하다면 환자를 참여시킨다.
19. 수많은 원칙들 속에서 갈피를 잡지 못하는 환자를 돕는다.

가족 회복

앞서 정신병의 증상을 딛고 일어선 사람에게 정신질환의 회복이란 어떤 의미인지 알아보았다. 또한 물질남용에서의 회복에 대해서도 살펴보았다. 이제 가족 구성원이 겪는 회복 과정에 초점을 맞춰보자.

가족의 일원이 정신질환과 물질남용으로 인해 변화를 겪으면 가족 전체가 외상을 경험한다. 또한 모든 가족 구성원이 이런 정신적 외상으로부터 회복 과정을 겪게 된다. 이 과정에서 태도, 감정, 신념은 물론 자신과 가족 그리고 삶에 대한 인식이 달라진다. 강렬하고, 고통스러우며, 깊은 상처를 남긴 경험에 대한 반응이 격렬한 것은 당연한 일이다. 이런 감정을 겪으면서 자기 갱신의 과정을 거치는 것이다. 이런 경험은 존재를 송두리째 뒤흔들 수도 있지만, 종종 우리는 보다 강해지고, 존재의 본질, 가장 가까운 사람들, 삶에서 가장 중요한 것들과 보다 확고한 관계를 맺게 되기도 한다.

이 과정에 관해 가족과 보호자가 알아둘 것이 있다. 우선 다른 모든 회복 과정과 마찬가지로, 각자의 회복 과정은 나름대로의 속도로 진행된다는 점이다. 가족 각자는 조금씩 다른 방식으로 영향을 받는다. 회복이란 직선적인 과정이 아니다. 각 단계 내에서, 또한 단계 간에도 차이가 있게 마련이다.

보통 첫 단계는 내 가족에게, 내가 사랑하는 이에게 정신질환이나 물질남용 같은 일이 생길 리 없다는 부정 또는 불신으로 나타난다. 어떤 유형이든 충격적인 소식, 특히 심각한 질병이라는 얘기를 들었을 때 사람들이 보이는 자연스러운 반응이다. 모든 가족 구성원과 의료 전문가는 어느 정도의 부정이 나타난다는 사실을 받아들여야 한다. 동정과 공감이 최선의 방법이다. 이 단계에 있는 사람에게 해줄 수 있는 가장 좋은 말은 변화 또는 질병을 받아들이기가 얼마나 어려운지 잘 알고 있다는 이해의 표현이다.

사람들은 점차 문제가 엄연한 현실이며 짧은 기간 내에 해결되지 않을 것이라는 사실을 깨닫게 된다. 환자와 자신이 살아온 삶에 대해 죄책감과 수치심, 상실감을 느낄 수도 있다. 이 단계를 겪고 있을 때, 주위 사람들이 애도과정을 그대로 받아들이고 그런 감정을 인정해주면 도움이 된다. 신앙의 위기를 겪는다면 함께 얘기를 나누는 것도 좋다. 삶의 의미와 질서에 대한 모든 종교적 믿음과 관념에 의문을 갖게 되는 것은 당연한 일이다.

시간이 흐르면, 정신을 차리고 대처해야 한다는 생각이 든다. 해결책과 효과적인 대처 방안을 찾는 데 집중하게 된다. 전문가와 주위 사람들이 교육과 질병에 대한 정보를 제공하고, 이용할 수 있는 치료와 서비스, 대처 전략 등을 가르쳐주는 것이 가장 도움이 되는 것은 바로 이때다. 이때를 기점으로 적절한 서비스가 제공되지 않는다는 사실에 대한 절망, 분노, 낙담 등이 표면화되기 시작하며, 이런 감정은 이후 가족들이 고통스러운 현실과 맞닥뜨릴 때마다 반복된다. 의료 전문가들은 가족들이 이런 감정을 드러내더라도 개인적인 차원에서 받아들이지 않는 것이 현명하며, 대신 어떻게 하면 모든 사람이 힘을 합하여 환자가 가용 자원을 최대로 이용하도록 도울 수 있을지 집중해야 한다.

시간이 흐르면서 대개 복잡한 문제에 보다 잘 대처할 수 있다는 확신과 능력이 생기기 시작한다. 자신과 질병을 앓는 가족, 사회적 서비스 시스템에 대한 새로운 인식에 도달하는 것이다. 증상이 없어진 것은 아니지만, 대부분 죄책감과 수치심을 떨어버리고 어떻게 하면 가장 잘 대처할 수 있을지에 집중하게 된다. 현실적인 기대를 하게 되는 것이다. 환자 권리 옹호, 지역 서비스 전달 체계의 개선, 다른 가족을 돕는 일에 뛰어드는 사람도 있다. 새로운 생활방식을 찾고, 정신질환을 앓는 사람과 가족에게 생긴 변화를 받아들이게 된다. 삶에 있어 다른 사람의 존재와 여러 가지 활동을 다시 즐길 수 있게 되는 것이다.

모든 사람이 이런 과정을 순조롭게 거치는 것은 아니다. 크게 어려움을 겪는 경우에는 개인적인 상담과 지속적인 집단 지원 프로그램이 필요하다. 회복 과정의 어떤 단계에 갇혀 더이상 진행하지 못하거나, 상호의존의 문제를 붙들고 씨름하는 경우도 많다.

◀ 공동중독(상호의존)

누군가 심각한 질병을 앓는다면 가족이나 친구가 도와주려는 것은 자연스러운 일이다. 부모나 일차적인 보호자는 환자가 나을 수 있다면 무슨 일이든 하고 싶어한다. 위기를 겪는 가족을 위해 가족 모두 시간과 노력, 자원을 기꺼이 할애하는 모습을 종종 볼 수 있다. 여기까지는 좋다. 그런데, 위기가 장기화되고 보호자가 지나치게 많은 시간과 노력을 바친 나머지 환자를 보살피는 일이 유일한 삶의 목표가 되기 시작하면 문제가 생긴다. 마치 약물이나 알코올이 중독자의 의식을 파고드는 것과 똑같은 방식으로 환자를 도와야 한다는 생각이 보호자의 삶을 소진시키는 것이다. 이런 현상을 가리켜 "상호의존co-dependence"이라고 한다. 어떤 사람은 부정적인 연상을 불러 일으킨다는 이유로 "공동중독co-addiction"이란 말을 쓰기도 한다. 공동중독은 중증 정신질환 또는 이중진단 환자와 지나치게 밀접한 관계를 맺은 결과 삶이 통제 불능 상태에 빠진 상태로 정의한다. 공동중독을 판정하는 하나의 기준은 믿을 만한 친구나 친척에게 자신이 질병을 앓는 가족의 문제에 지나치게 사로잡혀 있지 않은지 물어보는 것이다.

공동중독은 예측 가능한 경과를 밟는다. 스스로 문제를 깨닫고 극복하기 위한 구체적인 조치를 취하지 않으면 계속 악화된다. 다른 중독과 마찬가지로, 공동중독 역시 쉽게 반복(재발)되는 만성적 문제일 수 있다. 대처하는 법을 배우고, 적절한 지원을 받아야 한다. 정신과 의사나 상담사로부터 좋은 효과를 보는 사람도 있다. 지지모임이 큰 도움이 되기도 한다. 물질남용 또는 정신질환과 마찬가지로 혼자 힘으로 회복에 성공하기란 극히 어렵다.

공동중독 및 회복 과정에도 단계가 있다. "공동중독"이란 제목의 빠른 길잡이에 각 단계를 요약했다.

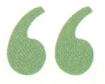

빠른 길잡이 47

공동중독

❥ 공동중독의 진행

1. 초기 - 도우려고 노력한다. (가족에게 시간, 노력, 재정적 도움을 제공)
2. 중기 - 더욱 노력한다. (보다 절박하고 강렬한 감정을 동반)
   - 극히 보호적이며, 가족의 행복에 온통 마음이 쏠려 있다.
   - 자신을 위한 활동에는 거의 시간을 내지 못한다.
3. 후기 - 다음 요인으로 인해 가족이 붕괴 또는 해체된다.
   - 특정한 자기 파괴적 또는 비효율적 행동이 반복된다.
   - 사고와 행동을 조절할 수 없다.
   - 스트레스 관련성 질병이 나타난다.
   - 가족들의 신체적, 사회적 및 심리적 행복이 심각하게 저해된다.

❥ 공동중독에서 회복하려면 다음 요소가 필요하다.

1. 가족의 중독 및 정신질환 증상을 인정하고 객관적으로 바라보는 법을 익힌다.
2. 공동중독 증상을 관리, 통제하는 법을 배운다.
3. 제6장의 빠른 길잡이 "자기 삶을 유지하는 법"과 같은 적절한 행동을 선택한다.

4. 공동중독 행동의 재발 관리법을 익힌다.
5. 도움을 구하고, 환자와 무관한 활동을 비롯하여 건강한 생활습관을 유지한다.

정신질환을 앓는 사람의 가족 중 일부는 상호의존 익명치료모임 CODA, Co-dependents Anonymous이나 Al-Anon 등의 공동중독 지지모임에 극도의 불쾌감을 느끼기도 한다. 그러나 매우 도움이 된다는 가족들도 많다. 스스로 문제가 있다고 생각된다면 한번쯤 모임에 참석하여 도움이 될지 직접 알아보는 것이 가장 좋다. 정확히 같은 입장에 있는 가족들로 이루어진 지지모임은 모든 면에서 큰 도움이 된다.

이중진단 환자의 가족은 정신질환과 물질남용의 증상이 변할 때마다 어떤 형태로, 어느 정도까지 도와줘야 할지를 배워야 하는 매우 어려운 문제를 겪게 된다. 정신질환 증상이 심하다면 보다 많은 가족의 지원과 관심이 필요하다. 약물이나 알코올 남용 습관이 도진다면 보다 엄격한 태도가 요구된다. 약물이나 알코올을 심하게 남용하거나, 중독 행동이 한창일 때는 어느 누구도 큰 도움이 되지 않는다. 충분한 거리를 유지하면서 절도나 신체적, 언어적, 경제적, 기타 형태의 학대에서 스스로와 가족을 보호하는 것이 우선이다. 경찰을 부르거나, 입원 예약 등의 조치가 필요한지 판단하기 위한 목적 외에는 접촉을 삼가는 것이 좋다.

대부분의 12단계 모임은 평온을 위한 기도 Serenity Prayer로 끝을 맺는다. 이런 지혜는 모든 사람, 특히 이중진단 환자와 그들의 친구 및 가족에게 큰 도움이 된다. 모든 사람에게 가장 중요한 대처 방안을 상기시켜 주기 때문이다. 때로는 "주님"이란 단어가 처음에 등장한다. 대신 모든 형태의 초월적인 존재 또는 모든 생명과 지혜의 근원을 상정해도 관계없다.

"이런 근원으로부터 우리는 변화시킬 수 없는 것들을 받아들이는 평온과, 변화시킬 수 있는 것들을 변화시키는 용기와, 그 둘 사이의 차이를 아는 지혜를 구하는 것이다."

사랑하는 사람이 정신질환을 앓고 있을 때

1판 1쇄 발행 2020년 9월 28일
1판 4쇄 발행 2023년 10월 1일

지은이 리베카 울리스
옮긴이 강병철
발행인 원경란
편집 양현숙
디자인 노지혜
펴낸곳 꿈꿀자유 서울의학서적
주소 제주특별자치도 제주시 국기로 14 105-203
전화 편집부 010-5715-1155 ㅣ 마케팅부 070-8226-1678 ㅣ 팩스 0505-302-1678
이메일 smbookpub@gmail.com
등록 2012. 05. 01 제 2012-000016호

ISBN 979-11-87313-36-6 (93510)

* 이 책은 꿈꿀자유 서울의학서적이 저작권자와의 계약에 따라 발행한 것이므로 출판사의 서면 허락없이는 어떠한 형태나 수단으로도 이 책의 내용을 이용할 수 없습니다.
* 잘못된 책은 구입하신 서점에서 바꾸어드립니다.
* 값은 표지에 있습니다.